深圳宝安纯中医文化丛书

东方柔性正骨传真

Oriental Ultra Light Bone Setting Technique

毛泰之　著

人民卫生出版社

图书在版编目（CIP）数据

东方柔性正骨传真 / 毛泰之著 . —北京：人民卫
生出版社，2019

ISBN 978-7-117-28908-5

I.①东… Ⅱ.①毛… Ⅲ.①正骨疗法 Ⅳ.
①R274.2

中国版本图书馆 CIP 数据核字（2019）第 206571 号

人卫智网	www.ipmph.com	医学教育、学术、考试、健康，
		购书智慧智能综合服务平台
人卫官网	www.pmph.com	人卫官方资讯发布平台

版权所有，侵权必究！

东方柔性正骨传真

著　　者：毛泰之
出版发行：人民卫生出版社（中继线 010-59780011）
地　　址：北京市朝阳区潘家园南里 19 号
邮　　编：100021
E - mail：pmph @ pmph.com
购书热线：010-59787592　010-59787584　010-65264830
印　　刷：三河市博文印刷有限公司
经　　销：新华书店
开　　本：710×1000　1/16　印张：21　插页：2
字　　数：355 千字
版　　次：2019 年 10 月第 1 版　2024 年 5 月第 1 版第 7 次印刷
标准书号：ISBN 978-7-117-28908-5
定　　价：78.00 元

打击盗版举报电话：**010-59787491　E-mail：WQ @ pmph.com**
（凡属印装质量问题请与本社市场营销中心联系退换）

毛泰之

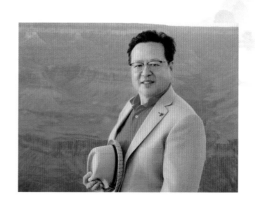

（AMOS MAO TAIZHI）
简　介

新加坡卫生部注册中医师

新加坡手法医学研究院院长、新加坡泰一堂中医诊疗中心主任

北京中医药大学中医临床特聘专家

广东省中医院特聘指导老师

深圳宝安中医院(集团)中医药专家师承教育指导老师兼流派工作室主诊专家

深圳宝安纯中医治疗医院特聘专家、湖北襄阳市中医医院特聘临床指导老师

"杏林寻宝"中医药特色技术展示大会第九届入选项目专家

世界中医药学会联合会传统医药合作委员会副理事长

世界脊柱健康联盟顾问兼香港总会荣誉会长、香港中医学术促进会荣誉顾问

中国民族医药协会特色技术联盟副主席、世界手法医学联合会副主席

世界中医药学会联合会外治法安全操作委员会常务理事

谨以此书献给我的父母！

序　一

正骨乃运用熟练的手法,使移位的骨端正确地复位及治疗脊柱疾病与筋肉损伤的一种医疗技术。《医宗金鉴·正骨心法要旨》曰:"今之正骨科,即古跌打损伤之证也""但伤有重轻,而手法各有所宜。其痊可之迟速,及遗留残疾与否,皆关乎手法之所施得宜,或失其宜,或未尽其法也"。故正骨之手法有重有轻,有刚有柔。柔性正骨采用"纤纤玉指缓缓进,斤斤傲骨徐徐归"技法,以柔克刚,使所伤之筋骨复归于旧。目前,世界主流医学出自西方,但也存在机械、局限、过于刚性等弊端;东方柔性正骨有别于西医,注重天人合一整体观,是中华文化与东方文明高度体现的医学瑰宝。

今年8月,在美丽狮城新加坡举行的世界中医药学会联合会骨伤科专业委员会第十二届学术大会上,余有幸认识东方柔性正骨倡导者毛泰之先生。毛先生学识渊博,举止儒雅,专注岐黄之术已30余载,故我们之间相谈十分融洽、投机。尤其是《易经》与道学方面,毛先生十分精通,能将道学丹修与柔性正骨技法融会贯通。诚如其所云:"自丹修中来,体道而明医""道以术传,术以载道""医道源流,由此一统"。

《东方柔性正骨传真》一书共15章,归纳其疗法的基本理论、手法技术及病案分析,内容丰实、图文并茂、阐释纂详,条条是道,字字珠玑,具有全面性、系统性、规律性,是中医正骨理筋业界难得的一部佳作。该书"谈功夫,畅妙理,尽人可行",手此一卷,循序习学,计日程功,收效彰显。书成,作者嘱余撰序,值此付梓之际,余聊书数言,以飨读者。

世界中医药学会联合会骨伤科专业委员会执行会长　王和鸣
福建中医药大学教授、主任医师
2017年10月28日

序　二

　　煌煌中华,巍立千载;赫赫文明,精深博大。夫中医者,华夏之瑰宝、文明之源脉。神农尝百草,《伤寒》出医方,扁鹊开四诊,《内经》奠八纲。望闻问切知其病,砭石膏丹除其疮,刺灸熨罐拔其痛,丸散峤引疗其伤。道自然、法阴阳、蕴五行、施辨证,其方简、其费廉、其效彰、其流长。疗疾救厄,保身常全;德润九州,绵延炎黄!

　　古语有云:"不为良相,便为良医。"国兴必医兴,医兴则民信。中医之兴,枢在中央,责在地方。宝安者,南海之滨,千年古邑,深港根脉,改革滥觞,以革故鼎新,得宝而安成其名,更须勇立潮头,埋首探路争其先。

　　中医之道薪火相传,其华在医校,其根在民野,其干在病院。大道至简,大医精诚。医之道在精,院之道在纯。是故,率举国之先,筹纯中医之病院。冀以纯为宗,聚四海贤医,复师徒相授、心口相传之制,培中医振兴之基;以精为旨,掘乡野验方,专炮制煎炒、寒热温凉之道,造百姓黎民之福。

　　医院初兴,地处僻陋,然名家纷至,应者云集。泰之先生等方家更宝藏悉陈,以《东方柔性正骨传真》献之于世,并嘱吾为序。余诚知,医道深邃,医经难得,思邈皓首穷经始有《千金》,时珍岁历卅载方成《本草》,作序之托本应坚拒,然退思中医之兴,既为使命所系,亦为匹夫有责,遂不文不白,觍颜草书,谨为推荐。

　　路虽弥,行则必至;事虽难,做则必成。中医之兴,必在今朝!

姚　任

2018 年 12 月于深圳宝安

5

序 三

月前有幸拜读书稿，获益良多。《东方柔性正骨传真》是以柔克刚的经典著作。该书以中医的"筋出槽，骨错缝"为中心框架，不仅记载了其立于中医骨伤科事业的继承创新之成果，更充分体现了毛泰之博士医道古肠的人文情怀。

人的一生可能会做很多事，但能用毕生的精力，锲而不舍，孜孜以求，在繁忙的日间门诊后，夜寂挑灯，伏案疾书，去做一件能推动中医骨伤科事业发展且对人民大众康健有益的事，那就是"大医精诚"。

我第一次认识毛泰之博士是在 2009 年于韩国首尔举行的一个世界骨伤学术大会上，他给我的第一个印象是，文质彬彬，谈吐儒雅。对他的演讲感觉不错，但对他柔性的正骨手法很是存疑。

第二次是 3 年后参加香港的一个中医骨伤科学术会议，可能夜间有些受寒，经过一整天的会议，会后觉得颈背特别酸痛，正不由自主地做仰头扩胸运动。正巧毛博士路过见到，他轻快地走过来，细声对我说，让我帮您放松一下吧，我还在犹豫间，只见他双手在肩上柔推巧拿，再用掌根对着脊柱轻按顶提，前后不到 5 分钟，一股热流由背部走向头部，顿间觉得酸痛大减，精神为之一振。这正是毛博士"医者仁心"的"内在美"，也让我对"东方柔性正骨"有了进一步认识与体会。

今年 8 月在新加坡举办世界中医药学会联合会骨伤科专业委员会第十二届大会，我们又再次见面，并欣悉毛博士的大作《东方柔性正骨传真》即将出版。他馈赠书稿诚邀作序。我毫不迟疑承诺，并用端午节两天假期一口气看完。我只能激动地说，这是我近年来看到的一本少有的医教佳作。

《东方柔性正骨传真》一书共分 15 章，其中有"以柔克刚"筋骨疗法的基本理论、柔性正骨总诀、"东方骨道"筋骨养生治未病的方法，以及典型病案的分析。其内容丰富、中西并茂、阐释纂详，刚柔相济、大道至简。

他凭着对中医正骨理筋传统医学文化的探索精神与执着，"集众家之长，纳百家之精"，形成了独特的"东方柔性正骨疗法"。

"东方柔性正骨疗法"以现代生物力学科学为基础，明确指出了"骨结构立体移位"的病因理论以及所导致的"骨移位相关疾病"。它不但在四肢损伤移位治疗中可以"施其术而不知其苦，病可愈"，更重要的是对"脊柱相关疾病"的探讨研究，为专业性治疗与脊柱健康维护，提供了崭新的思维空间和发展方向。正如书中"东方柔性正骨总诀"中揭示的"悉心软硬结构，洞察力学变化，把握传变规律，理法东西通达"。

东方柔性正骨正是采用"纤纤玉指缓缓进，斤斤傲骨徐徐归"技法，以柔克刚，使所伤之筋骨复归原位。并预见正骨手法，将会从目前主流的"力量模式"，逐渐向"能量信息模式"转化而快速发展。"欲正骨以疗疾，无不有求有应。"东方柔性正骨有别于西医，注重天人合一整体观，是中华文化与东方文明高度体现的医学瑰宝。

毛泰之博士专注岐黄之术已 30 余年，诚如其所云"道以术传，术以载道"，知使命"感天独厚，泰之未敢藏私"，若能裨益后进，绝学光大可期。由此可见毛泰之博士的宽广胸怀，其正念与善心，将会培养出下一代杰出的中医骨伤科接班人，为 21 世纪"东方柔性正骨"创出新的辉煌。

值此大作付梓之际，余认为此乃一本临床柔性正骨经典书，也是励志书，更是一本大道岐黄的哲学书。他不畏艰难，坚持走自己行医的道路，其志可嘉。读者从中会得到行医的灵感与技巧，更让您耳目一新，眼前一亮，"春华秋实"自然呈现。此书的出版是传统医学的一大贡献，是"筋出槽，骨错缝"中医非物质文化遗产的一颗灿烂明珠。

谨此数言，以飨读者。并致祝贺。

世界脊柱健康联盟总会主席
首届世界传统医学手法大师　**陈忠良**
世界中医骨科联合会常务副主席兼总监
2017 年 11 月 16 日

缘　起

　　柔性正骨,是千百年来在中医骨伤与手法医学发展历程中形成的一支独特的医疗技术体系,是博大精深的中医学宝库中最能体现中华传统文化的代表性技术流派之一。传统医学发展的历史进程跌宕起伏,古老而优秀的诊疗技术时而昭行世间、时而隐没深沉。适其时,深藏的瑰宝自会彰显新颜,并以各种隐显方式接续医术道脉而流芳天下。

　　徒手医疗技术,流行于世者多且久矣,东西流派堪为大全。手法正骨乃徒手医技中之佼佼者。中华传统正骨主流,大多专注于骨折、脱臼的整复,除此以外之肢体疼痛与行动不利,悉归于骨病、筋伤或痿痹。其疗愈之法或针或灸,或药或石,于手法则独以按摩推拿应之。古传柔性正骨医术虽有涓涓流传,却隐匿不显、世人难窥。

　　古仙贤"道成天上,法留人间"。泰之蒙殊胜因缘,循药习医独好黄老,丹心不移三十余年。趁年轻炁盛逮先天丹头,行周天逆运至阳光发现。逆顺颠倒、忘形得意,以近于马阴藏相。丹头既得,遂步凌云壮志而投身医教商海,药医工商,靡不详究。柳暗花明,往来不知几回。

　　乘年千禧,越南洋,迁星岛,追缥缈之时空印记,寻莫测之灵魂源头。而不经意间,竟重回岐黄。

　　吾尝仰望浩渺深空,问道通何方? 反躬自思,始知时空变幻之种种境遇,皆不过炼己虚心之不同名相。天地间一大红炉也。亦如先师东莱梦夫所指,历事炼心,一归丹本。

　　迨至临证骨伤,精思慎察病情之解剧宛转,忱心追溯病源之来龙去脉。及上手,患躯之痛痒寒热,莫不感同身受。竟至俯仰间,隐显恍惚之际,得悉骨道玄微。观骨之错旋壅集,摸筋之纵急翻转,至于骨脉筋肉之分明仔细,弹指间又十余载矣。

伺机一探古风，则沉疴顽疾，应手随起；行验奥妙，步步印心。虽老幼孕弱，欲正骨以疗疾，无不有求有应。挫锐解纷而患者莫知所苦，医患欢喜。其间临证应手之心得随记，积沙成塔已百万言矣。叹骨道精深，毕生难竟。

丹经云："圣人传药不传火，从来火候少人知。"（薛道光《还丹复命篇》）丹修火候有文、武之别，烹炼采取皆在其中，为修丹要诀，丹家秘之。正骨下手，刚健冲扳为世所流行，众人皆知。而操持之力有刚、柔之分，"弱之胜强，柔之胜刚"（《道德经》）之经旨，虽横亘华夏、纵贯千年，世人"莫不知"，却鲜能分别而行。泰之秉承之东方骨道，力之所用皆徐徐而动、缓缓而行，"轻推慢移"乃至于绵绵若存。"纤纤玉指缓缓进，斤斤傲骨徐徐归。"力不过千克，而筋骨动移不疾而速。此骨道柔性医技与坊间流行之正骨法迥然有异耳。不唯形式有别，内在心法也大为不同。此法初未得名，以其行为主义皆合太上柔弱之旨，亦为丹修意得之渠成，道拜东方，故名之曰"东方柔性正骨"。"东方骨道"之由成，以此标榜。

手法正骨，所取工具乃医者双手，"伤有重轻，而手法各有所宜。其痊可之迟速，及遗留残疾与否，皆关乎手法之所施得宜"（《医宗金鉴》）。高超的手技是疗病起疾的基本条件和保障。徒手正骨终究属于临床疗愈之学，手法操作必须在医学理论的指导及临床诊断的前提下实施。《医宗金鉴·正骨心法要旨》云："盖正骨者，须心明手巧，既知其病情，复善用夫手法，然后治自多效。"所以，医理与手法技术并重成为柔性正骨体系不可偏废的必然要求。柔性正骨学人既要用脑分析、诊断病情，更要动手，用心治疗。气力、体力乃至脑力、心神之力同时付出。

于此，本《东方柔性正骨传真》力图详述"东方柔性正骨疗法"系列操作技术及其医学科学原理与中华人文背景，更将柔性正骨临床观察并初步总结的一系列筋骨紊乱现象及规律一一道来，以求"传绝学，晓简易，尽人可解"。有关"骨移位相关疾病"的病理生理特点与柔性正骨临证诊治经验也将介绍给骨伤手法同仁。虽曰一篇之内难尽全相，于理于法，读者亦能深浅各取所需。尤其是在道学丹修与徒手医技之关系方面，为骨道柔性技法返本还源与深入探讨之要点所在，故以"谈工夫，畅妙理，尽人可行"为期待。

"东方柔性正骨疗法"自丹修中来，体道而用医。体用虽两分，而道本一贯。究竟性命，却病延龄，医道源流，由此一统。达人通天，名与实符，于斯再现。

核物究理，深求其故。推动柔性正骨技术向"全面性""系统性"和"规律性"方向发展，是"东方柔性正骨疗法"的显著特点之一。"东方柔性正骨疗法"

不是徒手正骨一招鲜或招式性的改良，也不是仅仅针对某种特定疾病或特殊症状的个别治疗方案，而是"全面性"地探讨柔性正骨技术与临床的"规律性"领域，具有一定的"系统性"深度。所发掘和构建的，是一个相对完整、具有独特技术特征的临床手法理法体系。"东方柔性正骨疗法"力图对中医骨伤与手法医学的发展有所贡献。

道以术传，术以载道。知使命，感天独厚，泰之未敢藏私。故不揣冒陋，欲尽所得而和盘托出。若能裨益后进，启发尘迷，功招朋类，则古传透筋挪骨之骨道柔性绝学光大可期。

本《东方柔性正骨传真》共分 15 章，以"东方柔性正骨疗法"基本理论与手法技术体系之介绍为主，杂以病案分析。全篇虽欲系统，然因编写仓促，加之水平所限，内容多有不足，尚祈同道教正。

"东方柔性正骨疗法"之面世重新，任重道远。大量的基础与临床研究尚待踏实进行。

"柔弱者生之徒""草木之生也柔脆"（《道德经》）。柔性与生机同在，为东方所主。全真随山祖师刘处玄曰："柔来，则通天之清平也。"（《至真语录》）"东方柔性正骨疗法"与骨伤手法医学的春天相伴随行。

在本书的撰著出版过程中，感谢深圳宝安纯中医治疗医院对本书出版的大力支持，感谢彭小梅、毛子渊、李文莉、毛立勋等在编写中给予大力协助，叶蔚、鲁晋蜀参与校订工作并提供宝贵意见，在此一并致谢！

毛泰之
2019 年 4 月于新加坡

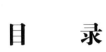

目　　录

第一章　东方骨道　守中贵柔

概　　述

东方柔性正骨疗法

"东方柔性正骨疗法"（Oriental Ultra Light Bone Setting Technique，以下简称"柔性正骨"或"东方柔性正骨"）是一门以道家思想为指导，"辨构论治"为诊疗特色，注重人体生物力学规律，将道家丹修理法成就与骨伤医学有机结合，强调以"轻推慢移"之轻柔力量系统性整复人体筋骨结构的传统医道徒手正骨技术。

"东方柔性正骨"以现代生物力学科学为基础，从"骨结构的立体移位现象理论"出发，明确指出人体生物力学紊乱性病因理论及其所导致的"骨移位相关疾病"，揭示了隐藏在人体筋骨结构之间的诸多生物力学关系与病理生理规律。并将西医学概念下的系列骨关节退行性疾病、急(慢)性软组织损伤性疾病、脊柱相关疾病等诸大类肌肉骨骼系统疾病之病因及病理机制，与筋骨生物力学紊乱的具体表现一一对应起来，在病因学的生物力学层面进行了深入的探索。

"骨结构立体移位"病因理论认知下的"骨移位相关疾病"，即人体筋骨结构生物力学紊乱性疾病，是人体疾病谱中的一大疾病类别。"东方柔性正骨"对这个重要的疾病类别及其诊疗系统框架的建设提供了具有积极意义的诊疗技术工具。

在手法技术上，"东方柔性正骨"不仅细致、全面地深入到脊柱正骨(即整脊)的各个方面，更能全面、系统地解决人体躯干、四肢的骨移位相关疾患，对人体颅面骨的正骨诊疗也有着系统性的总结与较为成熟的手法技术。

上兵伐谋。力不过斤两之间的"轻推慢移"能够透筋挪骨的原因,是始终强调思路与计划的策略性。这不仅是疾病治疗的客观需要,更是临床徒手正骨技术进步的一大标志,决定了疾病治疗过程的高度安全性和疗效的快捷与稳定性。

以柔克刚的"东方柔性正骨"技术体系,源自中华道家思想及其内丹学术的理法成就,是道学丹法证悟成果在骨伤医疗领域的具体运用。这一特点,使得以"炁"为代表的人体生命能量信息系统与手法的生物力学作用在"东方柔性正骨"这一特定技术系统中有机地融合于一体。

人体生命能量信息之"炁"与手法力学之间微妙的相互关系,体现在柔性手法操作的每一个具体过程中。两者结合的程度决定了手法技术的能力与境界。"毛泰之正骨箴言"曰:"有力如推山,挪骨随'意'观。"明确指出"意"在透筋挪骨过程中的关键与主导作用。除此以外,人体"炁"的作用与影响,还落实在医患之间无形的能量信息层面的交流与互动过程之中。

"东方柔性正骨疗法"是一种追本溯源、不断探寻多重病因链,以至于能在相应领域达成深度之本与现实之标兼顾并治的临床实用技术。"已病"与"未病"同治,是"东方柔性正骨疗法"的又一大临床特色,这是"东方柔性正骨"诊疗过程强调精细化、强调结构间互动关系、强调筋骨生理与病理动态的深入观察与把握、强调皮肉筋骨脉"五体"与气血之整体观的必然结果。

因此,"东方柔性正骨疗法"既根植于以道家柔性思想为代表的中华优秀传统文化土壤,又强调疗法的现代医学理论与科学原理的认证支持,继承中医传统骨伤源流,一体两翼,东西汇通,有着巨大的临床实用价值和良好的发展前景。

东方骨道

"东方骨道"是中华文化与东方文明高度上的筋骨生命科学。它以东方古老的道家思想、易学原理及传统中医学理论为指导,结合现代医学科学理论,将宇宙自然的现象与规律,比类并结合于人体筋骨生命活动,着力探讨肌肉骨骼系统及其与之密切相关的人体各大系统的生理与病理规律,强调以筋骨养生与正骨疗疾为基本与核心的医学理论与方法,以及其与东方文明成就相关方面的研究探索。

这是一个在独特人文背景下亟待发掘的人体生命科学探索系统。

东方古老智慧引领下的生命疗愈,将由筋骨架构的躯体治疗层面,通过能量信息途径,逐渐上升到精神与灵魂疗愈的境地。"先医身,后医心,终医性命"(《医道还元》),这是"东方骨道"由筋骨而至脏腑、至身心并终达性命之清晰的前行路径,也是名之以"医道"之传统医学责无旁贷的历史使命。

"东方柔性正骨疗法"是"东方骨道"临证疗疾的代表性徒手医疗技术,也是"东方骨道"之筋骨养生"治未病"的重要方法之一。

东方柔性正骨技术体系

"东方柔性正骨疗法"技术体系由"东方柔性正骨技术"和"东方柔性理筋技术"两大系统构成。

"东方柔性正骨技术"包括"指推技术系列"和"掌压技术系列"。

"指推技术系列"包括了"静态指推系列""动态指推系列""整体结构形变手法"和"摸骨整复技术"等不同层次的柔性正骨技术,这是"东方柔性正骨技术"的核心与主体。

"掌压技术系列"包括"静态掌压"与"动态掌压"两大类方法。具体的技术上手与进阶程序又可细分为"掌拨脊筋法""掌压闪桥法"和"掌压离合法"。

"东方柔性理筋技术"则有抻筋、抚筋、送筋、展筋、捏筋及捏皮囊等系列软组织手法技术。

从手法作用的人体部位来划分,"东方柔性正骨"技术系列可分为"骨盆精细矫正技术""颅面骨整复技术""寰枕-颈椎技术""胸椎与肋笼技术""腰骶尾椎技术""全脊柱曲序的整体调整技术""上肢技术"和"下肢技术"等涉及全身各个部位的全系列手法正骨、理筋技术。

"东方柔性正骨疗法"根本性技术能力与境界的划分,有"形而下"的"生物力学模式"和"形而上"的"能量信息模式"两个不同的境域。"生物力学模式"为当下临证疗疾的主体手法模式;"能量信息模式"则是在"生物力学模式"主导下的手法操作过程中,同时进行着的能量信息层面的疗愈模式。"东方柔性正骨疗法"体系中的任一手法技术操作过程中,均始终包含着这两方面层次的内容,只是在不同的技能阶段侧重面有所不同。技术阶次在本质与作用主体上的跃升,则由"生物力学模式"出发,逐渐向"能量信息模式"转化、提升。

需要指出的是,"生物力学模式"与"能量信息模式"两大境域,是"东方柔性正骨"学人们需要投入毕生的精力不断深入去了解、认知并实践、体悟的手法能力及作用效应。这两大模式均以临床疗愈效应为检验的客观标准。

东方柔性正骨总诀

总纲

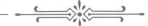

悉心软硬结构，洞察力学变化，把握传变规律，理法东西通达。

"东方柔性正骨生物力学模式"关注的对象以人体有形之筋骨结构为主，侧重于对以生物力学紊乱为主要病理变化的特定大类疾病的观察与诊疗，故其病因病机分析的核心要点，围绕人体筋骨结构及其生物力学表现展开。

除了物质存在，格物的对象离不开人体结构空间。人体空间的架构、维系与运作的学问，是人体筋骨生命科学研究不可或缺的主体内容之一。

直面人体筋骨结构，精心研究、探讨其生物力学现象与规律，发现并探索现代医学概念下的相关疾病与筋骨结构紊乱病因之间的关系规律，安全、高效地解决人体肌肉骨骼系统诸多的临床疑难，这是"东方柔性正骨疗法"探索的核心与发展的方向。

"东方柔性正骨疗法"的指导思想和技艺方法，展现出东方的人文特色，这并非表演艺术所需要的夸张。如果没有中华优秀传统文化对宇宙自然规律的认知及其对正骨医学的指导，如果没有施术者心性与神气的参与，以绵绵之力透筋挪骨的正骨技艺恐怕难以实现。

诊疗特色贯通东、西方医学，传统与现代医学的理论方法在"东方柔性正骨疗法"中兼容并蓄，人文与科学相得益彰。

一切以揭示疾病真相及达成安全、高效、稳定的临床疗效为目标，并具备可持续发展的潜力，这是所有医学体系共同的努力方向。

融通东方、西方，这是"东方柔性正骨疗法"永葆青春的良方。

行为总则

老子《道德经》曰："万物负阴而抱阳，冲气以为和。"

骨为刚为阳,筋为柔为阴。筋骨即是一对阴阳,是阴阳概念在人体结构上的具体表现。

《太平经》曰:"阴阳者,要在中和。"《淮南子》曰:"天地之气,莫大于和,和者,阴阳调。"《老子想尔注》亦云:"道贵中和,当中和行之。"

中和者,"中正"以为"和","守中致和"是也。

"守中致和",是弥纶天地宇宙间万事万物存在与行为的总体规则,也是人体小宇宙希冀保持或达成之结构生理的平衡与和谐状态。《素问·生气通天论》曰:"阴平阳秘,精神乃治。"

"道非偏物,用必在中。……借彼中道之药,以破两边之病。"(李荣《老子注》)"东方柔性正骨疗法"对人体结构的人为干预,不是、也不可能创造任何新结构或新功能,而是全力恢复并保守人体原本就有的自然、中和之结构与功能状态。

在人体物质结构、人体结构空间以及脏腑组织的功能活动均处于自然、中和、协调之本来面貌时,人体与生俱来的生理运行、自动调节与自我疗愈等生命机制便能正常展开。守筋骨结构之"中",方能致脏腑功能之"和"。

任应秋在《刘寿山正骨经验》序言中说:"操手法之精巧者,术后即能愈其多半,无待于药石。"

因此,以筋骨结构空间还原、脏器组织力学环境良好、筋骨线位对合协调、筋骨运动同步和谐为内容和目标的"守中致和",便成为"东方柔性正骨疗法"的行为总则,为骨道有形之准绳。

正如《素问·至真要大论》所言:"谨察阴阳所在而调之,以平为期。"

老子曰:"天之道,其犹张弓欤?高者抑之,下者举之;有余者损之,不足者补之。"(《道德经》)"东方柔性正骨"之真传,于此尽矣。

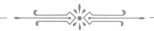

毛泰之正骨箴言

骨道至简,结构还原。守中致和,各安其所。

《医道还元》曰:"以药物之性情,契合乎内脏之性情,削其太过,益其不及,使之归于中和,无偏无当自然化成,可以永贞。"

《尚书·大禹谟》中记载着中华民族"十六字传心法要":"人心惟危,道心惟微,惟精惟一,允执厥中。"

子思在《中庸》中指出"中也者,天下之大本也;和也者,天下之达道也。致中和,天地位焉,万物育焉",认为"致中和"是天地宇宙生成与发展的核心要素,将儒家的中和观定位到了无上的地位。唐代孔颖达疏《礼记正义》曰:"名曰中庸者,以其记中和之为用也。庸,用也。"

由此可知,"守中致和"不仅是"东方柔性正骨疗法"之行为准则,也是中医学祛病疗疾的总则纲要,更是中华民族传统儒道文化奉为圭臬的"中和之道"。

至道不繁,骨道至简。

只是,越简单的东西可能越不容易把握,也就越不容易使人生信。故骨道虽言至简易知,亦必明晰人体复杂多端的生理及病理变化于临证之先,并能自如应手,于健顺处方得其效验,慎勿轻言"简易"也。

行动理念

《道德经》曰:"反者道之动。"

任何事物都包含向相反方向转化的趋势规律。正常状态的人体筋骨结构,在一定条件下,有着发生紊乱的机会和可能。反过来,紊乱的筋骨结构同样有着向正常状态回归的趋势。

而一旦出现了违背自然规律的事物或现象,就是人们应该有所行动的信号。

纠正、调整紊乱异常的状态,回归道之中和,亦为"反"义之一。《素问·至真要大论》言"热者寒之,寒者热之",可见逆向治疗是中医学诊疗疾病的正治法则。

在骨折、脱臼及骨移位整复过程中,手法操作总的方向和目标是"逆顺颠倒"以"致中和"。反其道而行之,反"反"则复。即顺其骨移位方向逆向操作,可归复原位。

因此,"反者道之动"于柔性正骨临证诊疗的具体意义,不仅可以理解为筋骨结构状态之正常与紊乱这一对矛盾相互转化的现实性及其客观规律性,也同时告诉了我们正骨出手的信号与时机,并明确指出了治疗行动的"反"之法则。

东方柔性正骨总诀

1. 总诀

> 闭目冥心,回光朗照;人天合一,内外昭昭。
>
> 说骨论要,无有妙窍;错旋雍变,逆顺颠倒。
>
> 移骨送筋,层应徼绕;纤指缓进,悦动相邀。
>
> 撤领整纠,大有之德;挫锐解纷,一元在抱。
>
> 骨脉筋肉,气血贵娇;证构病辨,药辅手到。
>
> 手随心动,意得形渺;若即若离,不依不饶。
>
> 宗旨所在,丹易黄老;阴阳和合,坤乾泰交。
>
> 东方骨道,形神俱妙;水柔善下,卑自登高。

2. 总诀释义

东方柔性正骨,得神以统御筋骨之术也。

神者,宇宙人生之主宰、万物运行之法则是也。

得神,为医者疗疾祛病之始,柔性正骨肇发之端。神敛气聚,精神贯注,则病患之筋骨可约可束。医之得神,全在受物以虚、摄神以归。故冥心而感召,回光以固摄,朗照以全妙用。

无欲得意,能观筋骨动移及气运变化之生命奥妙;有欲视物,以智临事,可视形体外在之皮肉器窍,明人体物质构造机制。故老氏之有欲、无欲,"载营魄""抱一",于徒手正骨而言,皆在乎元神之得失。不以目视,而以神遇。有神无神,其统筋御骨之能力与境界泾渭分明。疏失于神,则柔性正骨之根基荡然无存。

骨道总诀开篇,未述筋骨生理与手法机巧,而直引丹修明言,不唯穷理尽性,更为手法操持之具体行为要求,其意深深。

性命丹修,乃颠倒之术、全神之学,宇宙人生大明之道。神明,则手摸心会,筋骨之变移递顺,历历胜在于目。筋骨往来,错综复杂,层次参差,徼绕繁复。然筋骨陈列,貌似纷乱多端,实则秩序井然,参差而级次各有所系。审物不迷,性住神回,法自手出。

欲以纤纤手指挪骨送筋,"悦动相邀"之易卦"随"性,于此彰显妙用。相约而动,欣悦以行。推随互应,亲亲以归,安有疑障而碍之乎!

东方骨道从柔性原则出发,行事解纷,挫锐疗疾,始终固守一元"中和"。守中致和,枢机健运。阴阳氤氲交感,筋骨互用,生机泰然。

柔性正骨擎《易》之"大有"旗帜,秉承大中至正、亲和诚信品德,乾健内心,坤柔外应,采"撤、领、整、纠"之行动谋略,统筹阴阳骨肉,兼顾筋脉气血,辨构、辨证、辨病三辨并治。"以一己之卷舒",得药石之佐助,"正其斜"而"完其阙",离合位复,化干戈为玉帛。骨道精粹,或备于斯。

徒手柔性医技,心之于神,神之于气,气之于力,力之于筋骨移行,境界所在,元神为之主。无为而无不为。神御气,气御力,而筋骨动移之力,依从慈悲、亲和之性。其刚柔宛转之玄奥,以其若离若即之势,尽在有意无意之间。

是故,东方骨道之求形全神,各有工夫。全面、透彻地诠释并把握"东方柔性正骨"之精髓要义,必须要以中华文明高度上的视野与境界,大易、岐黄与老聃、炉火并参。

而高深莫测的,莫过于"善下"之"上善"之道。

人居卑地,动辄向上。

3. 整体口诀

东方柔性正骨整体口诀:

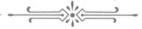

> 正骨易,独孤难成器。皮肉筋骨并血气,路路分明看仔细。

人体构造复杂,承接精密,有着奇妙的结构与生理功能。皮、肉、筋、骨、脉,为《黄帝内经》中《灵枢·根结》所述之"五体"。"五体"由外至内,其功能各不相同,但相互间密切协作、互为支持,合同为一而成就人之架构整体。

因此,认知人体生理病理,于上下、内外之脏器组织,固不能割裂对待。

陆师道在明代薛己《正体类要》序言中指出:"肢体损于外,则气血伤于内,营卫有所不贯,脏腑由之不和,岂可纯任手法,而不求之脉理,审其虚实,以施补泻哉。"薛己在《正体类要》中亦曰:"肢体损于外,则气血伤于内,荣卫有所不贯,脏腑由之不和。"

寿山老先生常言:"伤虽自于外,病已及于里;伤虽在于筋骨,病已及于气血。故治外伤,当明内损;治疗筋骨,当虑气血。"(《刘寿山正骨经验》)

当代以道家正骨著称的李同生亦常告诫后学,作为骨伤科医师,"岂可纯任手法,而不求诸脉理、四诊八纲哉"(《道家伤科李同生》)。

骨伤医学所涉疾病复杂多样,症状与体征表现各不相同。不同的疾病在症状表现上虽然相同或相似,但其病因病机却可能千差万别,不会单单只是一个物理性的骨移位就能简单地涵盖所有。

即便经过诊断分析,确定为骨结构病理性移位病因所主导的"骨移位相关疾病",也会由于人体结构与功能之整体互应,在相关脏腑、气血等方面继发病理影响。

于中医学而言,风、寒、暑、湿、燥、火六淫邪气与喜、怒、忧、思、悲、恐、惊七情内伤,以及瘀血、痰饮诸病理产物等等病因,是人体疾病发生发展的重要主导因素。人体筋骨系统之病理状态的发生发展,与此内外病因之关系,不无密切。暴力外伤之骨折、脱臼以外,中医痹证、痿证、筋伤、骨病及诸虚损性疾病等等,皆可在不同程度上表现出内外病因对人体筋骨结构本身及其所提供之空间状态的重要影响。

因此,客观分析病因病机,全面、系统地诊查疾病,必然会涉及人体生理系统与病理表现的方方面面,"皮肉筋骨并血气,路路分明看仔细"自然成为临证诊疗之不二法则。

骨伤正骨疗法,无论门派,均应遵循医学科学的规律。

柔性正骨技术特征

一门技术要贴上"柔性"的标签,可不是件容易的事。"天下莫不知,莫能行"(《道德经》),老子在2 500年前就已经发出无奈的感慨。

明代王守仁之"阳明心学"倡"知行合一"。其现实意义,尤其显著地摆在了"柔性正骨"学人面前。"真知即所以为行,不行不足谓之知。"(王守仁《答顾东桥书》)只有在具体的技术行为中真正做到"柔性",才能表明其"柔性"之所是。手上做不出来,行为中贯彻不了,纵然贴上"柔性"的时髦标签,也只能表明其所不是。

"东方柔性正骨疗法"自它诞生的那刻起,就无时无刻不在经受"柔"之无止境的检验。技术本身在检视,同行们在审思,患者们在感知,"东方柔性正骨"传承与学习者们也随时进行着实践与慎查反思。

名符其实,精神乃治。

技术特征

1. **西方手法技术特征**　"东方柔性正骨疗法"有着独特、完整的技术特征,其观念认知、操作技法与世界众多正骨技术均有显著不同。

在西方,手法力学疗法总体可分为冲击技术(thrust techniques)和非冲击技术(non-thrusting techniques)两大类。

西方冲击类手法正骨技术的技术特征:

HVLA—Thrust(高速—低幅—冲压)

美式按摩疗法 chiropractic(或称美式整脊)为西方冲击类手法正骨技术代表之一。

美式按摩疗法 chiropractic 要求操作者以极快的速度冲压标的骨结构,但同时要求标的骨结构被动移动的幅度要很小。

非冲击类手法正骨技术,包括正骨技术和软组织技术等多种西方手法技术。其中代表性的正骨技术之一为关节松动术(mobillization techniques),其技术特征为 HALV(高幅度—低速度)。

H:high,高的;V:velocity,速度;L:low,低的;A:amplitude,幅度;glide:滑移;thrust:冲压。

2. **"东方柔性正骨疗法"技术特征**　"东方柔性正骨疗法"若以上述西方手法分类标准而言,则归属于非冲击技术大类。

"东方柔性正骨疗法"的技术特征:

LVHA—Glide(低速—高幅—滑移)

"东方柔性正骨疗法"的手法正骨技术,是使标的骨结构缓慢、均匀地以低速(low velocity)被动移动。而标的骨结构被动移动的幅度可以很高(high amplitude),不必然是微调。标的骨结构受力后以滑移(glide)的运动方式进行被动蠕移(creep)。

以中华文化的表达方式而言,"东方柔性正骨疗法"的技术特征可以概括为 4 个字——轻推慢移。

《庄子·天道》曰:"不徐不疾,得之于手而应之于心,口不能言,有数存焉于其间。"在"不徐不疾""有数存焉于其间"的行动过程中,诞生了中华文化之"得心应手"的心法总结。

全真典籍《重阳祖师修仙了性秘诀》曰:"缓缓而抽添水火,微微而调息真功。"《庄子·大宗师》所描述的"真人之息以踵"的踵息(或称胎息)境界,便是这"缓缓""微微"之丹法真功的直接成就。

由此可知,"东方柔性正骨疗法"的活水源泉,可直上而追溯至道家老庄先哲及丹家境界。得心应手的智慧与缓缓而行、微微而动的丹火精髓,被创造性地融通、运用于手法正骨技术之中,"东方柔性正骨疗法"独具特色的原创内核由此成形。

从表面上看,"东方柔性正骨疗法"的技术特征与西方关节松动术的技术特征性质相似而属同一大类技术,但是,除了在西医学及生物力学科学的部分认知以外,"东方柔性正骨疗法"所涉及的丹、易、黄、老等哲学理论与其思想境界、道学文化背景、手法操作的策略性程序、明确的"以柔克刚""缓缓而行"的柔性动力原则,以及对人体生物力学与疾病关系规律的深入探索等等诸多方面,明显地表现出与西方力学疗法之间的差异。

"东方柔性正骨疗法"的技术特征虽然可以描述为 LVHA—Glide(低速—高幅—滑移),但其操作时的用力模式、发力方式及其劲道要求与美式按摩疗法 chiropractic 有着显著的不同,与其技术特征 HVLA—Thrust(高速—低幅—冲压)正好相反、相对。

来自东、西方不同地域的手法技术体系,因其背景文化的差异,虽有交叉,更有不同,各具特色。

手法力的性质

1. **力质的柔** "东方柔性正骨疗法"所采用的手法力的性质是柔性的内力。

柔,是柔和,无坚硬棱角,没有暴力、强力、锐力;是易被接受的,具有强大亲和性的手法作用力。

于无痛处下手,不去硬性地刺激损伤及疼痛反应部位,更不会以患者之苦为医者之乐。坚持无痛操作、让受体在舒适的过程中接受疗愈的观念,恪守"法之所施,患者不知其苦"这一在《医宗金鉴》中就已经明确规范的医疗(手法操作)准则。

2. **力量的轻** 轻,是力的量,是较小的力量。

柔性正骨指推技术的手法力度,仅以百克及个位千克计算,通常较大的力也不过 3~5kg。

掌压法力度可稍大,约 20kg 以内。

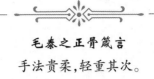

毛泰之正骨箴言

手法贵柔,轻重其次。

"轻",容易落入"浮"的窠臼。力若轻浮,就很难作用到深在的标的物上。动力不足,透筋无着,即如隔靴搔痒。因此,"东方柔性正骨"所发之力的外在表现虽然轻柔,内在则应沉实、稳健地着落于标的结构。

"轻重其次",指明手法技术的修习,必然会经历一个由重到轻、熟后生巧的过程。于初习者而言,轻重暂且无关紧要,柔性上手最为关键。以柔为原则,以柔为前提进行手法操作,初习时的力量虽然可能较重着,但在实践进步的过程中,可以不断调整,最终达至并习惯于运用轻柔之力。

手法取舍,得理则明。

必须指出的是,尽管"东方柔性正骨疗法"强调手法力量轻柔,甚至在对身体某些部位进行操作时,手法之力仅用百克,但是,着力寻求力道极轻的方向并非"东方柔性正骨疗法"所追求的技术目标。

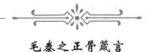

毛泰之正骨箴言

手法力量轻重选择的尘埃落定,是在能够以最佳状态移动骨结构的操作上,自然选择的结果。

柔性诸解

在手法操持过程中,始终保持"一团和气",无疑是柔性正骨技术的精髓所在。

柔从"巧"解:以轻柔和缓之力在与患部结构相关的其他区域结构上进行操作,就能解决患部的问题,此乃柔性正骨上上之柔,为策略性智慧的具体表现。该作用的原理,是巧妙利用病因链诊断结果,从结构力学之病理生理入手,"远交近攻"或"釜底抽薪",达成结构整体性的调整效应。当代西方康复医学的前沿理论亦从"区域依赖"(regional interdependence,RI)角度探索这一现象与规律。

柔从"轻"解:轻柔,是力量的轻。柔性正骨口诀曰:"轻推慢移称绝学。"轻柔适度的手法作用力最有利于肌肉、筋膜、韧带等软组织释放其病理性黏滞,进而达成条顺、伸展的有序状态。

柔从"软"解:松软。绵绵之力,若有似无,介乎于有意无意之间。手随心动,骨随真意而行。

柔从"缓"解:手法操作徐徐而动、缓缓以行。柔性正骨口诀言"纤纤玉指缓缓进",则能达成"斤斤傲骨徐徐归"的疗愈特效。

柔从"舒适"解:在舒适的享受中解除病痛,法之所施,患者莫知其苦。

"柔道"之解:日用"柔道"词语之义,即"温柔的方式"。强调对技巧掌握的娴熟程度,而非力量的对比。

柔性真义

《史记》曰:"殷道亲亲。"坤顺,柔道之总称。

老子继承了殷商母系氏族社会崇尚母性、以慈悲柔顺经世致用的特点,深刻认识到柔性力量深在的恢宏博大,并以道德五千言传记之。

在《道德经》中,老子满含无限深情,对貌似柔弱的水性,有着毫不掩饰的赞美与感叹。"上善若水""天下莫柔弱于水,而攻坚强者莫之能胜""天下之至柔,驰骋天下之至坚"。

老子直言不讳地指出:"弱之胜强,柔之胜刚,天下莫不知,莫能行。"表达出老子对世人无知无行于柔弱之美的深深失望。

道家秉承老子哲学,洞悉宇宙万有至深之本性,倡以柔弱之观念及行为来应对世间万事万物。

"弱者道之用。"(《道德经》)

"东方柔性正骨疗法"深入探究老子柔弱大义,并贯彻、运用于骨伤医术,成就"东方骨道"之价值体系。

柔之道与理贯通,柔之法与理和合。柔性技艺,直出道源,利贞万物。

从体用而言,"东方柔性正骨"以"乾健"为体,"坤柔"为用。乾健者,刚也,内藏于心,为柔之所依;坤柔者,顺也,厚德于外,乃刚之所安。受物以咸虚,自立以恒常。内在信念不移,外现柔顺不争,外圆内方。

"东方柔性正骨疗法"以拳拳进取之心,纠偏疗疾,责无旁贷。临证于外,则以诚信之德,柔顺之手,"感而遂通"。

骨性刚强,傲然挺立。刚刚相对,非损即折。御刚之道,亲亲以归。

《易》之"大有",以至尊之位,行载物之厚德,虚中而柔顺,笃信于人,故上下群阳皆与之呼应。阴柔得尊位,群阳拥戴,苍天亦佑之。《彖》曰:"柔得尊位大中,而上下应之,曰大有。"

"其德刚健而文明,应乎天而时行。"(《彖》)"大有"外卦"离"明,内卦"乾"健。心明眼亮、智慧日生谓之明。明以行健,健出愈明。"大有"实学,健以治内,明应内外,既有文明虚心之德,又能如天之乾进,生生不息。

从心性方面论,柔是"坤"之谦卑、亲切、耐心、毅力、包容、智慧等等载物之"德"的综合表达。

"道"于人身,体现为"德"。"德"是"道"在人们思想、观念及行为中具体的反映与表现。对"道"的体认不同,表现为"德"行的千差万别。

道贵谦卑。谦者,安止顺受,有而弗居;卑者,谦恭处下。浮躁与狂妄是"柔性正骨"技艺的天敌。

"东方柔性正骨疗法"的根本性指导思想,合于"大有"义理,以柔为尊,以柔为纲,以柔为行为准则,以柔应对骨性之刚强。

"大有"义理,外可指导治骨疗疾,巧手夺天工。内能励志律己,养吾浩然之正气。

虚以受物,有容乃大。柔性正骨学人,必须要消除对待,心性涵良、和谦礼让。柔和的心性乃是柔性技法之根。

道无奇怪,格物致知。

柔性之义,契合人体结构生理,乃格物之知也。此格物,外从科学上求,内从心性上修。内外路径虽然不同,但其最终目标殊途同归。

柔性技法,从生理科学而言,基于操作者对人体内外诸结构生理病理变化规律认知的深度与广度。从生物力学角度来说,体现出对人体筋骨结构空间及软组织结构黏滞与流动原理的把握。而实现柔性技法的条件,则离不开柔和、静定之心性的参与、贯彻。

内外共修,人我互参。以其把握疾病发生与变化之机,故能强调策略性的整复计划与进程。

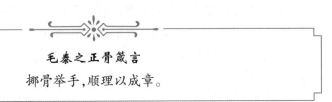

毛泰之正骨箴言

挪骨举手,顺理以成章。

"枯则物死也,柔则形生也"(《至真语录》),"人之生也柔弱,其死也坚强"(《道德经》)。

洋洋五千言之老子《道德》,对柔弱之性的推崇与赞美无以复加。不仅"坚强处下,柔弱处上"的观念随手可拈,更直言貌似"柔弱"的新生事物常常有着最为旺盛、强大的生命力。

力量与信息、能量的关系,相合又相对。力量本身即饱含信息、能量。然而,力量大小与信息、能量的关系,却甚为微妙。

当代信息科学的前沿探索,已经开始领悟到无形而神秘的未知领域才是宇宙的主要构成部分。量子物理科学已经深入玄秘的境地。

柔与静相通,柔与空明无碍。能柔能静,竟至于"虚极静笃"。

静定之中所观照的惊人现实,是伟大的灵动信息及其力量于柔静之极中氤氲而生。

黄元吉云:"大道根源只是希夷微妙。"(《乐育堂语录》)

美国著名身心灵导师巴夏带给我们的信息:"最伟大的力量,所需要的只是最轻微的触碰。"

台湾作家林清玄在《柔软心》一文中指出:"唯其柔软,我们才能敏感;唯其柔软,我们才能包容;唯其柔软,我们才能精致。也唯其柔软,我们才能超拔自我。"诗文所描述的不仅仅是文学家的思想境界,更表达出我们骨伤手法医者掌指之下的现实。

手法的亲和力

王夫之《周易外传·说卦传》曰:"可亲者顺之德。"

骨伤手法医师的手对患者软硬结构所表现出来的亲和力,既虚幻又实在。患者的软组织也好、骨结构也好,愿意听从柔和、温暖、亲切、厚实之手的指挥调度,极具依从性。而生硬、冰冷、陌生的手,人体组织却会闪避三舍,或"坚硬挺拔",或"誓死不屈"。

慈悲心,俗称菩萨心肠,表达的是对生命体及周遭事物感同身受的同情、怜悯之心与关怀、爱护之情。刘处玄《至真语录》曰:"救生则慈也。"东方文明所言之"仁"与"慈悲",即是西方之"爱"在人类与社会层面上的"大爱"表述。

同情,是你对周遭的事物有着强烈的感情联系,能感觉到他们的情感,与他们有感官上的沟通。同情心,从本质上表达的是你与周围的人及事物之间信息交通的状态。

佛云：慈能予乐，悲能拔苦。

老子太上"三宝"，以"慈"为先。

因此，慈悲是一种身心状态，具有特定的心理与行为特征。其本质是通过一定途径提升、获得或与生俱来的特定频率的能量信息。

通过丹修、禅定等内证观察我们可以了解，慈悲的身心状态蕴涵着巨大的能量，沟通着宇宙信息的源头。

内在的能量信息水平决定了外在的行为表现。慈悲的示现，通常是结果的外露。而被人们倒果为因地主动追求并成为一种修持准则，是因为慈悲的身心行为特征与这种特殊的信息能量相合相应，可以充分满足灵性升华的根本要求。

慈悲心的修持涵养在柔性正骨技术中有着重要的地位，这是柔性正骨技术层次从"生物力学模式"向"能量信息模式"转换、跃升的关键要素，是柔性正骨技术进阶登高的必要条件之一。

原卫生部部长崔月犁之子张晓彤先生在"纪录中医"系列纪录片《千年国医》的访谈中直言："我有一个深刻的感悟：一个医生的人品好、医德好，他的医术就上得去，医术与医德紧密相关。医德不好，人品不好，医术就一定上不去。"

心态心术不正，救苦救难的绝技决难上身。古仙云："此道至神至妙，忧君分薄难消。"绝技通灵，传承的都是累世诚修的有缘人。

慈悲上手，是慈悲的无形却能够被感知的信息能量加之于掌指的过程和结果，以至于手感劲力的形势发生显著变化。心慈则手软。心性慈悲，柔性之力自然呈现，无需向外寻求。

慈悲加身，行动即有无形却明确的准则，一举一动、一言一行皆寓慈悲于其中而发散着疗愈的无上能量信息。

心灵随慈悲之行动而升华。

慈悲心得，即得无量慈悲之心。一切念想行为莫非慈悲，如菩萨化身，如仙佛随行。疗愈之光将随着这无量慈悲之心而洒满大地。

慈悲上手、慈悲加身、慈悲心得，代表着身心灵不同的能量信息层次，与柔性正骨学人掌指之下的手法疗愈效能直接相关。

《医宗金鉴》所云"法之所施，患者不知其苦"，即是在慈悲心感念、主导下的诊疗状态。患者之苦，手探即知。患者之痛，触之于未痛之先而知之。慈悲身心之具现，良由此也。

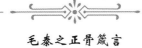

毛泰之正骨箴言

回春之手，满含慈悲。

《灵枢·官能》曰："缓节柔筋而心和调者，可使导引行气。"

张介宾《类经》注曰："导引者，但欲营运血气而不欲有所伤也，故惟缓节柔筋而心和调者乃胜是任，其义可知。今见按摩之流，不知利害，专用刚强手法，极力困人，开人关节，走人元气，莫此为甚。病者亦以谓法所当然，即有不堪，勉强忍受，多见强者致弱，弱者不起，非惟不能去病，而适以增害，用若辈者，不可不为知慎。"该节注疏所论，与"东方柔性正骨"强调手法亲和性之观点如出一辙。

同于《灵枢·官能》中所言之"爪苦手毒，为事善伤者，可使按积抑痹"的记述，似与前文"缓节柔筋而心和调者，可使导引行气"相矛盾，然探究文中之义可知，《官能》全篇所指，乃是指明各种不同秉性之人皆可"各得其能"而"明其事"。即便是"毒手按器而龟可死"的"爪苦手毒"之人，亦可"任之其能"，从事"积坚痹固"之特定疾病的针对性治疗工作。

慢速正骨的优势

"东方柔性正骨"把传统正骨从骨结构的病理性移位状态整复到正常位置的快速"咔嚓"过程缓缓地展开，让骨结构从一个位置挪移到另一个位置的过程逐渐、慢速地进行。

缓缓行进的正骨过程，可以探索，利于发现。精细化、精益化、精准化的"工匠精神"由此便可以在正骨疗法中得以落实、贯彻。柔性正骨手法的诞生，具有有效促进骨伤医学快速发展的工具性作用。

反复地经历骨结构缓慢移动的过程，反复地体会、观察骨移动过程中筋骨结构力学状态变化的现象细节，人体筋骨结构特点及结构间诸多关系规律便有机会在手下逐渐显露出来。

1. **慢速力符合手法作用原理**　"东方柔性正骨"所用之力是缓缓而施、徐徐而行的慢速力，而释放软组织的病理性黏滞屏障所需要的力，正是有时间因素参与的徐徐施加的慢速作用力。这是由人体软组织这一黏弹性材料的生物力学特性所决定的，具有坚实的科学基础。

2. **慢速力满足手法安全性的需要** 手法正骨时骨结构被动移动速度的快慢,与手法操作的安全性呈负相关。慢速运动有利于达成结构的动态平衡并减小惯性,体现更高的可控制原则。

骨结构被动移动慢一分,其安全性便提高一分。相反,手法促动骨结构被动移动的速度愈快,其安全性也就愈得不到保障。在没有影像及其他相关生理病理证据支持的情况下,这些尤其显得重要。

"感而遂通"基础上"推随相应"的现实表现,正是和、缓的慢速、安全进程。

3. **慢速正骨是技术提升的有利条件** 手法慢速正骨的显著好处,是可以清晰、明确地观察与体会骨结构在外力作用过程中的被动蠕动细节及周围结构力学状态的相应变化。

这样的观察,可以让我们深入了解筋骨结构的生物力学现象及其在生理与病理转换过程中的关系,以及筋骨结构间的相互作用过程、结果及其规律。

然而,实现慢速正骨过程的根本条件,是需要拥有慢速正骨的技术能力,也就是相应的手法技术。

"东方柔性正骨"这一特定技术工具的发现,使得这个过程得以顺利实现。

传统中医手法技术,一直以来被困顿于临证有效却难明作用机制的"黑箱"之中,这是中医手法技术继承与发展的最大瓶颈所在。而导致这个瓶颈出现的主要因素之一,与缺乏相应工具以供深入探索有关。

经络腧穴理论指导下的推拿技术,由于至今没有出现能够明确观察经络这一特定生命现象的特殊工具,因而在经络本质不得其解的情况下,其手法作用机制不明,相关推拿技术自然就难以向前迈进,难以实现全新的突破。

4. **慢速正骨有利于能量信息的良好表达** "东方柔性正骨"的疗愈过程,不仅仅是单纯的力学作用,更包含着丰富的能量信息效应。

"闭目冥心"的过程,使医者进入"抟精凝神""载营魄抱一"的身心状态,启动了医者及其所在医患区域的生命信息能量场。

意力相随、悦动相邀、亲亲以归的手法操作,在手法移骨送筋的过程中,同时持续地进行着医患之间能量信息的沟通交流。

意之所在,即是"念力"之所在。

这个"念力",是绵绵之意所自然引导之能量系统的外在显化。良好的能量信息源源不断地作用于患者机体,使患者生命结构空间与能量信息系统进行着双重重置。

柔性正骨临床特色

高度的安全与舒适性

1. 安全性 高度的安全性是"东方柔性正骨疗法"显著的技术优势。

安全性指标是衡量一门临床医疗技术优秀与否的首要指标。尤其是在医患关系日益紧张的严峻形势下,技术的安全性考量成为临床疗法选择与设计的最根本要求之一。

从"东方柔性正骨疗法"操作技巧中我们已经了解到,柔性正骨技术手法柔和,没有强力、暴力。动作缓慢,随收随发,手法进程有着极强的可控制性。精细化操作,作用部位具备高度可选择性。

技艺当此,社会上正骨疗法普遍存在的安全性隐患魔咒,在"东方柔性正骨疗法"面前自然逢柔化解。

2. 舒适性 医者在柔性正骨治疗过程中,采用避开痛处、增大手法作用面积、用力轻柔、发力舒缓、操作缓施徐行等技巧和方法,不仅使患者莫知其苦,更能享受"轻推慢移"所带来的舒适调理过程与解除病痛的疗愈结果。

快捷而稳定的临床疗效

1. 疗效快捷 "骨移位相关疾病"在其筋骨紊乱病因得到一定程度的改善或消除后,由骨结构的病理性移位直接或间接导致的一系列病理变化将不同程度得到改善,相关症状通常就会立即减轻,疗效"立竿见影"。

"东方柔性正骨"诊疗的精细化与整体性,为筋骨紊乱病因的改善乃至消除提供了快捷、可靠的保障。

当然,我们也应该清楚地了解,由于患者病情的复杂性、体质的不同及年龄、性别的差异,引发骨移位的病因各不相同,相关骨与软组织退变程度也不一样,尤其是软硬结构的代偿性变化复杂多端,这些都使得筋骨力学结构紊乱的纠正进程常常受到不同程度的阻碍。

结构代偿性变化的逆反,体质状态的改善,机体活力的重现,均需要时间因素的参与。即便如此,即时疗效依然可以在紊乱结构的精细化、整体性调整改善之后快速呈现,这是力学结构优化重建后的必然表现。

2. 疗效稳定 柔性正骨治疗效果的稳定性,是建立在对"骨移位相关疾病"之"多重病因链"的关注与把握上,来源于相关结构力学状态系统性改善的良好效应。

"东方柔性正骨疗法"从筋骨结构之骨链、筋链和筋骨链三大系统入手,注重在人体立体架构层次上,分析导致人体筋骨结构紊乱之力的来路、去路与传路,其治疗的程序设计与实施自然不会如打"封闭"一般仅仅停留在病灶局部。

"东方柔性正骨"临证运用的程序法诀,从根本上决定了其诊疗过程的系统性和诊疗对象的整体性。

当下流行的正骨疗法,无论是骨折、脱臼,还是筋伤或骨节间错落不合缝,常规诊疗基本上都是在病灶局部进行,少有从筋骨三链角度进行的整体性思考和手法的系统性治疗,其原因离不开手法技术能力的局限性因素。

除了手法技术能力以外,对筋骨紊乱性疾病的病因分析,离不开对生活、工作中人体不同姿势、不同运动状态下筋骨力学结构变化的细致观察。这是与疗效稳定性相关的重要方面。

例如,相对于临床上多种腰腿疾病的常见医嘱"卧床休息","东方柔性正骨"反而认为"好多腰痛、腿痛都和睡觉有关"。有关的当然不是要不要卧床休息,而是睡觉的姿势、床的软硬程度及卧具的使用等。不良的姿势、过软或过硬的床,以及卧具的不当使用,常常是导致腰腿疼痛的病因之一。

有了认知才会有相应的对治措施。筋骨紊乱的诸多致病因素,隐藏在日常生活过程之中。

因此,随着病因链诊断的深入,以及治疗程序及操作措施的有效实施,直接与间接病因、乃至导致病因发生的病因,均可在不同程度上得到追溯与控制,而疗效的稳定性由此可能得到最大保障。

广泛的适应病症

1. **立足骨伤** "东方柔性正骨疗法"的主要适应病症为"骨移位相关疾病"。

"骨移位相关疾病"概括了因骨结构病理性移位而直接或间接导致的骨关节退变、肌肉筋膜等软组织损伤、血液与体液循环通道障碍、脊髓与神经根干被牵拉卡压、脏器组织力学环境异常等等病理改变引起的原发或继发性"人体筋骨结构生物力学紊乱相关疾病"。

因此,粗略总结起来,目前医院骨伤科、推拿科、针灸科、康复科、运动医学科、软伤科、疼痛管理科等临床科室所涉及的常见颈肩腰臀腿痛等肌肉骨骼系统疾患,绝大多数属于"东方柔性正骨疗法"的适应范围。

"东方柔性正骨疗法"因直接接触、调整人体肌肉骨骼系统,所以,对骨伤科的相关疾病临床应用最多。以中医学体系而言,肢体经络之痹病与筋骨损伤等疾病,构成了"骨移位相关疾病"的主体。

2. **向全科疾病拓展** 为人体各脏腑、器官及各组织结构提供存在与功能活动空间的人体筋骨系统,如果出现局部和/或整体生物力学紊乱,导致胸、腹腔或局部空间狭窄、变形、阻塞等,影响各脏器及其与之相关之神经、血管的存在空间,或肝管、胆管、输尿管、输卵管等各种管道的通畅,则可能是涉及内、外、妇、儿、五官等临床各科多种疾病的病因源头之一。

从"辨构论治"角度而言,临床常见非骨折类骨伤适应疾病也可以根据局部结构的力学特点进行如下大致分类:

(1)关节对位异常(错骨缝)综合征

● 四肢关节对位异常。

● 脊柱小关节对位异常。

● 关节对位异常致关节间(内)结构受力异常,如半月板损伤、椎间盘退变等。

(2)软组织张力异常(筋出槽)综合征

● 神经张力异常。

● 肌肉、筋膜、肌腱、韧带、关节囊等张力异常。

● 脏器组织张力异常。

(3)卡压综合征

● 中枢及周围神经(根、干、末梢)卡压。

● 血管卡压,如动脉、静脉、血管丛等卡压。

● 各种管道卡压,如输尿管、输卵管、尿道等管道卡压。

● 关节间结构卡压,如滑膜、滑囊等卡压。

(4)阻挡、撞击综合征

● 体腔变形阻挡:如胸廓变形阻挡肺部扩张导致胸闷、呼吸不畅;骨盆仰角增大时耻骨联合上移阻挡膀胱充盈导致尿频等。

● 关节撞击:关节对位异常、关节间隙狭窄致关节活动时关节附属结构受到撞击、卡压。如肩峰下撞击、股骨头髋臼撞击、吻性棘突等。

(5)代偿增生症如骨质增生症等

手法通过调整筋骨结构的力学状态而改善脏器、组织的结构空间,以及可能受其影响的中枢与周围神经系统的功能状态,因而许多脊柱相关疾病、脏器组织空间力学紊乱性疾病成为手法正骨疗法的良好适应证。这就将手法正骨疗法的触角延伸至骨伤以外的临床各科。

也就是说,对于正骨疗法的角色认知,如果我们的眼界从伤科"错骨缝""筋出槽"的局部结构二维对合概念,提升、拓展至人体生命结构三维空间的提供与维护这个大视野上来,则原本隶属、服务于骨伤科的正骨疗法,其可能解决的问题对象,将会迅速并广泛地扩展开来。

对全科疾病进行可能的骨移位病因筛查,不仅对相关疾病的诊疗有着重要的现实意义,而且对疾病的病因学研究也有着极大的推动作用。这是一个有着巨大拓展空间、极易出成果的既古老又崭新的医学领域。

因此,"东方柔性正骨疗法"的适应疾病谱越来越宽,如"骨移位相关疾病",即"人体筋骨结构生物力学紊乱性疾病",有着迅速向全科系统蔓延的趋势。

3. **创伤骨科**　传统正骨疗法的主要适应病症是骨折与脱臼。就这一大类创伤性骨科疾病而言,"东方柔性正骨疗法"亦可根据临床需要,在具备相应诊疗条件的情况下,在其有效适应范围内妥善加以运用。

"东方柔性正骨"所承续的《医宗金鉴》"正骨八法"原本就是针对骨折为主而设立的接骨技术。因此,"东方柔性正骨"治疗骨折、脱臼的能力可以说是隐藏在其基因中的"本能"能力。只不过,全面开展面对骨折病患的诊疗业务,需要具备相应的诊疗条件。

"东方柔性正骨疗法"在骨折、脱臼方面的临床运用,理法一以贯之。不仅在手法技术上依然保持自身鲜明的道家柔性人文特色,更在具体诊断与治疗操作过程中强调精细与整体兼备。在强调良好的治疗效果的同时,注重"不知其苦"的手法操作原则。

从当代骨伤诸大家之徒手接骨手法及临床经验来看,则相当一致地几乎都有着轻柔、和缓的捏骨整复技术表现。

适应人群

"东方柔性正骨疗法"自豪地宣称:"人人可以享有柔性正骨。"

1. **耄耋老人**　百岁人瑞照样可以正骨。

昨天刚从深圳返回新加坡,今天 93 岁的陈老太就急着来就诊。老太最近几天腰痛、背痛、颈项痛、右侧肩臂痛,还有左膝痛,饭不想吃,觉也睡不好,浑身难受。一摸,骨盆整个旋移侧倾、全脊柱序列紊乱,脊柱侧弯,肋笼变形,膝关节也伸不直……老太,俺这不回来了吗!一阵轻推慢移,老太开心起笑!

——《毛泰之正骨日记》

老年退行性骨关节疾病一直以来严重地影响着老年人的生活品质,然而,由于常规正骨技术手段的局限性及安全性问题,老年患者常常被拒之于正骨疗法门外,老年骨关节退行性疾病因而难以得到及时、有效治疗。

全身筋骨结构力学紊乱性病因之于老年病来说具有不可回避的重要意义。尤其是长期病魔缠身、久卧床榻的老年患者,迫切需要包括脊柱病因在内的筋骨结构力学紊乱性病因的触诊筛查与手法调理。这可能是关系到部分老年常见慢性顽疾能否迅速得到有效控制乃至康复的重要诊疗步骤之一。

脊柱力学结构异常导致的自主神经功能紊乱由于尚未纳入常规诊疗体系,故而成为部分相关内脏疾患难以康复的重要影响因素之一。

病因的探讨可以不断深入,然而相应的解决方案与正骨治疗技术的匮乏却是阻碍老年疾患好转及痊愈的拦路虎。

治疗老年患者的"骨移位相关疾病"是"东方柔性正骨疗法"重要的工作内容之一。即便是高龄百岁的老人,也同样可以进行安全、有效的局部或全身筋骨结构的整复调理。

对于高龄老人,由于身体状态特殊,可以在手法治疗过程中,辅助一些技术性的安排以防不测。老人俯卧位的操作时间尽可能缩短,主要以坐位或仰卧位进行操作;可以边操作边与老人攀谈,随时感觉老人的呼吸与心跳节律等等。

2. **襁褓婴儿与少年儿童**　小儿推拿疗法在中国推拿医学临床上一直绽放着光彩,而手法正骨疗法对婴幼儿健康的调理,古今难见。盖主流刚性正骨法,面对骨柔体软之婴孩难以下手之故。

"东方柔性正骨疗法"在临床上观察婴儿疾患、触诊骨与相关结构,探索其内在关联,取得良好进展。部分哭闹不宁、咳嗽、吐奶、不欲食乃至腹泻等许多呼吸及消化系统症状,每每与胸腰椎及肋笼、骨盆力学结构异常有关。产伤斜颈之症,则与颈胸椎及锁骨、肩胛骨、胸骨、肋笼、骨盆等多处骨移位有关联。柔性手法纠正移位之结构,则症状即可改善乃至消失。

至于少年儿童,由于其多动少静、活动时多跌仆、摔打的特点,故其筋骨结构紊乱最为常见。"东方柔性正骨"尤其重视观察人生中这个特殊阶段之筋骨结构的力学状态,并与其易发之常见症状进行联系,探索其可能存在的内在关系。

家长们最好懂点正骨疗法,以备不时之需。这次带3岁和5岁的俩孩子去日本旅行,刚到东京即遇寒风吹袭,女儿咳嗽不止。调胸椎肋骨胸骨,咳大减,病情得到有效控制,无碍游玩。

一天在餐厅刚要吃饭,儿直呼腹痛,摸其脊柱,现下段胸椎及肋笼序列紊乱,即行手法。调整完毕,当即饮食如常。因嬉戏,女儿从床上跌落致便秘,调骨盆、腰椎、尾骶而解。

——《毛泰之正骨日记》

关注并维护少年儿童的骨骼肌肉系统健康,不仅对诸多少年儿童当下所罹患的"骨移位相关疾病"有着现实的治疗意义,更是有效实现治未病的重要举措。临床经验的总结发现,对成年人骨关节退行性疾病及脊柱相关疾病病因的深入追溯,常常可以发现其儿童时代陈旧性筋骨损伤性因素(早期病因)的身影。

少年儿童"骨移位相关疾病"的发病率甚至比成年人来得更高。

3. 孕产妇　孕期、产前、产后、哺乳期是孕、产妇肌肉骨骼系统疼痛性疾病发生的特殊时期,也是这些疾患的高发期。由于关系到胎婴儿健康,药物不宜,故中西医疗多谨慎对待而无多少有效应对的治疗手段。主流正骨疗法亦因孕、产妇特殊生理而谨慎行事,勿敢擅动妄为。

怀孕期间,由于胎儿和孕妇的生理特点,骨移位与软组织慢性损伤性疾患极易发生。孕期腰背痛、腹股沟痛等常见症状,均与胎儿逐渐增大后腰背骨结构及肌肉、韧带、筋膜等软组织显著增大的应力,以及弛缓素和黄体素这两种孕激素所致的韧带松弛效应有关。如果此时因不当姿势、不当运动或提拿重物等引起骨盆、腰椎骨结构移位及软组织损伤,则更易发生腰臀腿痛等症状。

一妇孕5个月,腰酸痛伴左大腿后侧牵扯痛1周。左腿感觉长,前弯腰则腰酸痛甚。查:骨盆向左侧倾斜并左髂稍后仰。即行站立位手法整复,整体整复骨盆侧倾,继而纠正左髂后下错位,腰酸痛及左大腿后侧牵扯痛立刻消失,左腿长之感觉亦不再。

——《毛泰之正骨日记》

由于传统手法通常是大面积地作用于患者躯体部位,而且手法的作用力与刺激性较大,所以对孕妇而言有着较大的安全顾虑。"东方柔性正骨疗法"认为这些疾患大多属"骨移位相关疾病",均可根据具体情况行精细化的柔性手法即时正骨,或舒缓地松解相关软组织,对胎儿完全没有不利影响,也不会恶性刺激腹部及相关神经引起子宫的异常收缩。

产妇若骨盆前倾角过大,则极易出现"交骨不开"而生产困难。运用柔性正骨诊疗技术对产妇进行产前检查并纠正前倾角过大的骨盆,可以在一定程度上为自然顺利生产保驾护航。

吴女士,孕期腰酸背痛,夜难入眠。以"东方柔性正骨"纯手法诊疗,诸症悉退。临产前,吴女士由于顾虑自己体格娇小而胎儿较大,格外担心能否顺利自然生产。嘱产前1周内行脊柱骨盆调整,临盆前1天调理尤为重要。吴女士预产到期,如约复诊,以柔性正骨调骨盆仰角增大,随后即入院待产。几天后电话随访,自然顺产得3.7kg麟儿,母子平安!

半个月后,吴女士突然出现在本人的诊所,吓人一大跳。原来,她是带80岁的阿嬷(奶奶)前来就诊。看她身着西式短裤、无袖上装、满面红光地轻盈走动,完全不敢相信是刚生产才半个月的初产妇,月子才刚刚过一半啊!阿嬷连声抱怨孙女不听话。吴却笑说:"没事啊,浑身有力,都是正骨调的,恢复快呗!"

——《毛泰之正骨日记》

对于孕产妇耻骨联合分离症,柔性正骨亦可快速、有效整复移位的耻骨结构,效若桴鼓。

4. 严重骨质疏松者　骨质疏松是一个骨结构强度显著减小,以至于极易被破坏的概念。严重疏松的骨质结构能否承受手法之力、能够承受何种程度的手法之力,是手法正骨疗法必须重视的问题。

从单纯的机械力学角度而言,手法力过于强大(如扳动、冲压等),对骨密度显著减小的、脆弱的骨结构有着破坏性的可能。但是当以柔性的手法力缓缓作用在骨质相对较厚、密度相对较高的骨结构部位,如棘突、横突根部、骨板等部位,并在操作时从多个力点进行协同操作,增大手法作用面积、分散压强时,发生医源性骨质破坏的可能性就会显著降低。因此,运用"东方柔性正骨疗法",可以方便、有效地治疗严重骨质疏松者所罹患的颈肩腰臀腿痛疾患。

患有严重骨质疏松症的76岁的洪老太还在照顾她的两个孙子。1个月前腰闪了,不仅腰痛腿痛,还头脑昏沉闷胀不适。柔性正骨治疗后,诸症消失。今腰痛又发,弯腰即痛。检查发现右侧髂骨后下移位,腰曲反张并伴有腰椎顺时针旋转。将移位的髂骨调整到位,纠正异常的腰曲并恢复其正常的序列状态,向前弯腰时腰痛的症状即刻就没有了。

——《毛泰之正骨日记》

对于作为骨质疏松症主要症状和体征表现的背痛、佝偻驼背,运用"东方柔性正骨"技术进行肋笼的整体调整,增大肋笼仰角、纠正序列紊乱的胸椎和肋椎关节、抻解腰背筋膜、伸展前胸筋膜、减小胸椎曲度,有着显著改善驼背畸形的疗效。

没有年龄限制，也可以有效应对严重骨质疏松的问题，这是柔性正骨强大的竞争优势之一。

5. 手术后内置固定器者　首先要明确的一个概念，是手术时因各种原因而内置固定器具者，他们就诊时所主诉的症状或体征，可能与其内置器物无关。

因骨伤疾病而内置固定器者，若病情已经获得康复而固定器具没有被取出，则其内置的固定器具通常已经与相关骨结构连接为一个整体。在影像诊断明确的情况下，柔性正骨高度精细化的手法技术，可以视已经联合为一体的结构为一整体骨块来对待，针对性施行相应的正骨手法。

6. 其他特殊疾患　针对骨结构先后天变异、椎管内有否良性占位病变、甚至有无癌症肿块及占位等等特殊病理情况，"东方柔性正骨疗法"都可以通过手法触诊、影像及其他相关检查，精细、全面地分析疾病的病变性质，以及躯体结构的生物力学关系特点，进而判断是否为本疗法的适应疾病。

需要特别指出的是，癌症患者常常是"东方柔性正骨疗法"的治疗对象。柔性正骨诊疗癌症患者，并不是说柔性正骨疗法可以治疗肿瘤等恶性疾病，而是说癌症患者同样可能罹患颈肩腰腿痛等"骨移位相关疾病"。我们不能因为患者罹患肿瘤就把所有的问题都归咎于肿瘤，其他的恶性疾病也是如此。癌症患者的颈肩腰腿疾患，有些可能与癌灶转移密切相关，但有些也常常与肿瘤病因无关或关系甚微。因此，我们应该根据诊断结果，针对性、精细化地进行手法治疗。

当然，由于恶性病灶所在部位的复杂性，尤其是在涉及肿瘤的骨转移，或骨结核时，极易发生病理性骨折。因此，我们应该随时注意患者病情的变化，仔细诊查，慎重对待。一旦发现手法非适应情况，果断转诊，万勿恋战，尽可能避免手法源性医疗事故的发生。

"东方柔性正骨疗法"通过长期的临床实践得出一个明确的观点："东方柔性正骨疗法"只有因疾病性质不同而出现的禁忌证，没有不适应人群。

禁忌证

"东方柔性正骨疗法"提出"人人皆可享受柔性正骨"的口号，指出柔性正骨"无不适应人群"，是从不同人群的体质与疗法适应性方面进行的观察与总结。

如同任何医学疗法一样，"东方柔性正骨疗法"同样因所面对的疾病性质

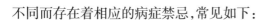

不同而存在着相应的病症禁忌,常见如下:

- 诊断不明确的急性脊柱损伤伴有脊髓症状的患者。
- 可疑或已经明确诊断有骨关节或软组织肿瘤的患者。
- 骨关节结核、骨髓炎等严重骨病患者。
- 有出血倾向的血液病患者。
- 烧烫伤、传染性皮肤病患者。
- 必须隔离的传染病患者。
- 各类不能和医者合作的患者。

第二章 体道用医 三才一宗

医 家 正 统

再现古法正骨绝学

完全从临床需要出发而在实践中发现并逐渐完善出来的手法实用技术，无意中与中医古典正骨技术完全相合，因而在技术成熟的同时也发掘出了清代《医宗金鉴》所记载的经典中医整脊技术的关键要素，使传统中医柔性正骨整脊疗法重见天日。

研读了中医经典之后，我们方才知道，"东方柔性正骨疗法"生动地再现了300年前清乾隆年间，由太医院院判吴谦等编撰出版的《医宗金鉴》中记载的一种特定手法正骨技术。

《医宗金鉴·正骨心法要旨》记载：

"脊梁骨……先受风寒，后被跌打损伤者，瘀聚凝结。若脊筋陇起，骨缝必错，则成伛偻之形，当先揉筋，令其和软；再按其骨，徐徐合缝，背膂始直。"

"凡骨之跌伤错落，或断而两分，或折而陷下，或碎而散乱，或岐而傍突，相其情势，徐徐接之。"

在清代刘闻一《捏骨秘法》中记载：

"捏脊骨法：凡脊骨疼，何处疼，必定何处高。治法：用大指向脊骨高处略略一按，上下脊骨相平，即愈。"

上述几种文献记载中有关手法技术特征的描述，如"按其骨，徐徐合缝""相其情势，徐徐接之""向脊骨高处略略一按，与上下脊骨相平"等语句，生动、清晰地描绘出一种特定手法技术及其操作过程的柔性运动学特征。

- 手法的操作对象——脊骨。

- 症状体征——脊骨疼、脊筋陇起、伛偻之形、脊骨高。
- 操作过程——大指按、按其骨。
- 运动特征——略略一按,徐徐合缝,徐徐接之。
- 操作目标——与上下脊骨相平。

将上述文献中记载的正骨技术与"东方柔性正骨疗法"的技术特征及具体操作过程进行深入、细致的比较,我们不难看出,"东方柔性正骨疗法"与300年前清乾隆年间的中医主流正骨手法具有相当一致的技术特征、手法操作过程及临床疗效表现。

古文献寥寥数语之记载,实乃该技艺全豹之一斑。

东方柔性正骨与《医宗金鉴》"正骨八法"

1.《医宗金鉴》之"正骨八法"

(1)正骨八法:在《医宗金鉴·正骨心法要旨》中,有着骨伤与手法医师们耳熟能详的许多经典论述,如"一旦临证,机触于外,巧生于内,手随心转,法从手出""法之所施,使患者不知其苦"等等,一直传诵至今,为骨伤手法界之金科玉律。

《医宗金鉴·正骨心法要旨》对清以前的骨伤手法进行了系统总结,认为"夫手法者,谓以两手安置所伤之筋骨,使仍复于旧也",明确规范了正骨手法的主要作用目标为整复筋骨结构,使之归复原位。

《医宗金鉴·正骨心法要旨》认为"手法者,诚正骨之首务哉",将手法列为正骨诸法之首,有着药物、器械等其他治疗方法无可替代的作用和地位。"诚以手本血肉之体,其宛转运用之妙,可以一己之卷舒,高下疾徐,轻重开合,能达病者之血气凝滞,皮肉肿痛,筋骨挛折,与情志之苦欲也。较之以器具从事于拘制者,相去甚远矣。"

《医宗金鉴·正骨心法要旨》总结了摸、接、端、提、推、拿、按、摩等"正骨八法",并明确解释了各法的具体操作方法和作用目的。

"摸者,用手细细摸其所伤之处。"

"接者,谓使已断之骨,合拢一处,复归于旧也。"

"端者,两手或一手擒定应端之处,酌其重轻,或从下往上端,或从外向内托,或直端、斜端也。"

"提者,谓陷下之骨,提出如旧也。"

"推者,谓以手推之,使还旧处也。"

"拿者,或两手一手捏定患处,酌其宜轻宜重,缓缓焉以复其位也。"

"按者,谓以手往下抑之也。"

"摩者,谓徐徐揉摩之也。"

从上述"正骨八法"的具体描述中,我们可以清楚了解,"摸"为诊断手法,"接"为正骨总法或总则,"推""拿""按""端""提"为具体的正骨手法,"摩"则为辅助正骨的软组织手法。

"正骨八法"以各种病理状况下之骨结构整复为诊疗对象及目标。

在适应证方面,包括了骨折、脱臼、骨错落等所有需要进行骨移位整复的筋骨病症。

因此,《医宗金鉴》之"正骨八法"从适用范围、诊断手法、诊治总则、具体的正骨手法以及配合的软组织手法等各个方面均进行了系统性的手法规划,以供骨伤临证之需。

(2)"推拿法"和"按摩法":《医宗金鉴·正骨心法要旨》根据临床需要,将原本单一描述并运用的正骨手法选择性地组合起来,提出了"推拿法"和"按摩法",运用于"皮肤筋肉受伤,但肿硬麻木,而骨未断折者"或"肿痛已除,伤痕已愈……而气血之流行未畅"者,以"通郁闭之气""散瘀结之肿",达到"通经络气血"的作用和目的。

"按摩法:按者,谓以手往下抑之也。摩者,谓徐徐揉摩之也。此法盖为皮肤筋肉受伤,但肿硬麻木,而骨未断折者设也。或因跌扑闪失,以致骨缝开错,气血郁滞,为肿为痛,宜用按摩法,按其经络,以通郁闭之气;摩其壅聚,以散瘀结之肿,其患可愈。"

"推拿法:推者,谓以手推之,使还旧处也。拿者,或两手一手捏定患处,酌其宜轻宜重,缓缓焉以复其位也。若肿痛已除,伤痕已愈,其中或有筋急而转摇不甚便利,或有筋纵而运动不甚自如,又或有骨节间微有错落不合缝者,是伤虽平,而气血之流行未畅,不宜接、整、端、提等法,惟宜推拿,以通经络气血也。盖人身之经穴,有大经细络之分,一推一拿,视其虚实酌而用之,则有宣通补泻之法,所以患者无不愈也。"

显然,从上述原文我们可以看到,以手法的定性规范而言,《医宗金鉴·正骨心法要旨》所提出的"推拿法""按摩法",已经把"推""拿""按"等"八法"之中的正骨手法演变为了"按其经络"的"宣通补泻之法",手法的作用对象及其作用机制已经与"正骨八法"全然不同。而且,对于"骨缝开错""骨节间微有错落不合缝者",并不认为需要运用正骨手段以治之,认为唯宜"推拿法""按摩法"则"其患可愈"。

2. "东方柔性正骨"与"正骨八法"

(1) "推拿法"和"按摩法"之不宜：《医宗金鉴·正骨心法要旨》非常明确地肯定了手法在正骨治疗中的"首务"作用与不可替代的重要地位，并具体总结出了经典的"正骨八法"，这是对骨伤手法医学发展的巨大贡献。

尽管《医宗金鉴·正骨心法要旨》特别强调"正骨八法""至于临证之权衡，一时之巧妙，神而明之，存乎其人"，即主张"正骨八法"在临床上应灵活变通地加以运用，但是，在其"手法释义"中所总结的为"骨未断折者"或"肿痛已除、伤痕已愈"者所设的"推拿法"和"按摩法"，对后世骨伤手法医学的发展方向仍然起到了决定性的导航作用，以致"推拿法"和"按摩法"迅速发展成除骨折、脱臼以外，一统筋骨损伤的手法"独秀"格局。

对于跌仆损伤之"骨缝开错""骨节间微有错落不合缝者"等非骨折类骨移位及其相关疾病的治疗，在《医宗金鉴》面世以来的近 300 年间，基本上泥于"推拿法""按摩法"，即使是在疗效不彰的情况下也难以自拔。

如此形势，至少已经为近半个多世纪以来的筋骨急(慢)性损伤类疾病诊疗之难以令医患双方满意的手法医疗现状所证实。

(2) 继承与扬弃：《医宗金鉴·正骨心法要旨》之"正骨八法"，除了对"骨断""骨碎"等骨折有着责无旁贷的接骨整复效用以外，亦如文中描述的那样，对于"跌伤错落"之"骨歪""歧而傍突"等骨移位也同样有着良好的整复作用。

在技术层面，"东方柔性正骨疗法"不仅全面地继承了"正骨八法"之精髓，更在丹修、易学及道家思想指导下，以现代医学及生物力学科学为依据，对临床正骨手法技术进行了系统性的完善与创新，形成了以"推""按""拿""端""提"等为主要手法的、包括"静态指推法"和"动态指推法"等在内的柔性指推系列技术，以及从"以手扪之，自悉其情"(《医宗金鉴·正骨心法要旨》)之扪诊手法发挥、推衍出来的柔性掌压系列技术，加上技术特征一以贯之的柔性理筋技术系列，完成了由局部骨结构的整复向全身筋骨结构整体性整复过程的拓展与完善，以应对各种不同病患、复杂多样的病情、不同身体部位、不同结构环境下之正骨整复的挑战。

在临床上，"东方柔性正骨疗法"从骨结构的病理性移位角度，深入、系统地观察并了解到"推拿法""按摩法"所适应的疾病与"骨移位相关疾病"之间的内在联系，并进行了长达 10 余年近 10 万人次的临床观察。

临床观察结果表明，并非需要另设以经络理论为指导的"推拿法""按摩法"来解决接骨以外的筋骨相关问题,而仅在以"正骨八法"为基础所规范的传统正骨技法之上进行系统性完善,就可以构建出比"推拿法""按摩法"更为全面、细致,作用机制明确、疗效更好、效率更高的临床解决方案。

因此,"东方柔性正骨疗法"将骨折、脱臼、骨错落及筋伤等骨伤疾病的治疗在一个特征性类别的手法正骨技术上进行了统一,对粗放的"推拿法"和"按摩法"进行了适度的扬弃。

道 学 正 宗

道家、道教、丹修、中医四者之间,有着复杂而微妙的关系。

胡孚琛先生在《道学通论》"为道学正名"中说:"中国先秦的道家学派、汉末以后的道教、以神仙家为宗在道教中孕育起来的丹道,皆以老子的《道德经》作为自己的理论支柱和基本经典。因之,道学应指中国传统文化中以老子的道的学说为理论基础形成的学术系统,其中包括道家、道教、丹道三个大的分支,老子为道学之宗。"

中国道教由于其神仙信仰、贵生的教理教义及其长生久视的修行目标而成为世界上唯一"不太反科学"(冯友兰语)的宗教。葛洪在《抱朴子》中曰:"古之初为道者,莫不兼修医术,以救近祸焉。"道教以老子《道德经》为圣典,与中医学有着密切联系。

葛洪、陶弘景、孙思邈等历史上著名的道教修行者,同时也是中国医学发展史上著名的中医大家,他们对中医学的发展做出了卓越的贡献。

东晋著名炼丹家葛洪,在其所著《肘后备急方》"疗腕折四肢骨破碎及筋伤蹉跌方"中记载:"捣烂生地敷之,以裹折伤处,以竹片夹裹之,令遍病上,急缚,勿令转动。""以竹片夹裹之",这是小夹板外固定治疗四肢骨折的现存最早记载,由于此一明确的记载,使小夹板固定术成为后世道家骨伤流派的标志性技术之一。

不仅如此,《肘后备急方》中还论述了开放伤口的早期处理观念,并记载了世界上现存最早的颞下颌关节脱位治疗方法:"令人两手牵其颐已,暂推之,急出大指,或咋伤也。"因此,葛洪被后世尊奉为道家骨伤祖师。

内丹炼养是道教修行的具体方法之一,其行为目标源自神仙信仰,其指导思想则根植于老子道家文化,旁涉佛、儒二家。内丹炼养过程的体验观察及其对修行成就的总结,直接促进着人类对自身生命现象的认知与探索过程。事实上,随着社会的进步与发展,内丹这一独特的人体生命探索途径,已逐渐从宗教系统中独立出来而在社会人群中广泛传播。

中国道教协会首任会长陈撄宁先生更是直接"将仙学从三教圈套中单提出来,扶助其自由独立,摆脱三教教义之束缚"(《众妙居问答》),将丹道名之以"仙学",进一步淡化了丹学的宗教色彩。

因此,中国道教于医学方面的主体发展过程,早已融汇于中医学的发展洪流之中。

对"东方柔性正骨疗法"传承文化与背景的判断,可以从其创立或传承人物秉承的思想与文化特质、其特殊的成长背景、关键技术来源的哲学与思想体系及其独有的技术特征等几个方面加以考究。

原创发端

"东方柔性正骨"技术的原始发端,是毛泰之(AMOS MAO TAIZHI)先生在骨伤临证进行手法操作的过程中,无意中进入丹修特殊身心状态下所获得的一种"透筋挪骨"的徒手技术能力。

这种丹修的特殊身心状态,一如老子在《道德经》中所描述之"载营魄抱一能无离乎,专气致柔能如婴儿乎"。

因此,"东方柔性正骨"技术的发端源头,来自于丹修道学的证悟成就,是内丹修养的硕果在骨伤手法医学领域的具体表现与运用。

丹修法脉

1987 年,大学毕业后留校、刚刚成为中医学院教师的毛泰之,在潜心静修内丹略有心得的时候,为精进修持,由忘年之交、中国道教名宿、原武汉市道教协会秘书长冯崇岩先生引荐,专程赴陕西终南山寻访中国当代著名道教大师"东莱梦夫"杜惟宏道长,拜师学道。

年逾花甲、古道热肠的冯老,亲自陪同求道心切的毛泰之,奔赴陕西追寻杜爷(道教内对德高望重的修行前辈尊称为"爷")的行迹。

以冯老的话说,杜惟宏大师是 20 世纪 40—50 年代名震中国道教界的丹道"老修行",也是备受冯老尊崇的丹修前辈。

来到陕西,冯先生领着毛泰之拜会楼观台任法玖大师,任大师亲自安排一位熟悉终南山路径、知晓杜爷住处及行止规律的年轻道长带路,前往杜爷隐居修炼的茅庵——位于终南山中海拔 2 000 余米的青峰山顶。

从清晨 5 点出发，一直走到黄昏。三人在方圆百里渺无人烟的终南山中翻山越岭，终于在晚霞满天的时候，登上了青峰山顶，来到杜爷隐居修炼的小茅庵前。

精神矍铄、年逾古稀的杜惟宏大师满面红光地从屋里迎了出来……

这段情景，虽然时隔 30 年，仍常常浮现在毛泰之的眼前，恍如昨日。

当晚，全真随山派第二十九代大师杜惟宏道长欣然接受毛泰之磕头拜师，收为第三十代"祥"字辈俗家弟子，赐名祥真。

在师尊"东莱梦夫"杜惟宏道长的精心传授与指导下，毛泰之（祥真）从内丹学术的研修角度出发，踏上了求真悟道、参修内证宇宙与人体生命奥秘的探索、实践之路。

图 2-1 为杜惟宏大师，图 2-2 为青年时代的毛泰之。照片在杜爷的茅庵前拍摄。远处云雾缭绕、海拔 3 700 余米的终南山主峰太白山俨然就在脚下。

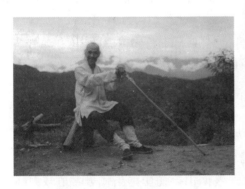

图 2-1 杜惟宏大师

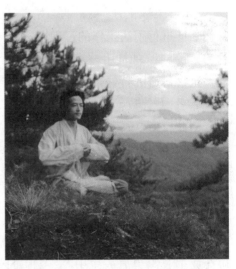

图 2-2 青年时代的毛泰之

这段往事，清楚地道出了"东方柔性正骨疗法"创始人毛泰之（祥真）先生的道统渊源。

"东方柔性正骨疗法"从丹修道体中来，到临证实用中去。

毛泰之先生以其 30 年丹学功底、20 余载手法临床经验，结合丹修、大易与黄老之学的参验证悟，在 10 余年独门深入的柔性正骨徒手临床实践探索过程中，自然而然地将手法医学与丹道理法融会贯通，以致难解难分而终于水乳交融。

"没有觥筹交错,没有卡拉歌舞,静心沉醉于人体奥秘的发掘探索,孜孜汲汲,收获不菲。源源病患无穷,时时精进不辍。"

"有诗为证:晨起黄昏后,日日未停手。闭关传玄论仔细,床边案头见真章。"

——《毛泰之正骨日记》

"东方柔性正骨疗法"是中国骨伤医学与东方道学文化完美结合的一颗新星。这种结合,不是概念的玩味,而是贯彻在手法理论与临床实践的每一个细节、每一个具体的动作之中。"手随心动""骨由意行"的技术表现与"纤指缓进""悦动相邀"的操作过程,生动、形象地体现出中华传统文化的博大精深与人文品位,鲜明的道学文化特色深植于"东方柔性正骨疗法"的精髓之中。

"东方柔性正骨疗法"能够圆满地完成正骨的过程与目标、独立地成全体系,也恰恰是这一必然中的自然。困扰骨伤正骨学界安全性难题的柔性解决方案终于浮出世面。

丹修道学与东方柔性正骨

从临床需要而探索、总结出来的柔性正骨技术,其思想主旨与行为特征完全符合道学文化特质,得到从文化与哲学高度上的概括与肯定。柔性正骨技法本身的表现,也成功地表达出道学文化对实用性的医疗技术具有超前并现实的指导作用。

1. **道法自然与无为而治**　在治疗疾病的临床模式上,西方主流医学大多强调主动干预性的强行消灭(抗菌杀灭)、强行补充(指标缺少就补充)、强行纠正(如强行降压、强行降糖、强行降温等)、手术强行割除等等以医疗者意志为转移的刚性对症治疗手段。

道家崇尚自然,"观天之道,执天之行"(《阴符经》),法效无为。"人法地,地法天,天法道,道法自然"(《道德经》),认为自然界的一切事物都有其存在、发生发展及其相互作用的自然规律,天地之间的人身亦不例外。"天人一理,物我同源。"

对于宇宙人生的自然规律,人类不可肆意破坏、横加干预,"肃杀之气大伤太和"。强调通过各种途径观察、了解人体小宇宙自然运行的过程和规律,并善加运用。

因此,在治疗疾病的原则上,道家主张关注人体内在的生命机制,回归自然,守中致和;主张运用各种自然的途径和方法来恢复、维系人体与生俱来的自然、平衡的生理状态,充分发挥人体自我疗愈的固有功能。

"东方柔性正骨疗法"于骨伤及相关疾病的诊疗过程中,以"大道至简,结构还原。守中致和,各安其所"为行为总则,有为筋骨纠偏,无为气血流行。

在手法操作技术方面,"东方柔性正骨"强调"手法天成"的技术理念,主张充分运用我们双手与生俱来的自然本有能力及日常生活经验来进行手法操作。亦如《周易·系辞上》所言,道之所在,"百姓日用而不知"。

张伯端《悟真篇》云:"谩守药炉看火候,但安神息任天然。"丹法修炼在修习者发出"我命在我不在天"的雄心大志之后,需要遵循人体生命"逆返先天"的隐秘规律而"任天然";而徒手正骨则应该在技术操作的规范中顺应并利用自然"天成"的手法,这是掌握并运用手法技术少为人知的路径。

2. 柔性的力与道家的柔性哲学 目前在业界流行的正骨技法,大多数以杠杆力与冲压力为推移骨结构的主要动力。

运用长杠杆进行扳动的力,尽管也可以做到非常轻巧,然而这个轻巧却只是局限在操作者发力一方面。于杠杆另一端的受力对象而言,由于杠杆力臂对原发力的倍量放大,力量依然强劲威猛,因而其本质过程依然是力量的征服效应。如果遇到病情复杂、骨质疏松、老弱病残孕幼患者,还是很容易发生手法源性医疗事故。

在医患关系紧张的今天,治疗手段的安全性受到人们前所未有的重视。临床医学疗法评估的主次顺序是"安全、有效",而非"有效、安全"。安全性指标是评判疗法优劣的首要依据之一。徒手正骨疗法的安全性受到严峻考验。

道家自古以来崇尚柔性的力量。"水性善下,道贵谦卑""天下之至柔,驰骋天下之至坚"。以柔克刚,"弱者道之用",乃是道家不朽的光辉思想。

前文已经述及,"东方柔性正骨疗法"的创始过程,是把老子在《道德经》中所明示的"载营魄抱一""专气致柔"的特殊身心状态运用到了手法临证实践之中,并由此达成了"轻推慢移"之"透筋挪骨"的技艺效能。

黄元吉《乐育堂语录》云:"温温神火细细烹炼,微微巽风缓缓吹嘘。"

如此身心状态下所形成的手法之力,自然切合"火缓则生,火急则焦"(《倡道真言》)之丹学密旨而表现为徐徐而施、缓缓而行的柔性过程。而令人喜出望外的,是临床实践的结果,恰恰证明力轻质柔却内在深透的手法力量,正是"透筋挪骨"所需之特供。愿望与现实奇妙地相遇在了一起。

这个过程与方式,正是"守柔曰强""柔弱处上"(《道德经》)的"形而上"道家思想精髓在"形而下"手法医学疗法上的具体体现。

"东方柔性正骨"奉柔持弱,立德建功。

3. 守中抱一与形之中正 前言"东方柔性正骨"的行为总则为"大道至简,结构还原。守中致和,各安其所",这个总则根源于道家"守中""抱一""执中"的炼养旨归。

《庄子·在宥》述广成子答黄帝问道曰:"无视无听,抱神以静,形将自正。"

船山《周易内传》曰:"得中则柔而不靡。寂然不动之中,大正存焉,故可感而遂通天下。"

"守中"能在形上求,武家、道医为之;"抱一"可于意中守,内修诸家无不趋之若鹜。求形之正,养浩然之气,则正气存内,邪不可干。经络气血流通,筋骨强健,机体无恙,故"守中"可去病,亦能延年。

抱意之中,允执精一。

"东方柔性正骨"临证疗疾,以医者之他力,求患形之中正,得患气之贯通,唯患躯"骨干"是问。

4. 内丹炼养与手法触诊感知能力 徒手触诊可以精细化地了解患者骨与相关结构在动、静状态下的位置与序列状况,以及蕴含其间的力的状态。这项技能不仅是正骨疗法重要的诊断手段,更在相当程度上决定了手法正骨的治疗效果与正骨技艺的水平。所以,触诊的技能表现和诊察结果是正骨诊疗的关键与决定性因素之一。

常规的医学触诊方法和医师们的触诊感知能力,由于各方面条件的局限,难以达到这一深入而精细的技术要求。

内丹炼养时,闭目冥心、返观内照,将注意力关注于体内的内景变化。

闭目冥心谓之止,垂帘内照谓之观。纷扰思绪的止观静定,可使心神的觉知渐趋清明。回光朗照,则洞察力日趋深入。

"故常无欲,以观其妙;常有欲,以观其徼。"(《道德经》)。

丹修的过程,可以促进肢体气血流通,改善手指末梢微循环,将修习者手指末端丰富的精细化触觉感受器的功能提升到一个全新的水平,满足深入而细致的触诊要求。

丹修对躯体感知能力的提升作用,不仅表现在修习者对自身状态的观察方面,更能由内至外,由己及彼,由"形而下"而至"形之上",感知患者身体及其周围的生命场能,从更深层面把握疾病的背景与本质。

中医学所描述的诸多病邪之气,如寒气、湿气、燥热之气等等,均可在不同程度上被医者的手法触诊感知出来。若技高一着,则患者无形病邪之来去壅聚,亦能历历感知而胜在于目。

因此，冥心观照的法门，让修炼者感知身体内外环境与气机变化的敏感度大大增强，这正是能够显著促进手法触诊能力提高所迫切需要的方法捷径。

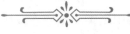

毛泰之正骨箴言

天黑了，才知道灯有多亮。

心要能看透重重结构，就得关闭充满杂念的目光。

5. 天人合一与医患小宇宙　《阴符经》云："观天之道，执天之行，尽矣。"这是"天人合一"思想对我们人类行为的根本性规范。

"天人合一"是古老的中华文化对宇宙万事万物之间相互关系的睿智总结，是从全息角度对人体生命与地球环境、乃至直指宇宙终极奥秘的深刻认知。

"天人合一"思想告诉我们，人体生命的运行规律，与天地之间万事万物之运行规律、与宇宙星辰之自然运行法则并无二致。

"天人合一"观念，不仅是中医学对人体生理病理现象观察与机制分析的根本出发点，更是诸多具体诊断与治疗方法设立的背景依据。

"天人合一"思想在骨伤手法医学中的具体运用，是强调秉承与遵循"与天合道、与地合德"的宗旨及"守中致和"的行为准则。

筋骨还原，"守中致和"，是人体生命自然运行的结构性生理条件。

在宇宙中，人类、动物、植物、微生物等生命体有着共同的生命现象与规律。宇宙间的万事万物不仅有着共同的运行规律，同时也存在着相互间的作用与影响。

当代宇宙全息理论认为，宇宙是一个全息感应的网络体系，这巨网上的任一局部组成部分都能感应到来自其他一切部分乃至宇宙整体的所有信息。

钱学森先生 1983 年在《大自然探索》第 4 期上发表《人天观、人体科学与人体学》一文指出："人是一个极为复杂的、物质的巨系统，这个巨系统又是开放的，与周围的环境，与宇宙有千丝万缕的关系，有物质和能量的交换。因此可以说，人与环境，人与宇宙形成一个超级巨系统。"

因此,在全息巨系统中,除了作为大自然中独立个体的人体对宇宙自然的全息感应之外,在人体身上,也有着身体局部对躯体整体感应的全息系统表现,如寸口脉象对脏腑功能的反应、舌象与人体功能状态之间的关系等。而作为宇宙大自然中个体与个体之间的全息感应关系,在一定情况下,也会在人类相互独立的不同个体之间表现出来。这是全息理论不可或缺的重要组成部分之一。

由此可知,在临证诊疗过程中,医患之间不仅在语言、肢体等有形层面进行着交流和沟通,同时还在信息能量层面上进行着无形的相互作用与影响。这是"天人合一"之宇宙全息感应论在医患互动关系上无法回避的客观现象。

医患之间在诊疗过程中发生的信息能量的交通与相互作用,无论主、客体双方有意或无意、主动或被动,都将自然而然地发生。

医者在为患者遣方用药时,在意识层面,已经开始发生医者对患者在信息能量方面的作用效应。这一特殊的作用方式,我们可以在古老的"祝由"医术的较深层次中看到。疾病的治愈因素,从某种角度而言,并非只是药物单方面作用的结果。

而另一方面,在一定的条件下,患者由于疾病而带来或产生的不良信息,即病邪之气,也存在着极大可能对医者的生命场能发生影响,导致医者的身体健康出现危机。

"病气,是一种负面能量,是一种客观存在的物质,甚至是一种生命信息体,而绝不是纯理论性的概念。在临床诊疗过程中,医生们每天都在和病气打交道,只是能够了解、切身感知及懂得如何处理病气的医生寥寥。"

——《毛泰之正骨日记》

上文提及,通过丹学修养,我们可以感知自己体内的气机变化,达到一定境界后,"感而遂通",也会开始对身体周围能量场、患者生命信息场有所觉知。

中国中医科学院西苑医院徐洪涛、赵光等1994年在《中国气功科学》杂志上发表文章《病气现象初探》认为:"病气属于气的一种。与其他种类的气一样,由于它不能被一般的感官所感知,所以讨论起来比较困难。"

每天都在与病邪打交道的医者,无论能否感知病气存在,均需要主动采取一些应对与防范措施,强化自身生命场能,以规避或减小不利影响。

千百年来,中华道家修行者们在这些方面的探索与证验,从未间断过。

因此,我们需要借助丹修、禅修或瑜伽的一些特定修习方法,在一定程度上主动防范并消弭这个过程。

从积极的角度而言,随着时间的推移,应对这个过程所采取的持续性措施,对于医者自身生命信息及能量的强化、聚集与运用,将逐渐发挥无形却巨大的作用。

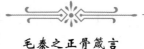

毛泰之正骨箴言

人天合一,医患有情。任他虚邪贼风,奈何正气内行。

6. 筋挪骨移与意力相随　强力、暴力乃是征服,力量轻浮却又容易落入"飘柔"的窠臼。

只知其力,不解真意,则推骨如山之巍然,难以撼动。

手随心动,骨由"意"行。纤指送骨,悦动相邀。

神、意、气的运用,无为而为是旨趣。有意无意之间,若即若离之中,"真意"存焉。若有意"搬运",火盛而焦,神亏气耗,不仅无益于人,更反伤诸己。张伯端《悟真篇》云:"咽津纳气是人行,有药方能造化生。鼎内若无真种子,犹将水火煮空铛。"

人天合一、医患合一,正是意力相随、意得形渺的过程,于有意无意间形成了从精神能量治疗与手法力学正骨两个方面合一的作用效应。"东方柔性正骨疗法"之"生物力学模式"与"能量信息模式"之间的互动、转换与共同作用,逐渐显露出世界手法医学界无时无刻不在追求的完美徒手技法的特征苗头。

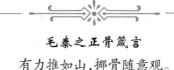

毛泰之正骨箴言

有力推如山,挪骨随意观。

7. 正脊通督与周天运转　元阳发生,先天炁动,倒推三车,逆运周天,以至于耕透三田,这是丹学修真的必由途径。

丹家重视先天真一之气的生发及其周天运转在改变人体炁质,进而达成还丹、结胎之修炼成就中的关键作用。而医家视先天肾气为人生立命之根本,千般呵护、万般培育,并早已认知任督二脉为人体阴阳经之海,统摄人体诸经脉之气。

周天运转即是任督炁动,二而一也。至于有意搬运或无意逆行,乃丹修不同阶段之不同方法的选择与对待。若操持得宜,则对人体生命元气的生发培护当为有益。

古来丹、医二家对周天路径与任督二脉"炁""气"运行之畅达备有重视。丹家尾闾、夹脊、玉枕之"三关"说,既有"形而上"之气机运转关隘缘由,更有"形而下"之脊柱骨结构序列因素,不能不察。周天任督气机之流行,必以其所在"形而下"脊柱之正常筋骨架构为客观基础。

骨正筋柔,气血以流。路桥不通,车马安得而行?

以此观之,医、道两家欲通督行周天,岂可与正骨整脊相离哉。

8. 身心灵合一的行为模式 "仙道贵生,无量度人。"(《度人经》)

内丹仙学是道家返璞归真的重要途径和法门。"东方柔性正骨疗法"运用静心观照的方法,将临床医疗过程与丹道的炼己持心有机地结合起来。"调伏摄持,将以复其性"(元代袁桷《清容居士集》),这是全真丹学独到的将精神生活与生产劳作完整统一起来的修炼方法与思想境界在手法正骨疗法中的具体体现。

全真七子之一、全真随山创派祖师刘处玄《黄帝阴符经注》云:"十二时中对万景,只要真心常湛然。"在《仙乐集》中他更指出:"缚住心猿,胜似入定。"元代玄全子编辑的全真师徒授课记录《真仙直指语录》亦明言:"行住坐卧,只要心定皆是道。"

因此,"湛然""心定"、专心于一处地进行正骨医疗操作,就使得"东方柔性正骨"的治疗过程同时也具有了心灵净化的意义与价值。

治病救人原本就是救苦除厄的善心、善意和善行,运用"东方柔性正骨疗法"为患者进行治疗的行持意义却不单单仅此所指。手法操作即是修行的过程,是如打坐般真实的内修外炼。柔性正骨过程中能激发能量信息的聚散开阖,不仅有先天炁的生发蓬勃,更能示现本来的心性元明。

因此,依法专心操持柔性正骨,将能启动人天生命炁机的发生、发展而自然踏上性命修养的光明前途。

治病救人的医生,在身心灵范畴中通常被称为疗愈者。

疗愈者,是肩负神圣使命、有着无上荣耀的岗位。这不是一个简单的职业选择,这是使命承担者灵魂的承诺。

在整个疗愈过程中,医患能量的交通将会自然而然地启动、发生,无须医者施加意念。医者在此过程中的能量流动,也并不完全是单向的输出,外在的神圣能量,将随时支持、强化并提升着疗愈者的能量信息系统。

"丹修虽曰自力,他力却无处不在。你若观照内在,外在即观照尔矣。东方柔性正骨以丹学修养为立命根本,非此则无以安身。"

——《毛泰之正骨日记》

在手法操作的过程中感受修行的善果,在治病救人的同时提升自我的心灵。这不仅是善心和德行的修为,更能体验精气神的圆满。

身心灵同修,性命共养。

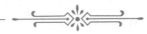

毛泰之正骨箴言

开门接诊病患,便是闭门修持性命。

徒手冥心救人时,正待三花聚顶中。

因此,柔性正骨的治疗过程同时就是医者自身身心灵的修养过程。从治病救人到完善自我,从心灵升华到证道普度,一气呵成。在救人中行持,在度己中扶伤,他力自力兼得,无上妙要悉备。

"尽管已经努力做了大量的工作,力图让'东方柔性正骨疗法'简单易懂、易学易练,尽可能远离'东方神秘'。然而,教学实践的现实和经验却表明,从道学修养中来的徒手医疗技术,终究还是应在还原其本来面貌的情况下修习,才是最为有效的捷径。"

——《毛泰之正骨日记》

以上所述,于思想内涵、指导理论、技术来源、技术细节以及内、外在表现形式等等方面,无一不自然流露出道学人文文化对"东方柔性正骨疗法"的形成所产生的深远影响。"东方柔性正骨疗法"成为承袭道学正统法脉的骨道绝技也就理所必然。

广东省中医院"杏林寻宝"项目负责人吴新明博士认为,"东方柔性正骨"之"贵柔"医术,可谓"缓和重来,古法再现"。先秦名医医缓、医和,其名之曰缓、曰和,恰与急、刚相对,岂独偶然哉。

将柔性的哲学理论与柔性的手法技术高度地统一起来,进而达成临床实际的效验,是"东方柔性正骨疗法"于无意中涉及的重大科研领域。

这一领域的突破,有可能填补能使中医学古法正骨技术再现于世的关键技术空白,也极有可能为中国传统手法技术登上世界手法医学巅峰创造有利条件。

"东方柔性正骨疗法"虽然再现于南洋星岛小国,却是东方华夏文明的智慧结晶。"东方柔性正骨疗法"不单是一种既古老又崭新的临床技术,更是中华文化的一种自然流露方式,一种东方特有技术文化的传承。

柔性正骨之三才定位

从"东方柔性正骨疗法"定位特征的分析中,我们不难看出,"东方柔性正骨疗法"不同于其他临床疗法常见的单一定位特性,而是同时具有三个方面的综合性定位表现:

- 临床医疗技术。
- 道学文化传承载体。
- 身心灵修养法门。

上述 3 个方面,恰好对应着中华传统文化中天、地、人"三才"特色。

《系辞》曰:"《易》之为书也,广大悉备。有天道焉,有人道焉,有地道焉。兼三才而两之故六,六者非它也,三才之道也。"

于"天道"而言,"东方柔性正骨疗法"源出丹修,虽用以却病延年,其本则自然返还全真。精神成就技法,疗愈彰显慈悲,动静不离行持,而为身心灵修养法门。

从"地道"来说,"东方柔性正骨疗法"以黄老为宗,清静柔弱为本。不仅在理念上崇尚自然无为,更在行为实践中内乾健、外离明,以柔应刚,贯彻谦卑坤德。在治病救人的医疗技术上与道学旨趣不即不离,端的而为道学文化传承载体。

在"人道"方面,道家之学虽观天文、察地理,更通人事。"东方柔性正骨疗法"审证疗疾,救人扶伤,独当一面而为临床医疗技艺。

柔性正骨一分三才,三才一理;天地人合一行持,总持一宗。

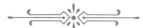

毛泰之正骨箴言

正骨浑然一宗,三才分别不同。医技文承炼养,默运造化亨通。

"东方柔性正骨疗法"的确立并再现于世,标志着东方古老道学文化与传统骨伤医学有机结合的"东方骨道"复兴之日终于姗姗到来。

古老又崭新的手法医学流派

21世纪的手法医学流派,可谓百花齐放、百家争鸣,不仅中医传统的手法技术如雨后春笋般不断被发掘、发现,欧美成熟的手法技术也一窝蜂地涌入中国大陆。美式、欧式、泰式、日式、韩式,正骨手法、理筋手法、点穴手法、筋膜手法、血管手法、神经手法、关节松动手法、淋巴手法、皮肤手法、颅骨手法、股关节矫正术、骨盆压揉法、定向正骨、经筋疗法、牵引下正骨、脊柱微调手法……琳琅满目,门类繁多。

手法医学的理论体系、技术体系与临床实践体系,在其发生、发展的过程中有着改良改造、发展完善与系统性创新等不同层次。

上述业内常见的各家手法,大多为古法或舶来之法的继承,以及一法一术、一病一心得之局部的改良改造之作,改头换面者亦屡见不鲜。能够称得上手法理法的系统性创新、独立成就一个手法学派或门类的,实为少见。这不仅需要独特的理论与特征独到、成系统又与众不同的手法技术,更要在临床上有着明确的作用机制、广泛的适用范围并有独特疗效,同时还能经得起重复性检验的要求。

实现骨伤病因理论的重大突破

"东方柔性正骨疗法"系统性指出"骨结构立体移位"病因理论,明确提出"骨移位相关疾病"("筋骨结构生物力学紊乱相关疾病")的概念,并在前人基础上进一步探索、总结出一系列与筋骨力学结构紊乱相对应的病因与诊治规律,以及"辨构论治"临床模式。这些规律,广泛涉及骨关节退行性疾病、脊柱相关疾病、急慢性软组织损伤疾病等系列疾病谱中的绝大多数疾病。

正是因为确立了以"骨结构立体移位"为代表的筋骨结构力学紊乱病因理论,使得《医宗金鉴》之"手法者,诚正骨之首务哉"这句名言开始在局部区域成为当下的临证现实。

为恢复中医正骨技术体系的完整提供支持

现存于中医体系中的正骨手法,基本上是以治疗骨折(接骨)、脱臼(上髎)的手法为主,而对于非骨折类的、以整复全身各骨结构病理性移位为主要目标的手法,无论是理论还是具体的手法技术,自古及今,系统、全面的记载与研究并不多见。

1991年高等中医药院校教材《中医正骨学》(第2版)有着当代"正骨学"的代表性定义:"正骨学是研究防治骨折和关节脱位的一门科学。"这一定义仅涵盖了骨折和关节脱位的正骨整复内容,完全没有对临床诸多疾病,尤其是骨伤专科以外其他专科疾病筋骨紊乱病因的认知,以及与之相对应的筋骨紊乱正骨整复技术内容。

近年来,学界对骨移位整复体系的认识逐渐提高,也已将部分骨移位整复理论与技术内容新增到高等中医药院校教材《推拿学》之中。然而,以审症求因的宗旨而言,学界对骨移位病因、"骨移位相关疾病"及其整复技术体系的重视依旧严重不足,体系建设力量薄弱。

手法理法的拓展,必须要以一定的手法能力为条件,如同显微镜这一特殊工具于微生物学者的作用一般。如果没有显微镜的发明,微生物研究就无从谈起。这是科学技术探索与进步的工具性意义。

仅以本书所介绍的主体内容而言,"东方柔性正骨疗法"可以说是尤其重视手法整复骨结构病理性移位(筋骨力学结构紊乱)的中医正骨流派。本流派所探索、总结的有关理论与技术方法,虽然有着鲜明的柔性技术特点,但并没有超越《医宗金鉴》"正骨八法"范畴,其在当下临床上的运用,广泛涉及非骨折类筋骨力学结构紊乱相关疾病,并取得显著疗效。

经得起临床疗效的重复检验

从单纯的文化理念推衍而来的创新技术,通常在实用需要时便会表现出先天性的弱不禁风。"东方柔性正骨疗法"不然,它从临床实践中走来,却随身飘散着浓郁的道家人文风韵。"东方柔性正骨疗法"历经数以十万计人次的临床反复验证,手法独特,高度安全舒适,疗效卓著。

"东方柔性正骨疗法"对临床常见颈肩腰臀腿痛等肌肉骨骼疾患的病因病机认知是客观的,凭借的认知"工具"也是独特的。正因为如此,才每每能够应手取效。实践是检验真理的唯一标准,"东方柔性正骨疗法"在创建过程中的每一个发现、每一个进步、对每一个现象及规律的总结,都是在临床上完成的。

"东方柔性正骨疗法"在理法上东、西汇通,在柔性正骨原理上完全可以得到生物力学及黏弹性材料科学原理的支持,在疾病辨构上也与现代医学认知有着良好的相容性并完全接轨。"东方柔性正骨疗法"在临床上所取得的每一个疗效,都具有明确的指导理论,经得起临床重复验证。

全面提升手法技术能力

1. **满足适应人群广泛性的需求**　"东方柔性正骨疗法"突破了徒手正骨疗法因年龄、体质和病情等因素而导致其适用范围有限的禁区,使老幼孕弱病残等各类人群都能够依其病症的适应性而采用柔性正骨疗法。

尤其是作为骨关节退行性疾病主体患病人群的老年患者,可以安全地接受柔性正骨疗法的有效治疗。这不仅是老年患者的福音,更是骨伤手法医师梦寐以求的技术能力,极大地满足了正骨疗法适应疾病谱的扩大与患者群无盲区的临床现实需要。

2. **技术本身的能力与品质提升**　"东方柔性正骨"对于正骨技术本身能力与品质的提升,主要表现在以下几个方面:

- 观念转变:由快速、刚性的技术向讲求谋略的、和谐的柔性技术方向转变。
- 视野拓展与适应证范围扩大:由针对病灶局部的"错骨缝"诊疗向筋骨结构所提供、维系的全身结构空间与所有脏腑组织力学关系方向发展,不仅立足于以"错骨缝"与周围神经局部卡压为主要病理变化的骨伤专科,更将正骨疗法的视野拓展到全身各系统所在空间力学环境异常的内外妇儿等全科相关疑难疾病。
- 已病与未病同治:在整复导致症状发生的紊乱的筋骨结构的同时,由于系统性整复规划,使得力学结构已经出现不同程度异常,但尚未引发相关症状的筋骨结构也得到有效控制与改善,进而达成整体与局部兼顾、标本兼治、已病与未病同治的诊疗效应。
- 安全性保障的突破:轻柔、慢速的手法操作及过程的高度可控,将正骨疗法的安全性提高到前所未有的高度。
- 靶向明确与疗效保证:把握筋骨力学结构紊乱特点与症状表现之间的内在联系与因果关系,同时与现代医学辨病相结合,靶向明确,精细化诊疗,实现疗效的快捷即时性与长期稳定性,并经得起重复性检验。
- 技术品质:"法之所施,患者不知其苦",治疗过程始终保持高度可接受度与舒适性。

由于"东方柔性正骨"技术能力的独特表现,在经验上逐步实现在慢速正骨过程中对目标骨结构及相关组织动静状态的精细化体会与观察,因此,相关筋骨结构的异常力学变化可谓难逃"正骨法眼"。随着临床视野的拓展与技术操作的深入,隐藏较深的现象规律将逐渐被揭示,柔性正骨体系亦将不断进步和完善。

3. 满足骨伤与手法医者自身社会价值实现的需求　在马斯洛的需求层次理论中,自我实现的需要是人类最高层次的生命追求。"东方柔性正骨疗法"不仅具有纯绿色无副作用、高度安全、适应面广泛、疗效快捷稳定、随手随处即可治病救人的自然疗法特色,更超越临床常见正骨整复手段,克服常规正骨理法之不足,实现正骨人群无盲区的重大突破,深化临床正骨疗效并引导正骨技术向全科领域发展,有效协同解决其他专科疾病中的相关疑难病症,为骨伤与手法医师自我实现的需要提供了一条捷径。

面对因患者年龄过大、或体质太弱、或结构状态特殊等原因而使得其他正骨技术无法下手的正骨适应疾病,在过去的近 10 年中("东方柔性正骨疗法"自 2010 年开始传入中国),许多学习并运用"东方柔性正骨疗法"的骨伤手法从业者,不仅让这些患者享受到柔性正骨的舒适治疗过程,而且能够获得快捷稳定的治疗效果。这些"东方柔性正骨疗法"运用者们随着自身正骨技艺的显著提升,普遍赢得了患者与同行的赞誉。

在流派、疗法林立的世界骨伤手法医学大家庭中,"东方柔性正骨疗法"以其古老又全新、合于古人又力图超越古人的面貌,高歌猛进,吟啸徐行。

第三章　谈骨论筋　科学有理

　　"东方柔性正骨疗法"的技术表现虽然与中医经典《医宗金鉴》所载不谋而合，甚至有着完全相同的作用对象与手法操作的运动学特征，而且在具体的手法技术上与《医宗金鉴》之正骨八法也有着继承与发展的关系，但是，在所选择表达的医学理论体系方面，"东方柔性正骨疗法"从临证需要出发，坚持中医骨伤客观面对筋骨结构的现实与传统，有别于中医理法朴素的哲学表述，在生物力学层面，指向了视之可见、触之可及的结构医学范畴。

　　然而，我们必须清楚地了解，对人体结构的重视并非西医学的专利，如成书于秦汉之际的《黄帝内经》中就已经有了针对人体结构的明确而具体的论述。《灵枢·经水》云："若夫八尺之士，皮肉在此，外可度量切循而得之，其死可解剖而视之。"《灵枢·骨度》对人体头颅、躯干、四肢各部骨骼的长短、大小、宽窄均作出了标记。

　　清道光年间一代名医王清任，于小儿瘟疫流行时，"每日清晨，赴其义塚，就群儿之露脏者细视之"，并亲赴刑场，对行剐刑的犯人脏器诸结构进行仔细观察，"亲见百余脏腑"，详细描绘，"书于图后以记之"，终成医学名著《医林改错》。《医林改错》的英译本在英国《博学会报》上刊载，称王清任为"近代解剖学家"。

　　中医骨伤医学临床诊疗之疾病，以皮肉筋骨损伤为主，常见骨折、脱臼与骨错筋伤。接诊下手即须"细细摸其所伤之处"（《医宗金鉴》），明了患处结构之损伤状态，"然后依法治之"。或接骨上髁，或续筋合缝，所操持的，全在肢体骨脉筋肉。若不知部位、不识体相，如何临证骨伤？

　　因此，骨伤医学可以说是中医体系中唯一直面人体筋骨结构的医学专科系统，是与西医学交叉最为显著、最为典型的中医专科。

　　"东方柔性正骨疗法"采用现代结构医学的概念、原理来认识并阐述人体筋骨结构的生理病理变化过程，以现代科学的态度和方法描述、对待手法作用的过程及结果。在诊疗过程中，强调操作对象与疗效表现的精确性与可重复性，不仅继承了中医传统骨伤诊疗之一贯性，并与西医学完全接轨。

正如中国中医科学院首席研究员全小林所言，从西医学角度认识疾病，并用中医的整体性思维，针对疾病或疾病过程中各个环节的核心病机去探索有效治法，是一个全新的视角，也是辨证论治的重要补充。这个视角，古代中医曾经尝试过，但终因打不开人体的黑箱而停滞。如今黑箱已经打开，为丰富和深化中医对人体的认识，提供了前所未有的条件和机遇。

因此，"东方柔性正骨疗法"成为历史与现实交融的必然。

骨结构的立体移位现象理论

手法疗效提高与突破的重要环节，是对相关疾病病因病机认知的深入程度。对病理过程不同层次的认知决定了治疗方法与疗效的深入程度。

在我们人类生存所在的三维空间内，物质结构在机械力作用下发生移位现象，是人们惯常所见的常识。从来没有人会怀疑这种移位发生的可能性，也不会认为有必要去质疑这种移位是发生于三维空间内的立体移位。

然而，当存在于我们人体之内的骨结构因内外力作用而发生移位时，人们看到了骨折的移位，看到了关节平面的错缝、关节的半脱位乃至脱位，却较少能系统、全面地考察到骨结构解剖位置发生改变后的全过程及其在各方面的表现细节，鲜少去关注骨结构移位时，骨结构上不同部位发生的同时、但不同幅度的移动及其对所在空间环境与相邻结构产生的作用与影响。

例如，创伤骨科对于骨折的整复，其诊疗的常规主体，通常较多地集中在骨折断端的对合关系方面，而受暴力作用后受损骨结构位置发生改变的方面，明显关注不够，漏诊漏治常见，以致患者常留有后遗症状。

骨结构的立体移位现象

存在于人体内的骨结构，如同物质世界中的任何其他固态物质一样，都可能在外力的作用下在我们这个三维立体的空间中发生移动。骨结构移动时，位于其上的构成骨结构的每一个质点都在同时发生移动，不同的质点移动的幅度（线位移）及方向（角位移）依据其在骨结构上的位置与骨结构移动的形态而有所不同。

孟和、顾志华主编的《骨伤科生物力学》言:"力是普遍存在的现象,系物体间相互作用的表现。物体在力的作用下,可发生两种形式的运动,一是物体在空间的位置移动,一是物体形状的改变。"

这里所描述的骨结构的移动,可能是目标骨结构相对于人体整体空间架构的坐标系发生的"绝对移位";或者,该骨结构可能只是相对于其相邻的结构发生"相对移位"。骨结构的绝对移位和相对移位可单独发生,也可同时发生。

在骨结构发生"相对移位"和/或"绝对移位"时,可发生角位移,也可能出现线位移,或两者同时存在。

1. **相对移位** 是指目标骨结构相对于位居下位的相邻骨结构发生相对位置变化,包括线位移和/或角位移。参照坐标系,以相邻且位居下位的骨结构为中心建立,并假设处于该坐标原点的骨结构位置正常。

腰椎滑脱是临床常见的病理性骨移位表现之一,具体可表现为上位腰椎相对于下位腰椎发生向前、向后、或侧向的相对位置变化。这是在腰椎上发生的典型的相对位移表现。

2. **绝对移位** 是指以人体整体结构空间为参照坐标系,人体所有骨结构都有其合理的正常坐标位置,当人体任一骨结构离开其原本的坐标位置而发生位移时,则该移位为绝对移位。

绝对移位概念的临床意义,在于对人体骨结构整体性移位的判定。如多节段脊椎整体性的旋移、脊柱曲度的异常改变、多节段脊椎逐节发生的纵向压缩性移位(关节间隙变窄)等均属此类。在此过程中,骨结构绝对位移的距离可能是显著的,但其与相邻骨结构间发生的相对位移却可能是非常微小的,或仅发生微小的角位移。

3. **骨错缝、半脱位的量化标准** 田纪钧在《错骨缝与筋出槽治疗术》一书中指出了骨错缝和半脱位的量化标准:

- 微小移位:1~4.5mm。
- 半脱位:5~8mm。

田纪钧认为,生物力学对关节微小移位最重要的概念,是在软组织损伤的初期阶段(即纤维微破坏阶段),关节的不正常移位就已同时发生。

"东方柔性正骨疗法"认为,上述骨错缝和半脱位的毫米级量化标准可能仅是对相邻骨结构间的相对位移状况的部分观察结果而言。我们从临床实践中观察到,即便是相对移位,相邻骨结构之间的最大移位距离在非骨折、非完全脱位情况下,也可能更长而达到1~2cm,如枕骨与寰椎之间的非生理性相对位置移动。这一方面,不仅临床常见,我们也可以从《骨科学》中寰枕关节测量的相关内容中得到旁证,如枕骨相对于寰椎发生相对移位的测量。

而如果从绝对移位角度来说,则在非骨折、非脱位情况下,骨结构可以发生更大距离的坐标位置的移动,如重度脊柱侧弯患者主弯顶点所在椎体的坐标位置,与在正常生理状态下原本应该所在的、处于中轴线上的坐标位置之间的距离差,可长达 5~6cm。

骨结构的立体移位病因理论与骨移位相关疾病

1. 骨结构的立体移位病因理论　当人体骨结构受到内外力等各种物理性机械力作用而发生相对和/或绝对移位时,会对其具有生物力学关系的相关结构发生直接或间接的力学影响,并由此导致一系列病理变化发生,进而引发相应症状和疾病。这个理论,我们称之为"骨结构的立体移位病因理论"。

2. 骨移位相关疾病　由"骨结构的立体移位"病因直接或间接引发的疾病,我们称之为"骨移位相关疾病"。

"骨移位相关疾病"的病因本质是筋骨结构的生物力学紊乱,故"骨移位相关疾病"又可称为"筋骨结构生物力学紊乱相关疾病"。

骨结构的立体移位病因理论,不仅是"东方柔性正骨疗法"所依据的主要病因理论之一,也是所有正骨疗法所依据的主要病因理论。骨结构的立体移位现象是本疗法诊疗疾病的出发点。骨结构立体移位后对各类力学相关结构可能产生的各种病理影响是"东方柔性正骨疗法"深入研究探讨的重要课题。通过手法正骨技术使立体移位的骨结构复归本位,以恢复正常的局部与整体筋骨力学结构,改善或消除相应症状是本疗法设计与实施的主要对象和目标。

在疾病的诊疗上完全忽视生物力学紊乱性病因,视而不见、熟视无睹,不是医学科学的应有态度。

骨移位现象有关的三个层面

1. 病灶周围的阳性反应点　对于软组织损伤而言,疼痛的阳性反应点或称激痛点、扳机点,中医则称之为"阿是穴"。这些点位,基本上是局部软组织无菌性炎性变化的反应点、深浅筋膜张力过大或局部组织损伤的部位,可以在一定程度上反映与该局部软组织损伤相关骨结构的病理性移位资讯,可以提供相关骨移位的部分线索,但不足以构成对骨结构病理性移位相对全面的认知。

远离病灶部位的阳性疼痛反应点,可能是因病灶处软组织挛缩等原因引发远处筋膜张力异常导致疼痛。如某肌腱附着处出现慢性损伤,则损伤局部筋膜将出现保护性挛缩而牵拉同层筋膜导致远处张力过大而出现阳性疼痛反应点。

软组织其他情况下出现阳性反应点的病理机制尚不清楚,可能与经络效应或生物全息效应有关。

2. 关节错缝 关节错缝又称"错骨缝"。

唐代蔺道人《仙授理伤续断秘方》记载"凡左右损处,只相度骨缝,仔细捻捺,忖度便见大概",提出"骨缝"一词。《医宗金鉴·正骨心法要旨》指出"若脊筋陇起,骨缝必错,则成伛偻之形""或因跌仆闪失,以至骨缝开错",开始了"错骨缝"的骨伤专业表达。

从上述记载可以看出,"骨缝"指关节间隙无疑,而"错骨缝"则指关节对位异常。

从当下传统正骨运用"错骨缝"理论指导的临证状况看,"错骨缝"的理论只涉及症状发生的关节局部"骨节间",基本没有构成关节的移位骨结构远端或侧面的同步移位的观察与认知,基本没有涉及骨结构移位后可能存在的作用力向邻接结构传递的过程及结果表现。因而,"错骨缝"的认知,是对骨关节对位异常的局部、二维平面性认识。

"骨缝开错""骨缝参差""骨节间微有错落不合缝"等等表述,均为关节局部对位不良性病理变化的平面性描述。

有患者陈某,女,26岁。右手腕疼痛伴手腕屈伸不利3个月,系跌倒时手掌撑地所致。患者除了手腕痛、屈伸活动受限以外,还有右前臂内旋时前臂尺侧痛,前臂外旋时前臂背侧中间痛的症状。X线检查显示尺、桡骨及腕骨、掌骨无骨折,关节无脱位表现。患者到医院骨伤科就诊,医生针对手腕痛处行手法正骨治疗后手腕痛症状显著改善,后贴膏药手腕部症状消失,唯右前臂向内、外旋转时前臂尺侧痛及前臂背侧中间痛依旧,经多方治疗无效。

触诊检查,发现其右臂尺、桡骨均有明显内旋移位,颈胸结合部椎体亦有逆时针旋转。遂针对性纠正尺骨内旋和桡骨内旋,纠正颈胸结合部椎体旋转。1次治疗后患者症状消失大半,2次治疗后症状消失。

本例患者手腕痛和前臂旋转时疼痛的病因,即是在跌倒时右臂内旋撑地,除了导致手腕部骨结构移位以外,还导致了尺、桡骨的内旋移位,以及颈胸结合部椎体的旋移。患者就医时,接诊医生只认识手腕部的错骨缝,对同时发生的尺、桡骨旋转及颈胸结合部椎体移位没有概念,故漏诊漏治。

3. 骨结构在三维空间内的立体移位 骨结构在三维空间内的立体移位是

骨移位的本来面目。

骨结构认知的立体性,可以帮助我们彻底破除"盲人摸象"式的局部平面化认知缺陷。

从骨结构的三维立体观,我们可以知道,同一骨结构上不同部位的质点,在该骨结构发生移位时,会发生幅度及方向相同和／或各异的同时移位现象。

从骨结构的三维立体观,我们可以了解,附着于同一骨结构不同部位的软组织,在骨移位发生时,会同时存在不同程度的应力异常现象。

从骨结构的三维立体观,我们还可以知道,邻接结构受到目标骨结构因移位而发生的作用力后,可能发生相应的应力环境、位置状态、甚至结构形态的改变。

"东方柔性正骨疗法"对骨移位规律的探索

骨移位规律

1. **全面性**　我们从临床上观察到,人体几乎每一块独立的骨结构都有可能在受到机械性力的作用后,发生绝对和／或相对移位、角位移和／或线位移等不同类型的病理性移位,进而导致相应症状或疾病的发生。

椎骨的移位是常见的,四肢骨及其带骨的移位也是常见的,躯干骨、颅面各骨均不例外。

2. **系统性**　临床观察发现,几乎所有的退变性颈肩腰臀腿疾患,都不同程度地存在着相关骨结构的病理性移位现象。

病理性骨移位导致相关疾病的发生,不是散在的个别现象,而是几乎涉及、对应于骨关节退变性疾病的全部疾病谱。不仅如此,由于骨结构病理性移位现象的全面性及其对人体组织系统的广泛影响,以致"骨移位相关疾病"普遍涉及内、外、妇、儿、五官、神经、泌尿等临床各科。

3. **规律性**　骨结构受内力和／或外力作用后,发生运动状态或结构形态变化的力学过程符合牛顿力学定律。

移位的骨结构对附着其上的软组织直接具有机械性力的作用,可以导致相应软组织在结构及功能上出现不同程度的病理生理变化,这也是软组织损伤性疾病的重要病理机制之一。

骨移动时产生的力,可通过关节作用于相邻骨结构,并在其力的传递路径上于结构间进行传变。

筋骨结构受到外力作用后出现的力学结构紊乱,必然对其所提供的人体结构空间发生不良影响,进而可能导致该空间内的脏器组织在结构和/或功能活动方面出现异常。

骨关节退行性疾病等特定疾病与相关骨结构病理性移位形态之间普遍存在着相对应的关系规律。

骨结构发生移位的结构基础

人体躯干、肢体内存在着各种类型的关节。关节是两骨或多骨之间相互衔接的重要结构,也是骨移位得以发生的结构基础。

骨结构移位的具体表现之一,就是所涉关节的各关节面之间发生方向与位置各异的病理性异常对合状态。

骨结构立体移位的病理模型

1. 单一骨结构移位的病理模型 是指单一、特定的骨结构发生病理性移位的病理模型。即单一的目标骨结构相对于位居下位的相邻骨结构(参照坐标系原点)发生相对移位。这是最单纯、最基本的骨移位状态。

临床上这样单纯、简单的骨结构移位状态是可能存在的,而且这种单一骨结构移位的病理模型目前在诸正骨疗法中也被广泛采用。只是,我们的临床观察发现,这样单纯、单一的骨移位形态在临床上却是相对少见的,更为常见的是相对复杂的骨移位模型。

必须指出,即使是单一骨结构的移位,我们也应该看到该骨结构上的不同部位在移位过程中会发生的各自空间位置的变化,这是骨结构立体移位的客观表现。如:椎体在旋转移位时,棘突、双侧横突、椎体、关节突等不同部位的位置变化有其各自的特点;股骨在旋转时,大转子、小转子、股骨内外侧髁等不同部位的位置变化有着各自不同的具体表现。对这些具体现象的观察、把握与灵活运用是柔性正骨临床上必备的基本技术能力。

2. 力在局部骨节段间传递的骨移位模型 某骨结构发生移位时,将向其移动方向上存在的邻近结构发生力的作用,并可能引起该骨结构发生绝对和/或相对移位。或者,由于关节间的结构联系,目标骨移位产生的力,也可能通过关节间软组织带动与之相关节的骨结构发生位置的相应改变。

如:某单侧髂骨若发生向前上方向的旋移,其移动时产生的作用力就会通过骶髂关节间的骶髂关节而作用于骶椎,导致骶椎发生相应的向点头方向的位置改变。不仅如此,该髂骨向前上方向移动时,还会因髋关节的联系而带动同侧股骨头向与之联系的髋臼移动的方向移动或旋转。

3. 力在多节段骨结构间传递的骨移位模型 这是骨结构受力后移动而发生的作用力跨节段传递的过程。

在骨伤科损伤性疾病的病因分析中,外力伤害是主要的病因之一。而外力伤害,有直接暴力和间接暴力等不同类型。间接暴力又称为传达暴力,其发生损伤症状的部位常常远离直接受外力作用的部位,这是典型的暴力传递过程和作用结果。

如:因跌倒致尾骶椎或骨盆受伤,撞击力(所受动能)推动刚性的骨结构将力量沿撞击方向进行传递(所受动能转换为椎体移动的动能和势能),即沿脊柱向上传递。在该作用力顺畅传递的路径上,相应各椎骨可能存在沿力传递方向上不同程度的移位(动能顺畅传递,不能被吸收)。而在该作用力不能顺利传递的部位,脊椎将可能发生形变而骨折(如椎体压缩性骨折,动能被转化释放),或力线发生转折而导致该处脊椎位置发生变化(动能被转化释放)。

整脊是专门针对脊柱系统异常力学状态进行整复的技术。

对这样歪斜、那样翻转的单一或几节椎体错位的局部定点定位纠正,只是脊柱整复的最基础层次。一旦涉及骨结构相对移位和绝对移位的概念,以及力在骨结构间的传递,整复的对象和内容就复杂起来了。即便是治疗简单的颈型颈椎病,也绝对不只是纠正单节椎体错位那样简单。

4. 力在骨架整体结构间传递的骨移位模型 这是多节段作用力传递范围的扩大类型。

力的传递起点通常来自原发性异常受力的骨结构,这些部位以肢体远端、脊柱末端等易受力部位的骨结构为主。

力的原发起点与刻下病灶发生处常有相距较远的线性距离,力在传递过程中常经过多个不同形态类别的骨结构。

如从高处跌落时,虽然双足先落地,但地面的反作用力通过双足沿下肢向上传递,通过骨盆,常导致腰部、或胸部、甚至颈部椎体等力传递路径上的刚性结构受间接暴力作用而发生骨折和／或移位。

力在传递途径中所经过的部位可能表现出轻微的症状,甚或没有明显的症状,但一定存在着该路径上骨结构受力后位置变化或软组织张力变化的蛛丝马迹。

5. 力在软硬结构间互传的骨移位模型　这是最接近实际状态的人体骨结构移位模型。

异常作用力不仅在骨结构间传递,同时也会因骨结构的受力移动而牵拉附着在其上的软组织,使其同时受到异常力的作用而发生位置、形态乃至结构上的改变。这个作用力,也会继续沿着力的作用方向向其附着或连接的其他相关组织结构传递,直到其动能被完全吸收或释放为止。

这便是筋骨链结构分析的重要临床意义所在。异常力,不仅在筋膜链或骨链上传递,更将在筋骨链上进行传递。

6. 代偿状态下的骨移位模型　这是力传递过程中最为复杂、却又是最为现实的骨移位模型。

力的作用与传递模型尚存在着代偿与非代偿的不同情况。前述 5 类骨移位模型均为非代偿情况下力的直接作用表现。一旦涉及结构与功能的代偿性变化,功能结构的状态便不再简单。

人体是一个有机的整体,力在人体内的作用与传递不仅符合机械力学的作用特点,同时在人体中枢神经系统主导下,还会通过神经肌肉反射等生理过程而发生生物力学作用,并依据生理的适应性需求而继发代偿性物质结构与功能变化。这种状况使得局部与整体结构力学状态不再单纯和典型,分析过程将变得异常复杂。临床上,我们面对的中老年患者,除了少数新病即发之外,绝大多数存在不同程度的结构与功能性代偿变化。

代偿现象不以人们意志为转移地广泛存在于人体病理生理状态之中,如神经结构与功能性代偿、血管性代偿、力学结构性代偿等等。

代偿是人体结构与功能在异常情况下趋向于稳定的生理性要求,也是机体损伤后在细胞组织层面进行的适应性调整反应。代偿也可以是一种自然发生的生活现象。

- 物质结构变化性代偿:这是细胞水平的物质性代偿,如由于应力异常所导致的骨质增生、肌纤维增粗肥大等。
- 力学结构平衡性代偿:这是器官水平的功能性代偿,如与骨盆旋移相对应的代偿性脊柱侧弯等。
- 生活中的代偿现象:老年人或病患拄拐杖,是辅助支撑性代偿表现,以满足患肢荷载能力减小及肢体稳定性需要。

然而,代偿不是完美的,只是机体无奈的选择,常常要付出代价。

如:椎体局部或整体应力异常所导致的骨赘形成或椎体肥大,将可能引致横突孔狭小、椎间孔狭窄或中央管狭窄等。

在可能和力所能及的情况下,主动解除大体(器官)水平上的局部代偿性力学结构,力求恢复自然的局部与整体结构序列,筋骨结构各归其位、各安其所,这是"东方柔性正骨疗法"常规工作的主体内容之一。

在这里,我们特别需要注意的一个问题,是在代偿被解除后,而新的平衡尚未建立时,患者可能出现的患部结构不稳定、相关症状容易复发甚至加重的情况。

例如,多裂肌、回旋肌等椎旁肌群的僵硬、挛缩,常常发生在同水平脊柱节段的稳定性明显减小时,这是椎旁肌群发生的代偿性结构与功能变化。这种变化,能有效地增强脊柱的稳定性,也是机体主动应对的积极措施,在人体病理生理活动中具有重要意义。当然,椎旁肌群的僵硬、挛缩,也会在一定程度上降低局部脊柱节段的活动性,增大椎间关节的压力,对脊柱系统局部结构的生理活动产生影响。临床上,这种椎旁肌群的僵硬状态,通常被判定为机体的病理性表现而成为主要治疗对象之一。

问题是,在这些僵硬的软组织被松解后,也即是在失稳脊柱的机体主动性保护措施被人为解除后,脊柱的稳定性问题,在我们的治疗规划中,有没有相应应对措施的考量和设计?

力学结构变化的"蝴蝶效应"

蝴蝶效应(the butterfly effect)是美国气象学家爱德华·罗伦兹(Edward N.Lorenz)于1963年提出的一个观点,意指在一个动力系统中,初始微小的变化能带动整个系统长期的巨大的连锁反应。

见微知著,是中医学重要的诊断原理和方法。

西方康复医学"区域依赖"的概念也认为,患者的主诉症状可能是由貌似不相关的远处解剖区域的损伤所导致。

在人体力学结构紊乱初期所发生的轻度病理变化,可能会随着时间和空间的延伸而逐渐放大,对全身相关组织结构产生不断增大的继发性不良影响,进而导致人体相关症状与疾病发生,这是"蝴蝶效应"原理在人体结构变化上的具体表现。

1. 空间上的"蝴蝶效应" 筋骨结构发生在空间上的"蝴蝶效应",是指原发移位的骨结构在受到原发力的作用下开始出现的移位可能很微小,但是,该移位所产生的作用力,可能会随着其作用链的延伸及其他相关因素的影响而逐渐放大,进而导致其力线传递路径上某相关结构的位置发生显著的病理性变化而产生相应症状或疾病的过程。

人体处在地球引力场中,无论运动与否,无时无刻不在经受着重力的作用。因此,绝对标准的人体骨架结构状态很难存在,且人体骨架结构或多或少不同程度地存在着一定范围内的生理性移位现象。

然而,人体骨结构生理与病理移位的界限,有时却很难分辨。尤其是原发性移位的结构虽然处于正常移位范围内而没有引起任何症状,但是,由于其移动后对相关链接结构产生影响,再追加人体活动时和/或特定姿势状态下所产生的力的作用,使得相关链接结构所传递的力量发生叠加,力线下游结构的位置就极可能超越正常范围而导致病理状况发生。

骨移位在空间上的"蝴蝶效应"很隐匿,常常被忽视。

2. **时间上的"蝴蝶效应"** 筋骨结构发生在时间上的"蝴蝶效应",指骨结构在受到原发力的作用后会出现移位,也可能会导致其力传递路径上某相关结构发生移位,但这些原发或继发移位可能很微小,或在受力的时候并没有出现较明显的症状,然而,随着时间的推移,这种改变可能并没有得到有效改善,反而会因人体的日常活动,或运动,或其他因素而继续发展,相关结构也逐渐开始出现各种病理性改变,最终在一定时间的积累以后,原发及继发移位结构的病理改变加剧,由量变逐渐发展为质的变化而导致相关症状或疾病发生。

这是骨伤领域的"成人疾病的早期成因说"。

我们可以从儿童时期跌仆滚打所引起的骨盆旋移、尾骶损伤的"肇始静默"状态,及其暴力传递的"雁过留声"的伏笔,看到未来成年后发生腰椎间盘急(慢)性突出、胸腰椎小关节紊乱、外伤性脊柱侧弯、枕寰枢序列紊乱等等,乃至由此继发的头痛、头晕、心悸、心慌、背痛、胃肠功能紊乱,甚或发生颈或腰椎间盘突出症等等"去路长鸣"的不良后果。

筋骨结构力学变化在时间和空间上的"蝴蝶效应",在患者就诊的当下,考验着我们骨伤手法医师诊断病情时的分析与把握水准。如果在时间及空间上不能把握这些病理过程发生与发展的脉络,我们就无法从根本、全局的角度来对待与治疗相关疾病。

人体结构退变的"煮蛙效应"

人体结构退变的"煮蛙效应",是指人体组织结构发生退行性改变的进程及其对神经、血管等相关结构的不良影响常常是逐渐、缓慢发生的,退变结果常常在不知不觉中形成,如同从冷水开始,逐渐缓慢地加热青蛙所在的水温,以致青蛙结构在不知不觉中发生变化,直到最后青蛙被煮熟了也没有知觉。

我们在临床上常常可以看到,患者局部软硬结构已经发生退行性改变的严重程度,与就诊当时其功能及症状表现的不一致性。

一方面,人体组织结构的力学紊乱状态常常被人们忽视,甚至视而不见。当相关症状或疾病发生时,结构的异常退变已经发展到了相当的程度。

而反过来看,患者可以在结构已经表现出严重退变的情况下,其症状表现却很轻微。

人体组织结构退变的内涵包括两个方面:

一个是结构的退变及功能减退性变化,如椎间盘脱水、变干、变脆,甚至破裂突出,或韧带钙化、硬化等等。

另一个是趋向于结构与功能稳定的代偿性强化,如骨赘形成、软组织软骨样化生、骨化等等。

上述这两个方面的变化,是退变一体的两面。这些变化对人体结构及功能是否有着积极的意义,我们应该要有深入的思考和清醒、客观的认知。我们不能只是片面地看到退变结构的不利方面,而忽略了其对结构或功能稳定性做出的积极贡献。

骨移位对人体各相关结构的影响

骨移位对人体各相关结构的影响,总体包括对组织器官所在之结构空间的影响和对运动系统的影响两大类别。

1. 骨移位对结构空间的影响

(1)筋骨架构维系人体结构空间:筋骨系统是人体结构空间的提供者。这是当下医学体系中被严重忽视的一个重要概念。

筋骨架构支撑起了人体结构的立体空间,五脏六腑、四肢百骸才有了各自的独有领地,血液循环、淋巴循环、组织间液循环、神经循行等才有了各自的通道空间。合乎生理要求的力学结构空间的存在,为人体所有脏器组织提供了存在和进行正常功能活动所需要的必备条件。

在临床上,我们常常可以看到这样的病例,患者自觉呼吸困难,呼吸不畅,胸闷,还可能心慌,到医院检查,心肺影像和功能检查指标没有任何异常,呼吸科医生也就无从下手治疗。而当我们触诊检查患者胸廓前后径时,就会发现有明显减小,而其左右径会增大。通过手法将其胸廓左右径减小,增大其前后径,患者呼吸困难、胸闷心慌的症状会立即改善或消失。这是胸腔空间前后径减小到一定程度后,吸气时肺部的扩张空间受到阻碍而发生的问题。

人体生物力学之结构空间的原理,与建筑学原理没有两样。

人体骨架结构,如同建筑物的钢筋混凝土柱一般,是构成人体空间的刚性结构。肌肉筋膜等构成了建筑的墙体,而神经、血管、淋巴管、肝管、胆管、输尿管等犹如电线管、水管、煤气管等管道,埋藏在墙体之中。当柱子(骨架结构)位置不正而歪斜时,墙体(软组织)就会开裂,埋藏其中的管道就会受到影响而破裂或断裂或阻塞,这个空间也就没法让人居住了(空间内的脏器功能受影响)。

骨架系统这个刚性构造的力学状态正常,人体各组织、器官才能在地球万有引力环境下拥有一片自己的空间。如果因各种原因导致人体局部和/或整体筋骨架构失衡而发生紊乱,相关器官、组织存在空间异常,则其功能活动将难免不受影响而发生疾病。

因此,正骨疗法对人体生命活动的根本性意义,是维护及重建人体架构空间。也因此,正骨疗法可以广泛地为人体各大系统的功能活动提供责任所在的空间维系与保障。反过来思考,内外妇儿等各科病因不明的诸多疑难病症,有没有可能其病因会与相关结构空间的异常状态有关呢?!

这项工作,非手法干预而难以自已。

(2)骨移位对神经结构及功能的影响:骨移位病因导致相关神经受到牵拉、卡压而引发周围神经卡压或张力异常性病变在临床上很常见。这类疾病也是骨伤门诊最常见疾病类别之一。这类疾病正是神经循行通道空间受阻的具体表现之一。

在脊柱相关疾病中,某节段脊椎发生病理性移位而导致相关脊神经的牵拉、卡压,可能导致神经内部微循环改变、轴突转运减少、血管渗透性改变等神经结构与功能的病理变化,而这些病理变化均可能导致神经水肿和信号传导减弱。

周围神经所易感受的物理性刺激因素,通常包括压力增高、硬物阻碍、神经牵拉引起的静息张力增高,以及椎间盘突出或膨隆、异物、异位骨化、矫形器、瘢痕组织或骨赘形成等各种原因引起的神经通道狭窄。

显然,骨移位病因引起的周围神经卡压综合征的治疗要点,与相关骨结构病理性移位的纠正与改善有关,这是解除相关神经物理性压迫的关键所在。

一般而言,神经轴突具有再生能力,可在不同程度上逐渐恢复其功能状态。

(3)骨移位对循环系统的影响:在主流医学体系中,循环系统受阻因素的探讨以内源性方向为主,常与血液黏滞度增高、血栓形成、血管壁增厚、血管弹性下降、毛细血管阻塞等有关。

而骨移位病因对循环系统的影响,则主要从外源性方向进行分析、探讨。其病因主要涉及相关结构空间状态及周围力学环境的变化。循环通道所需要的空间如果发生变化,将可能直接或间接引起局部循环受阻。

移位的骨结构本身和/或由骨移位而引起的周围软组织发生结构形态、位置及功能状态的改变,进而推挤、牵拉、卡压、扭转或粘连动静脉血管、淋巴管及组织间液通道,使其流行区域的物理性空间状态发生变化,导致管腔或通道狭窄、甚或阻塞而出现相应循环障碍,引发血液、淋巴等体液循环受阻性疾病。

在对头晕患者进行寰枕关节触诊检查时,我们发现很多患者寰枕关节对位异常,寰椎位置深在。在患者颈椎侧位片上进行画线测量时,可以发现其寰椎前结节下端至枕骨大孔后缘连线的长度,大于该连线在枢椎齿状突前后缘段长度的1/3,显示寰枕关节部发生枕骨向后移位后、枕寰再整体向前移动的位置改变。观察椎动脉的走行,在向上穿过寰椎横突孔后,椎动脉向后90°转折,然后再沿寰椎侧块向内90°、再向上90°进入枕骨大孔。寰椎向前移位,拉住了向后走行的椎动脉,于是椎动脉发生卡压,使椎动脉上行的血供受阻而导致椎-基底动脉供血不足,出现头晕症状。

我们的临床经验总结发现,运用手法调整寰枕关节,在其对位正常后,很多患者头晕的症状便会立刻改善或者消失。

(4)骨移位对内脏功能的影响:人体胸腹腔内的器官,或完全被胸腹脏膜包裹,或与胸腹脏膜形成间位或外位的关系。胸腹脏膜移行为胸腹壁膜后衬贴于胸腹腔内壁,构成人体脏器的支持、连接与固定结构。人体脏器同时还通过网膜、系膜、韧带等膜间结构取得相互间的连接和固定作用。

人体骨架结构所搭建的力学空间,在躯体部分,胸椎、肋骨、胸骨合围,构成了胸廓空间结构,容纳心、肺等脏器以行使其生理功能;骨盆、腰椎则搭建腹腔、盆腔空间,容纳消化、泌尿、生殖等系统相关脏器。人体内脏器官通过胸腹膜(包括胸腹膜间结构)与构成胸腹腔的骨结构发生生物力学联系。因此,人体胸腰椎、肋笼、胸骨、骨盆等躯体骨结构的位置及其空间连接的不同状态,将通过胸腹膜及其膜间结构,对脏器周围力学环境产生直接或间接影响。

另外,从脊柱相关疾病角度而言,脊椎位置与结构形态的变化,以及椎间盘的退变,可能对相应脊神经根产生病理性力学影响,引起神经功能障碍,进而通过交通支对相应自主神经产生不利作用,最终导致其所支配的内脏出现功能异常。

（5）骨移位对脊髓的影响：长期、持续存在的脊椎病理性移位，将引发椎间盘及相应椎间结构发生退变。脊椎骨的移位及椎间结构的退变，将可能对相应水平的脊髓产生不良的力学影响。

第2颈椎以下、第1腰椎以上的椎间结构若出现退变，直接向中央管内突（膨）出的椎间盘（伴或不伴相应水平的黄韧带肥厚）可能顶推相应水平的硬脊膜而导致脊髓受到压迫。

脊柱曲度的大小变化，可能通过脊柱整体长度的变化引起脊髓的直径及长度发生相应改变，进而使其与周围结构的力学关系发生变化。这个过程可能是病理性的，也可以是解决相关问题的有效途径。

"东方柔性正骨疗法"治疗轻度脊髓型颈椎病的思路，就是通过增大脊柱生理曲度来增加脊柱的绝对长度，进而在一定程度上增加脊髓长度而使其直径减小。中央管的粗细无法通过手法改变，但我们可以使脊髓直径减小变细，脊髓周围的相对空间于是出现，被挤压顶推的脊髓便有回旋的余地空间。

需要说明的是，运用上述思路和方法治疗脊髓型颈椎病的前提，是患者脊柱生理曲度处于明显的减小状态，或其骨盆位置上移、脊椎椎间隙减小。操作过程中也需要随时观察患者症状变化，如有明显异常状况出现，则应立即停止手法操作，转诊或做进一步检查。

（6）骨移位对脑组织结构的影响：颅骨若出现移位变形，将使脑组织所存在的空间（颅腔）形态出现变化而导致部分脑组织受到不同程度的推挤。

脊椎及椎间结构的退变、脊柱曲度的异常变化都有可能引起脊髓、硬脊膜张力状态出现异常。

由于硬脑膜为硬脊膜向上移行结构，所以硬脊膜所受到的推挤、牵拉之力，都有可能向上传递而刺激硬脑膜。

脊髓向上移行为延髓，故脊髓受力，延髓也可能出现应力的异常。

硬脑膜及延髓、脑干的应力异常，将可能引起脑组织本身及所处环境的力学状态改变，进而导致脑组织功能状态的异常变化。

蝶骨的异常移位将可能牵拉、卡压往来于颅骨内外的颅脑神经及血管，进而影响脑与内脏及相关组织结构的功能状态。

枕骨大孔与寰椎的相对位置紊乱将可能导致脊髓与延髓移行部位的力学状态出现异常，并影响脑脊液的正常循环。

颈椎序列及曲度异常或颈椎系统结构的退变，将可能扭曲、牵拉、卡压椎动脉,导致椎－基底动脉供血不足,或有迂曲走行异常,进而影响脑组织功能的正常发挥。

"反者道之动。"将上述病理途径颠倒过来,即是手法作用于脑及脊髓的思路与方法。

2. 骨移位对运动系统的影响　筋骨结构是人体运动系统的执行者。

骨骼肌在神经系统发出的指令下进行收缩,牵拉骨结构以关节为原点进行运动,完成肢体的运动过程。骨骼肌是人体肢体运动的动力来源和动力执行者。骨结构以关节为原点进行的运动,达成了肢体的运动过程。

(1)骨移位对肌肉筋膜等软组织的影响:在骨结构出现病理性移位时,在宏观大体水平上,骨结构运动的原点位置发生改变,骨骼肌附着点的位置发生改变,肌肉筋膜分布及其收缩力线的长度及方向发生改变,肌纤维的延展方向也会出现异常,并与其正常状态下的运动轨道不相适应,肌纤维与肌筋膜收缩运动的方向及速度也会出现不协调。

在这样的状态下,当肌纤维根据神经指令快速有力地进行收缩时,就有可能发生筋膜撕裂而引发剧烈疼痛。

长期、持续地处于异常应力状态,将导致附着点处软组织发生慢性损伤。

骨结构发生病理性移位时,将同时伴随着限制骨结构异常活动的韧带等相关软组织损伤。

对骨结构移动规律的探讨不能不进行软组织的深入研究。软组织结构及功能状态的精细化研究是正骨技术进步的必由阶梯。

所谓软组织急、慢性损伤的区别,临床实践中常以症状发生的程度不同而分别概念。除暴力外伤所致的软组织损伤以外,绝大多数情况下,导致软组织发生急、慢性不同损伤的关键要点,只是在于软组织两端附着点间的距离和方向出现异常的差异大小。

软组织附着点位置的移动所导致的两端距离增大及角度改变的差异越大,软组织张力异常便越显著,软组织出现损伤的可能性及程度就越大,症状表现就可能越严重,这就越可能定义为急性损伤;如果这种差异较小,软组织损伤程度较小,疼痛症状可以忍受,患者不急于就医以致迁延不愈,通常就会定义为慢性损伤。

如果在软组织损伤的诊疗中有正骨的理念,那么处理的原则和程序就会有很大的不同。相关骨结构位移的纠正越彻底,软组织的修复时间就会大大缩短,所谓损伤后遗症也会显著减少。从这个现象反过来看,软组织被修复的进程状态,也是反映正骨整复水平的一个重要标志。这是从软组织到骨结构、再从骨结构到软组织的思路清晰的转换。

以踝关节扭伤的手法治疗为例,如果在扭伤第一时间进行冷敷之后,紧接着进行足部骨结构的整复,而不是常规的足部制动,则其踝部软组织损伤的修复时间将明显缩短,足部功能也会很快恢复。

骨结构的位置变化必然涉及相关肌肉筋膜的张力状态。

目前在临床上常用的正骨技术比较粗放,比较片面强调"骨正则筋柔",却达不到骨正筋柔所需要的精细化整复要求,又不大主动去理会肌筋膜结构与张力状况,更不会细细体味其间的动静变化。但随着正骨技术的深入,肌肉筋膜随骨结构移动的细微的动静状态会逐渐在手下显示出来,肌筋膜等软组织的结构及功能状态与骨结构位置状态相互影响的重要性也会逐渐受到人们的重视。

我们在临床上的一个惊人发现,是在骨盆位置精细化整复之后,腰背部原本僵硬的软组织会立刻松软如棉。而整个过程中,并没有对腰背部软组织进行任何手法操作。

急(慢)性软组织损伤常见机制:

骨结构病理性移位导致附着其上的肌肉跨关节两端附着点的空间位置发生变化,以致附着点间的距离和/或方向改变,包括肌纤维和肌筋膜在内的肌束因此被拉长、或短缩、和/或翻转的变化,不能符合肌肉正常收缩时所需要的长度与收缩方向的要求,结果在肌肉起止点部位,由于异常应力的长期存在及反复牵拉而发生急(慢)性损伤,同时表现出功能状态异常。

"东方柔性正骨"从软组织研究的成果来强化以骨为中心的技术及诊疗理念,由骨出筋,再由筋合骨,筋骨一体。这一发展历程,与当下正骨学界存在着的原本从正骨技术入手,至深入一定程度、遭遇发展的瓶颈时,却遇难而退,放弃对筋骨结构及正骨技术的深入探索,转向软组织手法技术的情况有着很大不同。

(2)骨移位对运动效率的影响:人体运动功能的正常发挥,必然涉及筋骨结构力学配置的合理性。

人体肌肉肌腱在神经支配下通过伸缩活动引导肢体活动,依靠的是由骨架为力臂和以关节为支点(原点)形成的杠杆动力系统。肢体运动时,肌肉收缩拉动骨结构而引发肢体运动;肢体静止时,肌肉从骨结构的各个方向牵制骨结构,使之处于稳定的平衡状态。

人体运动生理的实现,是以人体筋骨架构及其所搭建的空间处于正常、稳定的状态为前提的。

人体运动的效率，涉及运动系统内组织与器官的物质结构、力结构的合理连接与分布，以及结构功能、后勤保障等方面。这些都与相应的结构空间直接发生关系。

因此，谈及力学结构，离不开结构对位、力线对合等力学概念。筋骨结构的位置状态、序列状态、张力状态、关节对合关系、应力部位、局部压强等方面的考量自然都在其中。

我们常说，如果要选拔一位短跑选手，除了看当下的短跑成绩外，还要重点检查候选者骨盆的前倾后仰状况、腰曲大小、股骨内外旋转状态、髂腰肌的张力状态，乃至肋笼与双足内外八字的状况等。

人体筋骨架构形态，与机体运动功能状态有着密切的联系。也就是说，"骨干"的位置状态反映了相关骨骼肌的活力及其系统配置的合理性。

很难想象，当自行车链条的运转平面与齿轮盘或车轮轴转动平面不一致时，自行车还能正常行驶！

骨移位现象的力学原理

骨架结构的力学变化规律符合机械力学原理

"我们应该尽我们所能地科学工作。"

——Gregory P. Grieve《脊柱松动术》

骨伤科生物力学是应用经典力学的原理和方法研究人体运动系统生理病理及筋骨损伤性疾病的病因、病机、诊断、治疗及预防的科学。

对于以骨结构立体移位现象及"骨移位相关疾病"为出发点的"东方柔性正骨疗法"来说，不仅需要通过力的分析来了解导致人体筋骨结构发生相关病理变化的性质及过程机制，更需要研究如何通过不同表现形式的力的作用，来整复力学紊乱状态下的筋骨结构。

导致骨移位的力的来源

对于骨结构发生移位的原因，学术界已经有了力学失衡的共识。

失衡，是一个定性的描述，是对力学结构紊乱的笼统概括。手法医疗要做到精准的诊疗，就必须对力的具体失衡原因、失衡类型、失衡过程与细节以及失衡力的传变等等相关方面深入追究、探讨。

骨移位整复的一个核心问题,是要尽可能弄清楚导致移位的异常力的性质与来源。了解了力的来源,就可以知道力的传递途径及其作用链条,我们就可以尽可能地从根本上解除异常力。否则,大多数情况下错位的纠正,都将是不稳定和不彻底的。

1. 外力　跌仆损伤,外力撞击、击打、坠堕、牵拉、碾压等均可导致骨结构发生病理性移位。

人体跌倒在地,或从高处坠落时,人体所受的地面反作用力(直接暴力)不仅会导致受力局部的软组织损伤,同时还会引起受力部位的骨结构发生形变(骨折)和／或移位。而且由于力在骨结构间的传递,更可能引发力传递路径上的其他骨结构的移位,甚至形变(骨折)(间接暴力)。

骨质疏松的老年人跌倒时,人们最担心的是,是否会发生股骨颈骨折或椎体压缩性骨折。

由于受到直接或间接暴力作用而导致相关骨结构发生移位的病理过程,在伤科诊疗中常常被漏诊,以致治疗过程不够彻底而留下所谓的后遗症状,使得病情迁延难愈。

2. 肌肉的异常收缩力　肌肉收缩力可能导致骨移位的认知,是"东方柔性正骨疗法"骨移位病因理论的重要内容之一。

急性损伤的软组织会因其剧烈收缩而牵拉骨结构使之移位,这样的情况极为常见。运动过程中猛烈的牵拉、身体失衡时肌肉的强力收缩、因损伤而急剧发生的痉挛、收缩等,均可导致相关骨结构发生不同程度的病理性位置改变。

长期因工作或运动而强力收缩的肌肉会逐渐拉动骨结构使之发生移位。包括长期进行需要肌肉强力收缩的运动锻炼、长期重体力劳作,以及长期不良姿势下的运动、劳作及生活习惯等。

肌肉软组织病理性收缩,可牵拉骨结构使之移位。如肌肉抽搐、筋膜挛缩、平滑肌痉挛等。

肌肉的异常收缩力引起骨结构移位的方向规律:肌肉收缩有向心收缩和离心收缩两种类型。骨结构移位的方向与相关肌肉收缩时拉力线的方向相同。

举例而言,髌骨受股四头肌的强力牵拉可能向上移位,造成髌骨上位,或者因髌韧带损伤收缩而牵拉髌骨向下移位形成髌骨下位;跟骨受跟腱的收缩牵拉而呈点头式移位,或因跖筋膜挛缩而牵拉跟骨发生仰头式移位;掌骨、腕骨、尺桡骨因前臂肌群的收缩而向近端移位;各种原因导致的腰大肌强力收缩,可将腰椎拉向曲度增大的方向,并同时将股骨拉向外旋的方向。

3. 自身的重力 患者自身局部或整个身体的重力可能导致相关骨结构发生移位。

这种情况通常可在体重过大的情况下,伴随身体疲劳、或年老体弱、或罹患虚损性疾病等,再加上生活或工作中存在着习惯性的不良姿势,病理性骨移位便极易发生。举例如下:

- 膝骨关节炎患者,其自上而下的重力和自下而上的支撑力于膝部异常交集,关节面对合不良,应力分布异常,关节软骨局部压强过大而磨损。如果患者体重严重超重,而且在工作时还需长时间站立或行走,则膝部软骨磨损的病理进程显然会加速。
- 习惯于在躺椅上半躺坐的患者,其自身躯体的重力作用于躺椅椅面,椅面的反作用力则作用于坐骨结节的异常受力部位(坐骨后侧),而这个力,将推动坐骨结节向前上方向移动,于是骨盆便向仰角增大的方向旋移。
- 睡觉时,如果习惯于身体半仰半侧卧位,则受压侧股骨在身体重力的压迫下容易发生外旋移位,并同时骨盆向相反方向旋移,引发股骨大转子疼痛综合征或阔筋膜损伤,或腰痛腿痛。老年人及哺乳期妇女尤其容易发生此类状况。
- 睡觉时长期固定一个方向侧卧,易引发受压侧肩胛骨、锁骨移位和胸廓变形,导致心肺功能出现不同程度障碍。这种状况在普通人群中常见,老年人更容易发生。

除上述情况以外,局部肢体的重力导致骨移位的情况,常见习惯固定单侧侧卧时,在枕头高低不合适(过低常见)情况下,除了颈椎极易出现序列紊乱和旋转侧弯,头部重力还可能导致颅面骨移位。

4. 医源性力 在临床治疗过程中,对患者肢体结构进行了不当牵引、不当推拿,或者对患者开置了不当运动处方,或者置患者肢体于不良体位下进行手术等等医源性原因,均可能导致患者骨结构发生病理性移位,或使移位加大而引发相关症状或加重病情。如:

- 对骨盆后下错位患者行单一骨盆牵引治疗。
- 对颈曲减小的患者行颈部牵引。
- 对腰曲过大患者行腰部后伸体位下的按压推拿。
- 对腰椎因旋转而深陷侧的棘突旁压痛点进行肘压。

- 对腰曲反张、或单侧髂骨后下错位、或骨盆仰角增大患者行屈膝屈髋滚盆手法，或抬腿屈膝屈髋运动。
- 嘱膝骨关节炎患者行负重下的蹲起运动。
- 嘱腰曲过大患者做快速行走运动。
- 手术过程中有意或无意挪移骨结构，却没有进行相应精细化检查及复位。

5. **人体内在结构间力的传导效应**　人体内在结构间力的传导效应，不是一个独立的作用力类型，而是力在作用过程之中共有的现象，贯穿于上述所有作用力类型之中。

无论是直接暴力作用下快速传导的间接暴力，还是在自身重力或肌肉收缩力作用下力的慢速传导，力在结构间的传递过程，是各种力作用的共有过程和效应。这个过程属间接暴力范畴，但在该传导力没有造成骨结构明显变形破坏的情况下，这个过程常常被忽视，需要我们在诊疗时重点关注。

在力的传递路径上的所有筋骨结构，均可能由于力的作用而发生位置状态和力学环境的改变。

如果原发暴力沿其作用力方向传递的过程顺畅、阻力较小，则其力传递途径上的骨结构会向力的作用方向移位。

如果力传递的过程受到路径上刚性结构的阻挡，若其势能巨大，则该处骨结构就可能出现骨折或脱位；若遇阻挡时，其移动结构的动能已经衰弱，则可能只是导致该处关节间隙狭窄。

如果作用力传至原本就位置异常的骨结构，则其力的传递方向可能出现顺势转折，而使该骨结构发生偏向于阻力薄弱方向的移位。

因此，在临床上，我们除了应对显而易见的、直接暴力作用于局部的软组织损伤以外，还必须对由此造成的原发与继发骨移位有着足够的认知及对待措施，并有着积极的应对措施。

引发骨移位的力的性质

从导致骨移位的力的来源分析，我们不难发现，机械性、物理性外力作用是导致人体筋骨损伤的主要原因之一。而手法正骨的主要原理，就是主动运用特定大小与方向的机械力，作用于紊乱、移位的筋骨结构，产生相应的力学效应来达成整复目标。

孟和、顾志华主编的《骨伤科生物力学》记载："当外力使物体发生变形，质点间产生相对位移时，质点间的相互结合力也就有所改变。这种因外力作用而引起的质点结合力的改变量称为附加内力,简称为内力,其作用使各质点恢复其原来的位置。"

上述科学文字,可谓在相当程度上揭开了在中华武林流传甚久的"内力"的神秘面纱,让我们能够客观地了解"内力"这一特殊作用力的概念、特点及其作用过程。

由此我们可以了解,"内力"的本质其实就是人体内在结构间的传导力。外力、内力都是机械性力的不同表现形式。

在民间广为流传的手法"内力",是手力透过皮肤筋肉而深透性地作用到人体骨骼或其他特定目标上的控制性作用力。"透筋挪骨"之力即是此手法"内力"的典型代表。由于该手法"内力"的有效作用点不是在肢体表面,而是深在于身体内部,所以,这种手法作用力即属前述科学"内力"的范畴。

"东方柔性正骨"施术者在进行"内力"手法操作的过程中,不仅要将力作用到深在体内的目标结构,更要在"闭目冥心"的状态下感知到、"看"到力的作用过程和结果。

力的类型及力线

1. **重力与重力线**　重力是地心对位居地球上的所有物质产生的引力。人类生活在地球上,当然也毫不例外地受到地心的吸引而产生人体重力。重力的方向指向地心。

人体直立时,颈部、躯干和下肢纵向关节间的压力,主要来自重力。而当这些纵向关节稳定性减弱或失稳时,失稳关节旁跨关节的肌肉就会收缩,以维持关节的稳定。由于跨关节肌肉的强力收缩,将使关节间的压力也随之增大。因此,这些纵向关节的正常或异常退变,均与重力直接相关,也与关节旁肌肉的收缩甚至挛缩、僵硬状态产生联系。

人体重力线是重力沿人体中轴线垂直向下穿过人体重心所形成的力线。

站立位时,人体重心在第2骶椎椎体稍前方,通过此重心点的上下垂直线为重心线。侧面观相当于乳突、下颈椎、肩关节、第12胸椎体、第2骶椎、髋关节、内踝的连线。

2. **承重与承重力线**　承重是指位居下位的刚性结构承受上位物质向下的重力的过程。

承重力线,指位居下位的刚性结构,依其结构的纵轴方向及其承重面的朝向,对其所承受的上位物质重力的反作用力线。

重力与承重力是一对作用与反作用力,这对力的大小相等而方向相反。重力线的方向永远是垂直向地心的,而承重力线虽然总体是向上的,但会依刚性承重结构的轴向及其与重力结构接触面的朝向而出现力线方向的不同。

人体重力的方向是从上向下的,而人体的承重力方向便是从下向上。所以,在通常情况下,人体逐级刚性(骨)结构的承重力是从下向上传递的。也就是说,位居下位的骨结构的位置状态,是影响位居其上位的骨与相关结构力学状态的重要因素之一。

因此,当脊椎发育不良或先天变异而出现半椎体,导致婴幼儿先天性脊柱侧弯时,我们就可以了解,脊柱侧弯的发生是患椎左右两侧不等高的半椎体上缘承重接触面的斜坡方向所决定的,因而彻底的治疗需要将半椎体从脊柱结构中拿掉才能有效纠正脊柱侧弯,故此先天性脊柱侧弯不能成为徒手正骨疗法的适应证。

下肢承重力线,即下肢的长轴力线。正常情况下,该力线通过踝关节、膝关节及髋关节的中心。下肢承重力线与垂直向下的人体重力线呈3°左右的夹角。

在人体承重结构关系中,最特别的是骶髂关节。通常情况下,承重结构与重力结构的上下位置关系是明确的,如膝关节的胫股关系、髋关节的股骨头与髋臼所在髋骨的关系等。但是,在骶髂关节,重力结构骶椎却在下,而承重结构髂骨在上,与常见的承重结构的位置关系正好相反。这类结构的奥秘,在连接骶骨和髂骨的骶髂韧带上。骶髂韧带从髂骨关节部发出,向下连接骶骨耳状关节面及其周围,悬吊着骶椎,维系着骶髂关节这个特殊承重结构的稳定性,因而骶髂韧带必须是强大的。也因此,有学者认为骶髂关节是不容易受损伤而发生错位的。

只是我们的临床观察发现,骶髂韧带虽然强大,但骶髂关节依然容易发生紊乱。其中的缘由,一来与骶髂关节紊乱的形态有关,如线性移位不容易发生,但角位移就不一定了;其次,不良姿势下人体重力的作用,以及剧烈运动时的冲击力,也时时考验着骶髂韧带的强度及骶髂关节的稳定性。

3. **压力**　重力与承重力的组合,或者说推动力与阻挡力的组合,构成了结构间的压力。压力与重力,或其推动力呈正比。在重力与承重力、推动力与阻挡力相等的情况下,结构间的压力处于稳定状态。

与压力相关的概念中,若受压结构是固体,如骨结构,则其刚度最为重要。若其刚度小于其所承受的压力,则受压结构将不再保持稳定,而将出现形态(破碎)的变化。

若受压结构是纤维软骨,如椎间盘,则在持续处于超出其正常承受能力的压力的情况下,纤维软骨(椎间盘)的结构退变便会发生。

在重力相等的情况下,受力面积的大小及应力部位的变化,可以决定受力部位所在结构是否可能存在受损伤的状况。

同样的压力作用于正常的承重结构部位,不会发生问题;但同样的压力作用于承重结构的非正常受力部位,问题就来了。坐骨结节滑囊炎不就是在坐骨结节承重部位出现移位的情况下发生的么?!

4. 肌肉拉力线与骨轴线 肌肉收缩时会产生一定的向心拉力(张力)。肌肉拉力线是肌束沿其收缩方向产生的张力线。

肌肉通常跨关节而附着于不同骨结构的两端,当其主动收缩时,肌肉向心收缩,会拉动其附着两端的骨结构向中间靠拢,因而其两端附着的骨结构均存在着向该肌肉中间(肌腹)方向移动的势能。此时肌肉的拉力线是从肌肉两端指向肌腹中间。

当某一骨结构发生特定方向的移动时,将会带动附着其上的肌肉向其相同的方向移动,因而在该肌肉另一端附着点位置不变的情况下,该肌肉就会发生张力的变化,此时肌肉拉力线的方向是由肌肉附着止点(不动点)指向肌肉附着起点(原发动点)方向;或者因其张力变化而拉动其另一附着端的骨结构发生移动,其最终肌肉张力的大小保持不变。此时肌肉拉力线方向也是由止点(继发动点)指向起点(原发动点)。

这种情况,就是在股骨内旋时,可以是骨盆位置不变,保持原有的前倾角状态(正常或仰角过大),也可以是骨盆前倾角过大,这两种不同状况的内在力学机制。

骨轴线即是长骨干的长轴线。力通常沿着骨轴线进行传递,因而骨轴线是力在躯干、肢体上传递的主要路径和方向。

下肢的长骨轴线,是胫骨长轴线与股骨长轴线的结合。由于股骨颈的存在,股骨长轴与胫骨长轴不在一条直线上而呈5°~7°的夹角,因而形成膝关节的170°~175°的生理性外翻角。

由于膝关节生理性外翻角的存在,以及胫骨8°~10°的正常外旋角度,使得髌骨的正常位置略呈外移的状态而非居中。

5. 张力 与拉力相关的概念中,软组织的张力显得尤其重要。

在平衡状态下,软组织所受的外来拉力与其内部的张力是一对大小相等、方向相反的作用力。

软组织两端附着点间的距离与方向变化,将直接导致软组织所受拉力的大小发生变化,进而引发软组织张力的改变。距离增大则张力增大而紧绷,距离减小则张力减小而弛张。

张力的概念与作为黏弹性材料的软组织密切相关。软组织黏滞性增大,则其张力增大。软组织流动性增大,则其张力减小。

在静息状态下,人体软组织有着保持较低恒定张力的趋势。

在软组织的张力概念下,当软组织被外力拉长时,需要明确的是张力承受的主体结构所在。

6. 扭转力和弯曲力　人体脏器组织在受到内外力作用时,若作用力的方向与该结构的轴线存在特定的角度与距离关系,又或者在该作用力发生的过程中还存在(或继发)着邻近结构对该结构的其他作用力,则根据具体情况,该作用力可表现为以下各种不同形式。

扭转力:作用力的方向为标的结构的切线方向;骨结构发生角位移时,附着其上的软组织会受力而发生扭转。软组织扭转力可使穿行于软组织之间的管道或通道发生扭转而阻塞。

弯曲力:力的方向与骨轴线垂直,作用力与存在一定距离的相反方向的阻挡力共同作用于骨结构的弯曲力,以致标的结构屈曲侧压力增大,伸展侧张力增大。在脊柱侧弯的结构分析中可以看到弯曲力的具体表现。只不过该处的弯曲力所导致的侧屈压力和伸展侧张力不是发生在同一骨结构上,而是主要出现在脊柱系统内的不同结构上。侧屈压力作用于屈侧的椎体和椎间盘部分,而伸展侧张力则主要表现在对侧(伸展侧)的椎旁小肌群上。

筋骨结构的平衡与失衡

人体筋骨结构出现力学紊乱的主要表现之一,是相关骨结构出现相对或绝对移位后,跨关节的重力线或承重力线或其他骨结构间的传导力线,在所跨关节处发生力线的不连续或转折,以致该局部或整体肢体结构的力学传递效率下降,进而导致该系统的力学稳定性下降,肢体结构失衡。

在肢体运动状态下,如果相关筋骨结构的位置及其作用力线发生异动,作为支点的关节原点位置将出现异常变化,筋骨系统协调关系受到影响,系统功能发生障碍,肢体运动范围便会减小、运动效率降低,甚或出现相关症状或疾病。

骨关节力学结构异常,则维系骨关节稳定与动力来源的软组织的力学状态必定随之发生变化,异常应力持续存在,软组织的急(慢)性损伤或异常退变将随着时间效应而不可避免地发生。

结构失衡与躯体失衡是两个不同的概念。

结构失衡是局部结构在其失衡关节处的力学传导性及关节稳定性被破坏，失衡关节需要关节内外跨关节软组织付出额外贡献才能重获稳定。

而躯体失衡，是指垂直穿过躯体重心的重力线超出肢体支撑面而导致躯体整体失稳的现象。

软组织的黏滞——流动现象理论

谁在限制骨的移动

手法正骨的过程，就是人为推动骨结构使之向特定方向被动移动的过程。能够顺利推动病理性移位的骨结构向正常位置归位，就有可能顺利达成正骨整复过程。

然而，从客观存在的正骨诊疗现状来看，移位的骨结构在手法作用下的被动移动过程有时却很难进行，其中的原因何在？

也就是说，骨结构在被动移动时，是什么因素在阻止、限制它移动？

通过运动生理、生物力学与解剖学知识，我们知道，肌腱、韧带和关节囊是覆盖、连接和制动关节的三个主要结构组织，它们对骨骼系统提供稳定和运动功能，对关节的正常运动有着重要作用。

1. **骨与关节的静态限制**　韧带和关节囊提供骨与骨的连接，增强关节及相邻骨结构之间的稳定性，并引导关节正常运动，防止关节过度屈伸及非生理性移动。

韧带是致密的结缔组织，有着较小的弹性与伸缩性。限制骨结构异常移动与控制其正常活动范围的主要结构正是韧带。

手法推动处于病理性移位的骨结构归复原位，其主要作用过程就是以技术性的方式解除或舒缓韧带及骨旁小肌群、关节囊等软组织对移位骨结构存在的异常限制作用。

骨结构发生病理性移位之后，相关肌纤维、筋膜、韧带等软组织均处于异常应力状态。异常应力长期存在，导致这些软组织的黏滞性异常增大而发生粘连，进而处于挛缩、僵硬的状态。

因此，只有在手法等医疗干预的情况下释放这些软组织的异常黏滞后，骨结构复位的过程才能正常展开。软组织张力状态的有效改善，是利于软组织结构与功能恢复的根本性条件。

从另一方面而言，我们也应该了解，骨结构发生异常移位后，其结构将处于不稳定的力学状态。局部软组织出现的粘连、僵硬与挛缩，对该移位的骨结构有着保持其稳定的积极作用。

在骨结构出现增生、肥大或骨赘形成时，骨结构的稳定性也将大大增加，因而其被推移的可能性及幅度将明显减小。如果相邻骨结构间出现骨性连接，如骨桥形成，则相邻骨结构间的相对移动将不再可能发生。

2. **骨与关节的动态限制** 肌腱连接肌肉和骨骼，把肌肉的收缩力传至骨骼，使骨结构以关节为原点发生杠杆运动，或保持身体的特定姿势。肌腱和肌肉组合成肌腱－肌肉单位，构成骨的动态限制结构。

肌腱－肌肉单位的起止点分别附着于跨关节、且有着一定距离的不同骨结构的两端，其收缩与弛张，直接影响着骨结构的位置与运动状态。

骨结构可能会随着骨骼肌的大幅、强力及持续收缩而发生一定程度的病理性移动，这样的状况在常态下也能逐渐发生。因此，肌肉收缩既是骨结构发生生理性杠杆运动的动力因素，也是骨结构发生病理性移位的重要力量来源，同时也是骨结构被动移动的限制力量之一。

3. **骨结构复位通道上邻近结构的阻挡** 在绝对移位的概念中，结构单元在以人体整体为参照的坐标系上位置的异常改变，表示该目标结构位移的发生。

在目标结构位移发生的过程中，由于结构间的连接关系，以及力的作用与传递效应，连接在目标结构移动方向的相反方向上的相邻固体结构，也有着极大的可能随之同时发生坐标位置的改变。

因此，目标结构要恢复到原本正常的生理位置，复位通道上起着阻挡作用的相邻结构亦必须被调移而归位。

4. **关节面的摩擦因素** 人体活动时，在构成关节的两个骨关节面之间，由于组织间液体增压对支撑关节负载和软骨润滑的重要贡献，关节面不断发生相对移动而没有任何阻碍，人体也不会感受到任何摩擦阻力。

在病理状态下，各种原因导致关节间隙狭窄、关节面之间摩擦力增大，关节面间液体增压作用减退以致软骨磨损而引发一系列关节炎性改变。

由于摩擦力与压力成正比关系，所以，如果我们能够降低患者异常增大的体重、改善或解除跨关节软组织的紧张挛缩状态、整复构成关节的骨结构的异常移位、增大关节间隙，则关节面之间的压力及关节间异常增大的摩擦力就可以趋向减小。

软组织的黏滞与流动现象理论

材料科学与生物力学研究表明，人体软组织属于黏弹性材料，具有流体和固体双重特性。黏滞性属于流体性质，是阻碍物体流动的特性，是肌肉筋膜韧带等软组织结构的生物力学特性之一。

黏滞与流动是一对相反、拮抗的物理特性。组织结构的黏滞性越大，其流动性就越小。软组织舒张、伸展的能力，即是其流动性的具体表现。而黏滞性将体现在软组织的挛缩、粘连、僵硬、弹性减弱等方面。

当软组织受到异常增大的应力刺激时，由于神经及免疫等反应的结果，会显著增大软组织受损伤局部与整体的黏滞度，进而导致胶原纤维挛缩、粘结，再加上局部分泌物及代谢产物的黏滞作用，软组织黏滞性便显著增大，流动程度减小。

而当以一个轻柔且慢速的力作用于软组织上时，由于其流变速度小，因而流变阻力小，可以在弹性变化小的情况下实现较大的流变，以最大效率地使原本处于黏滞性异常增大的软组织纤维进行重新排列，进而逐渐释放其胶质屏障，使黏滞体软组织出现应力松弛与蠕变效应而产生最大的流动性。

相反，如果以快速、较大的力作用在软组织上，反而会使软组织的刚性迅速增加，组织变形与载荷呈现出线性关系。快速增大的载荷会突破组织所能承受的最大屈服限度而使软组织结构被破坏。

骨结构被移动的过程，就是限制骨结构移动的软组织的异常黏滞屏障被释放的过程。所以，骨结构要得到顺利的被动移动以回归原位，手法操作过程就必须很好地顺应软组织黏滞与流动现象理论。这正是"东方柔性正骨"之"轻推慢移"技术特色得以实现的生物力学原理。

"东方柔性正骨疗法"在道家柔性理论指导下，以柔和、缓慢、均匀、深透的力，恰恰契合了软组织黏滞与流动现象理论具体的细节要求，使得异常挛缩粘连的软组织的黏滞性能够有机会得到最快及最大程度的释放。

移骨论筋

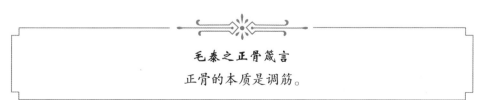

毛泰之正骨箴言
正骨的本质是调筋。

处于异常位置状态的骨结构被整复的实质,是解除骨移动的各项限制因素的过程。这些因素主要涉及黏滞性异常增大的韧带、肌肉、筋膜等相关软组织结构。

相关软组织及其结构链的异常黏滞性得到释放的程度,决定了骨移动复位的彻底性和稳定性。所以,正骨的本质是理筋,这是柔性正骨重要的核心理念之一。

筋骨相依。柔性正骨通过以骨带筋,或以他骨带筋再正目标骨等方法,在骨的被动移动过程中来促使软组织异常黏滞性的释放,因而在完成骨结构整复的同时也恢复了相关软组织的结构与功能状态。

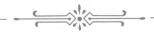

毛泰之正骨箴言

谈骨论筋是正道。

舍弃骨而专论筋者,核心缺失;只论骨而罔顾筋者,视野偏盲。

软组织的弹性伸缩与骨结构的假性滑移

软组织在被牵拉的过程中,存在着弹性伸缩和黏滞(胶质屏障)释放两个过程。

如果伴随手下骨结构滑移的是软组织的弹性伸缩,那么,在撤除手法作用力后,被推移的骨结构将很快回复到调整前的位置状态。这是骨结构的假性滑移现象。

而如果随着骨结构的被推移,相关软组织被伸张、并逐渐释放其异常的黏滞性,则此骨结构的复位将是稳定的。

手法操作时,将软组织推移并持续一定抻张时间的作用过程,就是使被抻张的软组织在起初的弹性牵伸后,继而发生黏滞释放。所以,保持一定的拉伸时间、等待,是使软组织异常黏滞释放趋向完全的重要步骤,也是手法推移骨结构移动结果稳定的窍要所在。

肌牵张反射理论

由神经支配的骨骼肌,受外力牵拉而伸长时,会发生反射效应,引起受牵拉的同一肌肉收缩,这就是骨骼肌的牵张反射。

肌肉等软组织内存在极小的本体感受器肌梭。肌梭是一种感受机械牵拉刺激或肌肉长度变化的特殊感受装置。肌梭有主要肌梭和次要肌梭两种。主要肌梭对肌肉长度改变的速度(动态反应)和实际拉长量敏感。次要肌梭只对肌肉实际长度变化(静态反应)敏感。

当肌肉受到外力牵拉时,肌梭内的感受装置受到牵张刺激而发放传入神经冲动,该神经冲动传至相应脊髓节段,引起支配同一肌肉的运动神经元的活动,再引起传出神经的兴奋,导致肌肉收缩。

柔性正骨或理筋手法以缓慢的速度间接或直接抻张肌筋膜,可以使对动态速度敏感的主要肌梭处于忽略状态而不受影响。尽可能避免对主要肌梭的刺激,肌肉便不会出现反射性收缩而限制肌筋膜的被动移动。

如果在操作过程中,避免使软组织纤维被过度拉长,则次要肌梭受刺激而反射的过程将不会发生。所以,随着骨结构的被移动,需要间断性地多次、重复进行手法的推动操作,并在推骨移动时,先将外表的皮肉推挤向相反的方向,然后再拿定并推移目标骨结构。这样就可以提供一个相对没有软组织异常牵拉力的骨结构移动空间,自然也就不会引起牵拉反射的发生。

肌牵张反射理论告诉我们,正骨手法在推动骨结构移动的过程中,如果骨结构是向着回复原位的方向移动,则此过程中处于异常牵拉状态的软组织会逐渐恢复其被强行拉长的状态而使其长度减小,而因黏滞而缩短的肌肉则会释放黏滞而逐渐恢复原有长度,故两方面都不会引起牵张反射。

骨结构移动的两种类型与三种模式

骨移动的两种类型

1. **滑移**　必须指出,大多数情况下的骨移位都是在不知不觉中发生的。

缓慢、持续、小力量的骨结构直接受力和 / 或软组织的牵拉,使得骨结构容易发生滑动式移位。

关节间有限的骨性限制结构、韧带为主的关节固定机制,以及关节面之间软骨、软骨盘、滑囊、滑液、骨间韧带等结构条件的存在使得骨结构可以在力学结构不平衡情况下发生以滑移、蠕动形式为主的位移。

骶髂关节的悬吊式连接方式、脏器的悬吊式固定,也决定了骶髂骨结构和脏器易于发生以滑移为主的位置改变。

2. 跳动 跳动是快速的移动。

于扳动式手法正骨而言,骨结构的跳动式复位,是移位的骨结构在病理极限位下被手法操作的长杠杆力撬动,或被手法强力冲击、推动,快速突破软组织的黏滞屏障而达至解剖极限位的过程。

处于病理位置状态的移位骨结构被快速推移所需要的能量,来自于强大的动能的转化。这个强大的动能是快速与强力的组合。

骨移动的三种模式

1. 速度模式 最常见的速度模式,是快速模式,即以快速的手法作用力,在反射机制启动之前,就已经迅速克服肌肉韧带对骨结构的限制力而达成移位骨结构的整复过程。快速扳动、高速冲压是典型的方式。

快速模式的安全操作,需要在力量大小与骨结构被动移动的幅度这两方面达成量化的完美组合。闪电般的瞬间,是胜利的欢笑还是灾难后果,赌场结局常常让人难以预料。

"一站、二看、再通过"慢速模式鲜少为业界探讨,"东方柔性正骨"的出现,将"轻推慢移"正骨模式正式引入骨伤学界的视野。

慢,并非代表效率不足。稳妥地接近可控的胜利成果,需要一颗修炼者的心。

速度与力量的多样组合,正是风格各异的技术流派形成的基础。

2. 力量模式 力量模式,于坊间流行的正骨技术而言,可细分为强力模式和巧力模式。

这里所言的强力、巧力,其实质均是落实在目标结构上的作用力大于肌肉韧带等软组织对骨结构移动的限制力。

强力、巧力的不同,只在于施术者发力之大小不同而已,其作用在目标结构上的力是同样强大的。施力者的发力大小,取决于有无借助特殊的工具或采用特别的方法。其中,长杠杆力的采用是常见的。

力量模式有效的原因,是力的征服效应。

然而,当作用到目标结构上的作用力超出该结构(包括相关骨性结构和韧带等软组织结构等)的最大屈服强度而达至屈服极限时,结构的破坏(断裂、破裂)就会发生。

因此,如何有效量化、控制手法作用力以保证其始终处于结构的屈服强度之内,是力量模式手法必须认真对待的首要问题。这也是所有徒手正骨疗法必须认真应对并妥善解决的安全性课题。

施术者主动性发力较小而目标结构被动性受力较大,被冠以巧力的长杠杆手法模式的背后,常常隐藏着难以控制的手法风险。

轻柔的正骨技术,示现出一种被忽略已久的特殊力量模式。

3. **和谐模式** 这是一种始终强调策略性的智慧模式。

尽可能减少手法操作的力对人体本体感受器的刺激,不引起肌肉韧带的反射性收缩与抵抗。在控制骨结构的软组织异常黏滞力顺利释放的情况下使骨结构被和谐地、缓慢地推移。

"东方柔性正骨疗法"推移骨结构的模式坚决反对强硬、暴力的操作,主张运用独特的柔性内力并以和谐的智慧模式进行操作。这是东方柔性正骨技术的不传之秘,是东方柔性正骨技术的核心要素。

由此,"东方柔性正骨技术"开始涉足于困扰手法医疗临床的特殊病患、特殊结构与特殊病情的骨移位相关疾病治疗的安全性、有效性等问题,并取得一定程度的进展。

筋骨结构的整体观

筋骨结构整体观的首要理念,是全身筋骨力学系统的整体性。这个局部与局部之间、局部与整体之间密切的力学关系,涉及肌肉骨骼系统的各个方面,我们可以从结构横向的多重层次及纵向的多级相应关系方面看到。

结构的多重横向层次,涉及筋骨结构的骨链、筋骨链和筋膜链三重结构链。这三重结构链纵向展开便构成了筋骨结构的多级关系。

这三重结构链在人体内外的纵横阖辟,把人体筋骨结构完整地统一起来,不可分割。

合理的筋骨架构系统,可以提供人体所有组织器官存在及发挥功能活动的有效空间。

筋骨结构正常位置与序列所提供的空间环境,也是维系人体神经、循环、运动等系统结构与功能正常发挥的重要条件。而软硬结构之间永远是紧密联系、相互影响的。软组织的正常功能状态,为骨架结构的稳定与活力提供了强有力的保障。

内脏器官的结构与功能状态的保持,不仅需要肌肉骨骼系统提供的特定空间环境支持,同时也需要功能良好的神经、血管、体液、淋巴等生理系统的共同支持与维系。

从客观表现出来的筋骨结构位置、序列及其应力状态，我们可以初步判断其肌肉骨骼系统力学结构的合理性，这个是我们正骨出手与否的重要依据之一。与异常力学结构有关的症状的发生及其缓剧状态，则取决于不合理状况被代偿或修补的程度，这也是出手与否的重要信号指标。

以中医学"天人合一"整体观而言，在我们当下探讨的人体筋骨生命现象以外，我们亦应当了解，人体身心之间、人与人之间、人与社会之间、人与自然之间等等关系的关联互动，不仅表现在有形的物质层面，更与无形的信息、能量密切联系。物质结构、身心状态、社会意识形态及其信息体、自然环境与地球场能，乃至宇宙信息等方面的认知及其复杂关系的探索，将把人体疾病与健康的研究推上一个新的高度。

第四章　手摸心会　辨构论治

"东方柔性正骨"的诊疗模式

骨伤手法医学各流派依据各自不同的医学认知及理念,对患者进行各具特色的手法诊疗活动。

各流派手法医疗的理念,既有涉及传统医学的,也有涉及现代医学的,更有对病因病机观点各异的特殊看法。手法医学诊疗模式的发展,既有趋向于深入发掘传统优秀医学的方向,更有希冀完全融入现代医学体系的模式,力求古今东西相结合亦为大势所趋、人心所向。

手法医学诊疗的出发点与主要对象可以是人体组织结构,如骨结构、脏器组织、血管、神经等,也可以是阴阳、表里、寒热、虚实等朴素的哲学性思辨素材与结果,更有经络腧穴系统,以及宇宙与人体全息信息的发现及探索,不一而足。

中医思辨模式下传统辨证的诊断结果,难以与针对有形结构进行操作的手法疗法相结合,这是传统中医推拿、中医正骨等手法医学发展的困境之一。八纲、气血津液、卫气营血等辨证方法及结果,无法对应地规范推拿与正骨操作的形式与内容,这不能不说是中医学的遗憾。

传统正骨疗法是以中医朴素的解剖认知为依据而施行的徒手医疗技术。

小儿推拿和循经点穴推拿,虽然都是在中医经络腧穴理论指导下的手法医疗技术,但这两者对经络腧穴的认知理论却是完全不同的。

不同医学系统的手法疗法由于其理论依据与作用目标、作用方式、作用过程均有不同,故其诊疗模式也就各有千秋。

柔性正骨"三辨论治"

"东方柔性正骨疗法"总诀言:"证构病辨,药辅手到。"

"东方柔性正骨疗法"依据临证需要及柔性正骨技术本身的特点,主张以"辨构论治"为核心,并与中医"辨证论治"、西医"辨病论治"相结合,通过"三辨论治"诊疗疾病。

1. **辨构论治** "辨构论治"是运用人体生物力学原理对构成人体的骨、软组织、脏器等物质结构的力学状态进行分析,发现紊乱的力学结构所在,从而诊断出疾病的力学结构性病因,然后采用相应的手法纠正之而达成治疗目标的一种诊断与治疗模式。

(1)"辨构论治"的内容:"东方柔性正骨疗法"从三个主要方向进行"辨构论治"。

首先是对构成人体筋骨系统的物质结构状态进行"辨构论治"。

人体筋骨系统,包括人体空间结构的构成系统和人体运动系统两个方面。

构成人体筋骨系统的物质,包括骨、软骨、椎间盘、肌肉、肌腱、韧带、筋膜等有形结构。对这些结构进行观察、分析,了解是否存在着形态及构成物质的变化异常;如骨折、畸形、变异、结构增生肥大、骨质被侵蚀破坏、骨结构坏死塌陷、骨质疏松、关节融合、软组织肿胀、撕裂、断裂,以及钙化、软骨化生、骨化等等,强调病理状态的实证及存在。当下的西医学在这个部分已经有了长足的进步和发展。

其次,是对组织器官所在之结构空间的力学状态进行观察与分析。筋骨结构的位置与序列状态变化对相应空间的形态、大小及稳定性等方面均会产生直接影响,并由于空间的变化而导致空间内组织器官的结构形态与功能发生异常。这个部分,是"东方柔性正骨疗法"辨构论治的主体内容之一。可能受影响的人体结构空间内的组织器官,将涉及人体几乎所有内脏器官与系统性功能结构。

筋骨架构本身的问题,包括结构的空间位置、骨结构序列(线位对合)、脊柱曲度、关节间压力大小与分布、软组织的分布及其张力状态等方面。而筋骨架构异常对结构空间的影响,涉及人体结构的通道空间和体腔空间两大方面。

这个部分,是传统骨伤手法医学重点研究与探索,并有机会发挥自身疗法特点的医学方向。

其三,是对人体运动系统的功能状态进行观察、分析,了解运动系统构成结构的力学状态与其功能状态之间的相互关系。强调结构系统的力学效能及其稳定性。

人体生物力学结构紊乱的证据,以症状为线索,借助手法触诊、体征表现与特殊试验检查、影像诊断等具体诊断方法而获得。

"辨构论治"对疾病或症状的深入分析与治疗过程,牢牢地抓住人体结构的生物力学理论、脊柱与神经病因理论等当代医学理论,通过望、闻、问、切等诊查手段,针对具体的结构对象与以物理性力学变化为主的病理过程进行观察、分析,把握住特定的大类手法适应病变具体的病因、过程与结果,并以手法的物理性力学作用整复之。

(2)"辨构"的方法特点:"辨构论治"诊断资料的收集,仍然是通过望、闻、问、切四诊来完成。四诊中,问诊是医疗诊断过程中的主体程序之一,正骨疗法也不例外。除此以外,"东方柔性正骨疗法"根据其所适应疾病的病理表现及其临床特点,重视通过望诊、切诊来采集患者体征资料。

在望诊方面,除了常规的望神态、望面色、望舌质舌苔、望体质、望皮肉筋骨病损状态等以外,还需要注意观察患者肢体的外表形态特点、行动时的肢体动态特点与其功能表现等,司外揣内,为"辨构"提供依据。

经验丰富的骨伤医师常常可以通过对被观察者(患者)进行上述方面的望诊观察,发现其特征性肢体形态与动作行为表现,进而得出相关病情的初步诊断印象。

《难经》曰:"望而知之谓之神。"注重并习惯于望诊观察,见微知著,是骨伤手法医师临床诊疗技能提升的重要方面。

尽管如此,强调"四诊合参"终究是临证诊疗的主导方向及客观要求。

切诊的主体,除了切脉诊查以外,在正骨疗法中,筋骨结构的手法触诊将是重要的、主体性的切诊内容。这个部分,在后面的"柔性正骨侧重的诊断方法"一节中将有详述。

(3)辨构与解剖:解剖是辨构的基础,但解剖不等同于辨构。

解剖描述的是静态的结构形态、分布及其位置关系,辨构观察的是动态的结构分布及其空间互动关系。辨构的主要内容除了涉及人体筋骨本身的物质结构之外,更是基于功能解剖学,深入探究筋骨力学结构对人体相关功能产生的生理与病理影响。

(4)同病异治与异病同治:同病异治与异病同治,是中医学"辨证论治"的临床特色之一。这一特色,在以"辨构论治"为特色的"东方柔性正骨疗法"中同样得到充分体现。

在临床上表现出来的、由中医或西医根据诊断资料所界定的同一种特定疾病,可能由于导致该疾病发生的、受异常力作用的筋骨结构不同,而使得手法整复治疗的主体对象有所不同。这是由该病证所涉及筋骨结构的多样性与复杂性决定的。这是"辨构论治"下的"同病异治"。

例如,同样是枕寰枢紊乱所致的颈源性眩晕,其异常力的来源,可以是从骨盆沿脊柱上行传来,也可能是头部外伤下传所致,症状及病发部位虽然相同,但所涉及的异常力学架构却完全不同,手法治疗的对象自然不同。

大量骨伤疾病的"辨构论治"观察结果表明,一种特定的筋骨结构状态异常,可由于受其作用与影响的空间内外结构不同、受影响的组织器官部位不同、受作用的程度不同,而表现出完全不同的临床症状与疾病。也就是说,尽管其临床表现不同,却均是由同一类型筋骨结构的生物力学异常所引发,因此,无论症状或疾病多么复杂,其治疗的主要方法及主体内容将基本相同。此即"异病同治"。

第3腰椎向前滑脱可能同时引发腰痛和膝部酸痛,严重者还可能同时导致腰椎管狭窄症。西医辨病虽然迥异,但其主要病因,均与滑脱的第3腰椎及其上下椎体序列及曲度异常有关。这些异常的筋骨力学结构或牵拉相关肌筋膜,或卡压特定神经,或卡压血管丛导致不同症状发生。异常的腰部筋骨架构得到调整改善,相关结构的病理状态解除,则其所致的几种继发疾病也将同时缓解或痊愈。

(5)"辨构论治"与"治未病":"辨构论治"的诊疗过程,是对人体局部与整体筋骨结构进行细致的观察与分析,在发现异常状态时,并其因果,及时予以相应的局部与整体调整。

诸多筋骨力学结构异常,每每因其状态轻浅,或者已被代偿,而尚未表现出可引发患者足够关注的症状与疾病。然而,这种状况,只是处于发病过程的初始或隐匿状态,并非无病的表达。随着人体病理状态的"蝴蝶效应",肉体与心理上的问题,终将被引发。

葛洪在《抱朴子》中说:"是以至人消未起之患,治未病之疾,医之于无事之前,不追之于既逝之后。"并同时指出:"治身养性,务谨其细,不可以小益为不平而不修,不可以小损为无伤而不防。"

"东方柔性正骨疗法"从人体生物力学角度出发,对筋骨结构状态进行分析并采取相关干预措施,使得因结构序列与结构所在空间状态发生异常变化而已经表现、或曾经表现、或即将表现、或尚未表现出来的症状与问题,都能够在一定程度上被客观地对待,因而在强调"辨构论治"的手法正骨医疗领域,预防医学之"治未病"与治疗医学之"治已病"得到有机结合,症状治疗与病因阻断同时受到重视。

一经发现筋骨结构存在力学状态异常，便是"东方柔性正骨"出手的时机，而不论这个异常有没有引发相关症状或疾病。如此，筋骨力学结构异常所可能引发的相关问题就会被消灭在摇篮之中。"治未病"贯彻于"东方柔性正骨"诊疗疾病的所有过程之中。

严格来说，"辨构论治"也是充分运用现代医学科学成就发展出的一种全新的诊疗理论与方法。

2. 辨病论治 "辨病论治"是根据诊断出的具体中西医学病名，全面、整体把握疾病性质和病程，并进行相应的治疗。

在"东方柔性正骨疗法"所适应的骨伤医学领域，由于中医筋骨病名宽泛、笼统，不利于对疾病的精准界定与整体把握，故我们主张采用西医学的病名概念，尽可能地进行精准化"辨病论治"。

西医学所界定的疾病病名，包含了特定疾病的相关症状、体征及其病因与病理机制。只是在西医学的疾病概念与病因病机分析中，尚缺乏骨结构病理性移位病因的全面、系统认知。因此，我们正好将"辨病论治"与"辨构论治"紧密结合，形成"东方柔性正骨疗法"诊断系统的初步框架。

在前述"东方柔性正骨疗法"对骨移位规律探索一节中，我们谈到骨关节退行性疾病、软组织急(慢)性损伤性疾病、脊柱相关疾病等大类"骨移位相关疾病"与骨结构病理性移位病因之间的关系，存在着一定的规律性。

也就是说，从西医学所界定的特定的肌肉骨骼疾病的概念出发，除了应该把握相关结构的病理变化结果以外，我们还应该发现与其相对应的骨移位病因及其规律，进而进行针对性治疗。

例如，我们在临床上发现，髌骨软化症(辨病)这一西医学所界定的特定疾病的发生发展，与导致髌股关节压力分布不均、关节软骨面受力部位改变、关节压力异常增大乃至股神经功能障碍(辨功能构)的骨盆仰角过大、足弓过高、胫骨外旋、髌骨外翻、膝关节中心前移、股四头肌张力过大、中上腰椎曲度及序列紊乱(辨物质构)等腰椎、骨盆及下肢生物力学状态异常有着密切关系。

根据上述"辨构"结果，进行针对性骨结构整复的"论治"后，髌骨软化症这一特定疾病将得到有效治疗，达成缓解或痊愈的临床目标。

由整个髌骨软化症的诊疗过程，我们可以看到，这个疾病的诊断是明确的，经得起重复性检验；辨构的过程也是明确的，经得起重复性检验；而论治的过程同样也是明确的，经得起重复性检验。髌骨软化症这一特定疾病的诊疗程序是经得起重复性检验的。

因此,"东方柔性正骨疗法"与西医学在这一特定疾病上的学术交流,是互通无碍、无缝接轨的。

这就是我们强调"辨病论治"的重要意义所在。

我们在"骨移位相关疾病"的临床诊疗中,均结合了这一"辨病论治"的方法,因而具有系统性。

3. 辨证论治　"辨证论治"是中医学诊治疾病的核心诊疗模式,是中医学辨识和治疗疾病所采用的基本法则。

"证"是指疾病在发展过程中某一阶段的病理概括,包括疾病的病因、部位、性质和邪正关系,反映了在疾病发展特定阶段病理变化的情况。

"辨证"是将望、闻、问、切四诊所收集的症状和体征等病情资料,通过综合分析,辨清疾病的原因、性质、部位和邪正关系,概括、判断为某种"证"的过程。"论治"是根据辨证结果,确定相应治疗方法。

"东方柔性正骨疗法"是中国传统骨伤医学体系中的疗法之一,因而在临证时,可以根据病情需要,采用中药疗法进行治疗,灵活运用"辨证论治"诊疗疾病。

临证时,若单凭手法暂时难以取效、或症状严重急需缓解、或病因复杂、或病情严重,则当以疾病疗愈为旨归,"辨证论治",遣方用药,或结合其他手段"杂合以治",多管齐下,共取速效。

辨构、辨证与辨病这三者的结合,可以使我们在传统与现代医学科学的范畴内,更真切地接近并揭示特定疾病的病因真相,更有效地设计治疗方案,从而对疾病的发生、发展及预后、转归有着更加全面、深入的控制与把握。

审症求因

治疗应针对病因,中、西诸家皆有此言。然而,此话好说,做到抛却主观、客观地深入现实却很难。清晰认知各种复杂疾病的病因真相不容易,而向病因真相无限接近,是医学科学发展过程中不会改变的永久性课题与方向。

"东方柔性正骨"强调"皮肉筋骨并血气,路路分明看仔细"。

中医讲辨证,自古以来对人体物质结构的忽视好似约定俗成,喂骨伤例外。盖因手法接骨上骱、合缝归槽时,不能不直面眼前骨、脉、筋、肉、皮之"五体"结构的现实。

直面现实的精神是骨伤学科进步、发展的基石,与中医主体面对疾病之思辨模式有所不同。见或不见,取实取虚,以自得为准。司外揣内之标榜,伸手取证各有千秋,故接近本源真相的路径与角度各异。

如痹证一类,于辨证可言风寒湿气杂至,于经络可讲气血阻滞闭塞,于结构可谈出槽错缝紊乱,于神经可说牵拉卡压障碍,于免疫更有敌我不辨异常……孰是孰非,虽莫衷一是,然因皆能取效于病患,故各执一言。而诸路病因,其因果先后可再辨之乎?

病理真相只有一个,认知却互不相同。不同的文化背景与不同的认知层次、不同的认知角度,以致解决问题的技术与方法千差万别。

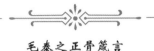

毛泰之正骨箴言

审症求因,莫衷一是。虚虚实实,勿别中西,但求本源真相。

在中医体系中,骨伤医学兼跨哲理思辨之辨证论治与结构解剖之辨构论治两大理法体系,成为东西兼通之独立医学专科。

中医看病都要先把把脉,西医看病都要先拿听诊器听听,中西医生们能否看病时都摸摸骨盆脊柱呢? 只要一伸手,便知有没有。这不是技术性的难题,而是医师们需要逾越的一道心理屏障。

病因的解析,如果跃然进入"道"的层次,则精神、性命之说便会立刻浮现出来。于此,人类疾病与痛苦的根本之因,也立刻会从"我执"之"贪、嗔、痴、慢、疑"诸"无明"处开始。其疗愈之法,也会因此而进入佛、道探索的域界。

由丹修之来处,复往而归之,是"先医身,后医心,终医性命"之"道医"对人体生命探索之终极使命所在。

观念变革:人体结构的"设计性原罪"

无论人类是"上帝"所造,或者是进化而来,一个客观存在的事实,是人类身体结构的脆弱性及其所伴发的普遍存在的异常退变现象。

依进化论观点而言,显而易见的遗憾,在于作为进化当事者的人类身体结构,显然没有继承四足动物普遍具有的那些优良的结构与功能方面。

如稳定灵活的四足结构、横置的无承重需要的脊柱、更小而轻的头颅等等。也就是说,进化的表现,应是基于原本优良的结构与功能基因保存上的进一步发展及优化。

因此,我们不禁要问,人类进化完善的过程以数十万年来计算,怎不堪以十年计的"安逸"生活方式带来的冲击?

　　从人体结构"进化"(或者说"设计")形成的结果中,我们不仅难以看到、享受到"进化"的优秀成果(除了脑组织以外),相反的,是人类不堪其独具特征且以之为傲的直立结构的困扰。

　　稍微思考一下就会发现,让脊柱同时具备保护(保护重要的中枢与周围神经结构)、承重(人体上半身完全由腰椎独立支撑、硕大的头部完全由颈椎独立支撑)、活动(人体前后弯腰、左右转身、侧身等活动以脊柱为主体承担)三项不可或缺、但却相互矛盾的重要功能于一身,显然不是明智之举。

　　上述三项功能,不仅相互之间得不到支持与强化,反而严重地相互影响、互相制约。

- 承重功能:需要脊柱的功能节段尽可能少而具备的稳定性。
- 保护功能:需要脊柱的功能节段尽可能少所提供的稳定性与高强度。
- 活动功能:需要脊柱的功能节段较多所提供的灵活性。

　　灵活性与稳定性是负相关,灵活性与保护强度也是负相关,只有稳定性与保护性才是正相关。同时承担三项俱全之重的人体脊柱结构显然存在着稳定与灵活之间难以避免、日益激化的矛盾,直立的人类不见得比四足动物横行的脊柱模型更为先进。

　　"上帝"造人也许是笑谈,可也不一定不是事实,渺小的人类尚难以知晓本来的面目。不过,多重关节链的垂直负重与横向运动模型,使得关节的失稳与异常退变成为必然。这是结构性原罪。只有在地球引力显著减小的假设性前提条件下,直立的人类方有可能活得自在。

　　如果将人体作为一项特殊的功能产品来看待,那么这样的产品就显而易见地存在着严重的"设计性"缺陷。

　　人体结构"设计性原罪"的探索性思考,只是一个医学思维模式拓展与突破的方向性提示,并非医学理论的描述与论证过程。其意义,是希望骨伤手法医学工作者们能够开阔视野、突破思维定式的局限,以有益于我们对人体肌肉骨骼系统退变及损伤性疾病病因的深入探讨和分析。

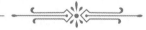

毛泰之正骨箴言

　　能够从对人体结构修修补补的观念,一跃而转换到企图爬上上帝的肩膀,看上帝是如何造人的,视野、风光绝对不一样。

孩提时期的嬉戏打闹、摸爬跌仆,即开始考验人体筋骨结构的牢固与稳定性。精巧的钟摆毕竟只是观赏品,人类的躯体架构则要经受人类自己无穷无尽的折腾。

柔性正骨侧重的诊断方法

精细化立体触诊

手法触诊是骨伤临床上运用最多的诊断技术之一。

在缺乏影像资料支持的情况下,结合四诊分析,手法触诊成为正骨医疗的基本前提和首要依据。"肌肤筋骨有厚薄刚柔之异"(孙思邈《大医精诚》),手法触诊,司外以揣内,这是传统中医学重要的诊断原理与方法的具体表现之一。

《医宗金鉴·正骨心法要旨》曰:"故必素知其体相,识其部位。"能够精确地了解骨与相关结构的位置、形态、序列与功能状态,是手法正骨能否达到精准、有效的保障。

手法触诊,民间以"手摸""手听""手看"概括之。"手摸""手听""手看"是手法触诊能力进阶于不同层次的形象表达。

手摸,是医者以手触摸患者肢体关节,感知患者肢体局部与整体的筋骨结构状态,为疾病诊疗提供有效证据。

手听,是医者以手触摸患者肢体关节,感知患者肢体局部软硬结构在动态活动过程中的功能状态、软组织的张力变化以及发出的声响动静,并以此为依据判断局部结构可能存在的病理变化特点与状态。

手看,是手法触诊的高层境界。医者闭目冥心,法眼洞明。以手触之,不以目视,而以神会,用心感之,手下之患者局部与整体结构历历如在目。

因此,触诊水平往往会直接影响诊疗结果,甚至在一定程度上决定了手法诊疗水平。

手下摸到了什么,摸出了怎样的结构状态,识了位置,知了体相,才能采取相应的手法进行整复,并能把握整复的进程和结果。如果对筋骨结构的状态不能手摸心会,手法正骨就无法保证其安全性,更奢谈整复的准确性与高效性。

毛泰之正骨箴言

手法触诊的美妙,如同浮潜。从水面上看,一片汪洋无边,而当你埋下头来时,眼前却是一个绚丽多彩的缤纷世界。

1. **触诊强调立体化**　人体表面可触摸的骨性标志,只是所在骨结构非常小的尖端或突出部分,其相对庞大的骨体深藏在皮肉之下。

如同水面下的冰山一般,露出水面的部分永远只是冰山的一角。要想真切地把握冰山真实的整体面貌,还需要努力地向下探寻。

尽可能全面、完整地收集有效的证据是侦破迷案的可靠前提,盲人摸象的故事在手法医学领域不能重演。

在每一位患者就诊时,其局部与整体软硬结构的相对与绝对位置状态,均应细诊详察。目标结构体三轴六合状态的立体化、精细化诊查,更应从观念到技术层面、从理论到临床实践上具体落实,并成为手法临床的诊疗常规。

手法触诊的技术理念,必须从局部、二维、平面性的结构观察,提升至三维立体的视野水平。

手法触诊的立体化,不仅包括了触诊当下目标结构立体的空间状态,更推而衍之,涵盖了在过去、现在及将来等不同时间相下,结构随时间变化的概念。我们探讨筋骨结构退变在时间上的蝴蝶效应,重视这一过程,是对病情发生、发展及预后、转归的整体性把握,这是手法诊疗技术进阶的必然要求。

强调立体化触诊、强调观察骨与相关结构的力学联系,并由此延伸、拓展对病情审视的视野,这是"东方柔性正骨疗法"于传统与现代医学之林中安身立命的无上法宝。

2. **触诊强调精细化**　精细化触诊是手法技术进步与提升的必由之路。结构局部的触诊讲究精细化,软硬结构整体的触诊同样强调精细化。

"东方柔性正骨疗法"所言的精细化,并非是要追究手法深入至人体分子或者粒子等微观水平上的作用,而是在宏观、大体的器官水平上强调的精细与精确。

精工细作,强调触诊与整复过程的精细化管理,是现代管理科学中"细节决定成败"论在骨伤手法医学领域中的具体运用。

精细化触诊,是在结构立体化观念基础上更进一步的技术性诊断要求。针对目标结构的各个体面,逐一进行可能的精细触诊,以获取尽可能精确、细致、全面的结构状态资讯,是对结构空间的生理病理状态进行精确分析的可靠保障。

只有实现了精细化触诊,才可能有精细化正骨技术的存在与运用。

临证时,我们常会发现,内在结构的真实状态往往被表面僵硬的软组织所遮蔽。故欲探触真相,必须解除外在的掩盖。

而达到高度精细化的触诊水平,仅靠常态的触摸显然是不够的。

"东方柔性正骨疗法"借用内丹工夫中"返观内照"的方法,目的就是强化触诊的实力与水平。以"心"的感知力,来提高手下触觉感受器的敏感度。

所以,除了刻苦练习、熟以生巧以外,还要有技术性的方法,才能达成深化的触诊能力及水平。

3. 触诊强调动静态互参　静态触诊观察的主要内容,是标的结构的外部形态及其位置状态;动态触诊强调对标的结构与其连接结构及相邻结构之间关系状态的观察,也就是强调对标的结构正常活动能力的观察与了解。

与标的骨结构相联系的结构,主要指附着在标的骨结构上的肌肉、筋膜、关节囊、韧带、肌腱等软组织,以及与其相邻的平行走行结构。标的骨结构的活动能力与这些邻接组织的结构与功能状态有着直接的关系。

标的骨结构与相邻骨结构构成关节,因此,该关节的结构与功能状态直接决定了标的骨结构的主动与被动活动能力。

通常对标的骨结构的动态触诊,是在患肢的主动及被动活动过程中对其活动能力、活动范围等功能状态进行触诊评估。"东方柔性正骨疗法"对标的骨结构的触诊,除了常规采用静态触诊以外,特别强调动态触诊,尤其是在被动动态过程中进行观察。

动态触诊的过程,仍然是在强调立体化与精细化的状态下进行。

4. 触诊强调整体性　在临床诊疗过程中,除了需要对导致症状发生的单一标的结构进行动、静态结合的精细化、立体化触诊以外,还要以症状所在结构为中心和出发点,对相关联的软硬结构进行相应的触诊检查。这也是触诊工作的常规内容之一。

我们知道,人体结构与结构之间存在着广泛、复杂的相互联系。这种联系既有物理性的,也有化学性的,更有复杂未知的特定的生物性联系。正是这些错综复杂、密不可分的相互联系,使得人体成为一个有机的整体而能展开复杂的生命活动。手法正骨疗法所触及的主体,只是人体生命活动中相对单纯的结构间由于力的存在而发生的物理性联系。

人体骨与骨之间由于力学关系而形成的骨链、软组织与软组织之间形成的筋链、骨与软组织之间形成的筋骨链等等,均是手法正骨疗法需要去研究、关注的人体力学结构系统。人体筋骨结构间普遍存在着的力学关联性,构成了人体结构的整体性,或称整体性力学结构。

人体颈椎、胸椎、腰椎和骶尾椎共同构成了脊柱这一整体性骨结构链条。

脊柱系统内外的韧带、椎周肌群等软组织与脊椎骨又共同构成了脊柱的筋骨链。

脊柱系统内外的不同软组织结构之间,由于存在着密切的结构性联系而构成了筋链。

这些系统内任一结构的空间力学状态如果发生变化,都会不同程度地直接或间接影响该系统内的其他结构,进而发生相关生理或病理作用。

因此,对与主要症状或目标结构密切相关的其他软硬结构进行具有逻辑性的系统诊查,可以从局部与全局的整体性关系角度了解相关资讯,以利于病因病机的分析、治疗方案的设计与实施,以及对预后转归的有效把握。

对疾病的认识到哪里、诊断分析到哪里,手法治疗的内容、对象就会深入到哪里。

医疗诊断技术进步的过程,就是向着揭示疾病真相的方向无限靠拢的过程。

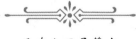

毛泰之正骨箴言
手法正骨,非精细化不能洞察秋毫,非整体观难以明悉奥妙。
放眼整体,更得秋毫。

人类特定疾病病因的发现与治疗,与从宏观到中观再到微观逐级深入的不同层次高科技技术能力之间不是呈正比关系的。依赖高科技设备深入分子乃至粒子水平的技术不一定就是解决特定疾病的最优选技术。

在宏观大体水平上运作的手法正骨疗法,如果其所揭示的骨结构病理性移位是肌肉骨骼退变性疾病背后的病因真相,那么该手法正骨技术就应该是诊疗该类疾病最合适的医学疗法。

骨结构触诊

骨结构触诊是指通过动、静态的方法触摸骨结构的形态、位置、序列及其与相关结构联接状态的过程。

1. 骨结构触诊的基本手法

(1)摸法:《医宗金鉴》云:"摸者,用手细细摸其所伤之处,或骨断、骨碎、骨歪、骨整、骨软、骨硬、筋强、筋柔、筋歪、筋正、筋断、筋走、筋粗、筋翻、筋寒、筋热,以及表里虚实,并所患之新旧也。先摸其或为跌扑,或为错闪,或为打撞,然后依法治之。"

摸法亦称触摸法、触诊法,是临床触诊的主要方法之一。通过触摸可了解损伤和病变的具体部位及病损处的病理变化,如有无压痛、畸形、肿胀、摩擦感,皮肤温度、软硬度有无改变,有无波动征,有无异常活动,以及相关软硬结构的位置及序列状态等等。触摸法往往在诊断程序中最先使用,然后在此基础上根据具体情况选用其他检查方法。

操作时,常以拇、食、中三指或其中两指或一指置于欲检查部位,稍加按压之力,细细触摸。若有皮肉外伤,触诊范围可先由周围或远端开始,逐渐移向伤处;若无体表皮肉损伤,则可直接下手于病灶部位,由表及里,由局部逐渐扩大到周围、再到相应整体。用力大小以柔为纲,视部位及局部状态而定。触摸时形与神俱,细心体会掌指之下的感觉,故云"手摸心会"。

(2)扪法:扪,从手从门,是面的概念。

在《医宗金鉴·正骨心法要旨》中记载的扪法,其原意为筋的触诊方法:"筋之弛纵、卷挛、翻转、离合,虽在肉里,以手扪之,自悉其情。"

在临床实践中,将此手掌扪诊的方法灵活运用于骨结构的静态及动态触诊,可以取得良好效应。

在"东方柔性正骨"技术体系中,掌扪法是用手掌或掌指面在由多个骨结构构成的标的结构面上进行静态的轻柔扪诊;或在扪的同时,以一定力量推挤或掌压局部骨结构,以在动态状态下感知掌下软硬结构位置序列及其连接状态。

肋笼的全手掌指扪诊,即是静态扪诊法的具体运用之一。

在扪下去时,伴随着从两侧相对推挤肋笼,可以在一定程度上感知肋笼骨结构间的连接状态。

脊椎的掌扪触诊技术,可以经由单个棘突的点或多个棘突的线面的施压来觉察各个脊椎及其附属结构分散外力的能力,包括椎间韧带的状态、椎间盘的结构与功能状态、关节面的硬化状态,以及掌下脊椎间的相对活动能力等资讯。

如果一味地只是去摸骨性标志,没有深化触诊的意识,没有去了解更多结构资讯的概念及要求,触诊技术就永远上不了台阶,手指下的奇妙世界也就永远被深藏而难为人知。

2. 骨结构触诊的基本技巧 闭眼静心操作。

触诊手要温暖,力量要轻柔,触诊接触面勿锐要宽,便于充分发挥手指的感触知能力。

从触摸体表骨性标志开始,沿骨结构的突起线(骨嵴)和边缘线逐渐展开。由点及线、由线及面、由面及体。尽可能深入骨结构体的立体大部乃至全貌。

触诊时,对触摸到的异常结构或出现异常反应的部位,应尽可能摸清该异常部位的解剖层次所在及其空间位置状态、形态(点状、线状、条索状、块状或卵圆状、面状等)及大小范围与边界状态、性状特点(局部冷热、软硬质地、表面光滑或凸凹不平、喜按或拒按、是否可移动,以及推移时有无发出声响等)。

手法轻柔和缓,以不引发或加重患者疼痛不适、患者乐于接受为基本标准,强调手法触诊操作的亲和性。

通常情况下,手法操作应尽可能避开人体敏感的隐私部位。

3. 骨结构的静态立体触诊

(1)触诊内容

1)摸骨结构的空间位置及序列状态

- 摸骨的形态:突起、凹陷、畸形、肥大增生、瘦小、碎裂等。
- 摸骨的位置:居中或相对与绝对移位、三轴六合状态。
- 摸骨的排列状态:摸骨间隙,摸前后、左右、上下骨排列对合与对称的情况,以及特定骨结构排列形成的曲度状态。

2)摸骨结构的病理状态

- 摸压痛:根据压痛的部位、范围及程度来判断损伤的性质;根据直接压痛或间接压痛判断骨折或筋伤。
- 摸肤温:摸肤温冷热,可提示有无感染、寒热情况及血液循环状况等资讯。
- 摸异常活动:提示有无骨折或韧带断裂以及骨移位状态。
- 摸弹性固定:判断关节脱位。
- 摸肿胀、肿块:肿胀部位及其范围大小;肿块软硬质地、形状特点、大小范围、边界如何、表面光滑粗糙情况、是否可移动等。

(2)骨结构触诊的常用方法

静态触诊脊柱胸腰段之手指夹持循摸法:

患者体位:站立位或俯卧位或坐位。

触诊目标:以胸、腰椎为主的脊柱结构、序列及曲度状态。

不同体位下的脊柱触诊方法:

患者坐位:医者站立于患者左(或右)侧,以右手(或左手)食中指夹持棘突两旁,手指尖向下,从上至下、从下至上触诊从胸椎到腰骶椎的棘突序列状态,用食中指的指腹感知椎体双侧横突的状态。同时医者稍俯身,头部置于患者脊柱轴线正上方,眼睛从上向下观察触诊的手指在脊柱线上胸腰段走行的方向状态,以观察脊柱生理曲度及侧弯的状况。

患者站立位:医者站或坐于患者身后,以右手(或左手)食中指夹持患者棘突,手指尖向上,从上向下反复触诊患者胸腰段棘突的序列状况,并用食中指的指腹感知双侧脊椎横突的状况。

患者俯卧位:医者立于患者身侧,用右手(或左手)食中指夹持患者棘突,从上向下反复触诊患者胸腰段棘突的序列状况,并用食中指的指腹感知双侧脊椎横突的状况。

夹持触摸棘突之手指,可以是单手手指,也可以是双手手指;可以是食、中两指,也可以是食、中、无名三指。若采用单手之食、中、无名三指触诊,则中指置于棘突之上,以食指和无名指夹持棘突两侧,三指共同感知棘突序列。具体方法,均可根据需要进行选择。

上述触诊法是临床上各家正骨疗法通用的胸、腰椎静态触诊方法之一。若要进一步获取脊柱的立体结构状态,还需要结合肋笼触诊、腰椎推触横突触诊及骶椎触诊等方法,综合互参。

临床常用的人体各部骨结构触诊的基本体位及方法详见各章。

4. 骨结构的动态触诊 动态触诊是针对关节结构进行的触诊活动,是在患肢进行主动或被动活动过程中触诊关节结构,以了解关节结构状态、功能活动能力及活动范围的过程。

(1)动态触诊的内容:动态触诊的内容包括关节间隙大小、关节活动范围、活动受阻的方向与角度、活动时发生疼痛的特定范围及方向、动态过程中关节内外异常的声响动静,以及活动时关节内结构的异常动态。

肢体关节活动受限与否,是动态触诊的首要内容之一。活动时所表现出来的病理屏障,来自相关椎(骨)间关系的异常,涉及相关软硬结构,包括骨结构的位置、关节对位对线、关节结构、关节间压力及关节内外软组织张力等异常状态。

患者肢体关节在进行动态活动时,局部结构可能发出一定的声响动静。常见的声响动静有骨摩擦音、韧带摩擦音、韧带弹响声、钙化组织的摩擦音等。

　　活动时关节内外结构出现的异常动态,有黏滞、绞锁、滑移、跳动、疼痛阻滞、弛张等具体表现。

　　(2)动态关节触诊方法

　　主动动态触诊法:患者在医者指示下主动活动肢体,医者以掌指触摸相应关节或病灶局部,在观察、测量患者肢体运动幅度范围的同时,体察内在结构及其运动与联接的状态。这是肢体运动功能检查与触诊的结合法。

　　被动动态触诊法:除了在正常生理活动方向上活动范围的检查以外,“东方柔性正骨疗法”在临证时,常采用关节“动态推摇”的被动动态触诊的方法对肢体关节的活动与连接状态进行检查。

　　方法一:患者处于松静状态,医者以一手扶握患肢关节部,一手把持患肢远端,摇动或推动或环转运动患者肢体或局部结构使之发生被动运动,以观察相关关节结构及其运动与联接的状态。

　　方法二:患者处于松静状态,医者采用短杠杆指推法,直接推动标的骨结构,以观察标的结构的活动能力及其与周围结构的关系状态。

　　临床常用的人体各关节动态触诊的基本体位及方法详见各章。

　　(3)诊断手法“动态触诊法”与正骨手法“动态指推法”(“推摇法”)的区别:两者在技术操作上基本相同,只是手法操作的目标侧重点不一样。

　　“动态触诊法”操作的重点,是感知关节的运动部位及其状态;而“动态指推法”(“推摇法”)的操作重点是在触诊感知的基础上,顺势主动发力推摇,纠正骨移位及关节面的不良对合状态,并调理跨关节软组织,达成筋骨整复的双重目标。

病理性骨移位方向判断的通则

　　病理性骨移位方向判断的通则——以常衡变。

　　即以健侧肢体正常状态下的筋骨结构、位置及其功能状态为参照,将处于异常结构、位置与功能状态的肢体在动、静状态下与之进行比较,进而了解、判断患侧肢体异常的结构与功能状况。

　　以常衡变是传统中医学重要的诊断原理与方法之一。

　　1. 肢体主动与被动运动范围检查　反映出肢体关节部肌肉、筋膜、关节囊等软组织、骨关节结构以及相关神经的功能状态,为进一步的病变部位及病因诊断指引方向。

(1)转动不及:肢体转动受限,肢体运动及转动的幅度显著小于正常活动范围而转不到正常位置,为转动不及。

转动不及的方向,即是骨结构需要调整加强的方向。如肢体向左转受限,则肢体内的骨结构的病理性旋移方向是反向的,即向右侧错位旋转了。再如髋关节(股骨)外旋不及且大腿根部内侧出现疼痛症状,影像资料常显示该髋关节无物质结构性异常表现,而常有股骨异常内旋的表现,手法正骨应向外旋方向转动股骨至正常位置。

(2)转动太过:肢体转动幅度过大,肢体运动及转动幅度超出正常范围,为转动太过。常伴有相应局部疼痛不适。

转动太过而引起疼痛,则需要向转动减少的方向调整骨结构。如上臂内旋过多时会引发肱骨内上髁部疼痛,则应将肱骨向外旋转,以减小肱骨内旋角位移。

若骨移位太多以致关节半脱位或脱位,则应慎察相关神经之功能状态,以及相关韧带或关节囊之结构状态。如肩关节习惯性脱位,常于肱骨旋转至一定角度后发生,诊疗时除了需要针对肩关节囊的撕裂进行检查和修补以外,还需要检查并调整颈椎的序列与曲度状态。

发生病理性移位的骨结构转动太过与不及,可以从骨结构发生移位的不同具体表现上进行判断。

2. 与正常标准状态下骨结构位置与序列状态比较 症状侧为患侧,无症状侧为健侧。进行患侧肢体活动范围与健侧肢体活动范围的比较,以健侧为标准判断患侧病理性移位的可能状态。

骨结构病理性移位方向判断的难点,在于存在失代偿与代偿情况的不同。失代偿时,移位状态直接显露,且常伴发不适症状,易于直观判断;但在代偿情况下,移位状态往往被掩藏、转化,症状表现不明显或无症状,若非抓住本质,则判断不易。

同一种病理表现,在代偿与失代偿不同状况下,骨结构移位方向可能是完全相反的。

3. 不同体位下触诊结果互参 把在不同体位下针对同一骨结构进行触诊的结果进行对比。

无论采用何种体位,患者均应保持体位姿态的端正、自然。

不同体位下相关肢体的功能状态显然会有所不同。而不同功能状态下的骨结构的位置状态会有趋向于功能表现的代偿性改变。因而在不同体位下,同一骨结构的位置及序列状态可能会有显著不同。

如骨盆在坐位(半功能位)、卧位(自然位)和站立位(功能位)下,其功能状态各有不同。因而在不同体位下,骨盆的位置状态将可能有着明显差异。

故触诊时,对于同一骨结构的位置状态分析,应多体位互参。

4. **与关联结构的位置状态进行比较** 从结构相应与不应的角度对关联结构的位置状态进行考察,以判断标的结构相应的位置状态正常与否。

如通过观察肩胛骨的位置状态,可以提示锁骨位置状态是否正常。

软组织触诊

软组织触诊是指通过摸或扪的方法,在静态或动态状态下,对标的软组织结构的形态、位置及其力学状态、疼痛反应点、皮肤温度等方面进行触诊检查,以收集诊断所需要的体征资料。

1. **触诊目标** 筋膜、肌肉、肌腱、韧带、神经、血管、脏器等软组织结构。

2. **触诊内容** 软组织结构的各种可能的病理状态,如压痛、异常肤温及软组织的肿胀、僵硬、挛缩、条索、结节、钙化、软骨化生、紧绷、萎缩、弛张、翻转等病理状态。

3. **软组织触诊基本技巧** 触诊手法一定要温柔和缓。手要暖、力量轻柔,手指接触面勿锐要宽,以不引发或加重患者疼痛不适、患者乐于接受为基本标准,强调手法触诊操作的亲和性。

从具有异常表现的软组织局部开始,沿软组织的张力线(肌肉拉力线)和边缘线逐渐展开。由点及线、由线及面、由面及体,由浅入深。尽可能深入软组织结构的立体大部乃至全貌。

触诊时,对触摸到的异常结构或出现异常反应的部位,应尽可能摸清该异常部位的解剖层次所在及其空间位置状态、形态(点状、线状、条索状、块状或卵圆状、面状等)及大小范围与边界状态、性状特点(局部冷热、软硬质地、表面光滑或凸凹不平、喜按或拒按、是否可移动,以及推移时有无发出声响等)及其起止附着结构等。

一般情况下,手法操作尽可能避开人体敏感的隐私部位。

动、静态互参可以显著提高触诊效率。

4. **软组织动态触诊** 是在有目的地主动或被动活动患肢局部与整体情况下,使目标软组织被牵张或松弛,以触摸、观察其结构状态、位置状态、应力大小与方向及其异常动态反应的过程。

"东方柔性正骨"具有自己独到特色的软组织动态触诊,是在活动肢体、轻推慢移骨结构或掌压骨结构时,感知被牵拉的软组织或关节内外相关软组织的黏滞性及其活动能力。

异常动态包括僵硬、粘连(较大的黏滞性)、绞锁、紧绷、弹响、疼痛阻滞、痿软弛张等软组织的结构及功能的异常状态。

"东方柔性正骨疗法"以骨架结构为中心的五个触诊层次

首先,是能感知不动如山的骨结构及其空间立体状态。

从只能触摸出棘突、肩胛冈等体表显在的点性、线性骨性标志,逐渐训练到能够触摸出骨结构的局部与整体的立体状态,对骨结构局部与整体不同部位的位置状态都能精细把握。但是,对骨结构的病理性移动状态尚没有概念。

第二层,可以感知骨结构被调整移动前后的变化结果。能够通过触诊感知手法调整前后,目标骨结构的空间位置状态及其区别。尚难以感知其间的变化过程。

第三层,能感知骨结构移动的动态过程。能够清晰地感知骨结构在手法力作用下的运动轨迹、运动距离及其动态过程。

第四层,可以感知骨结构移动的过程细节及其周围软组织相应的移动(活动)变化状态。第四层的重点是对骨与软组织之间互动过程的感知,可以对具体过程细节了解与把握。

最后一层,是感知骨结构移动时,力在直接连接结构及多重链接结构之间逐节传递的过程细节与力结构变化的状态和结果。

动静皆了然于心,动静皆由于心。当此境界,即可迈入手法正骨世界的自由王国。

触诊能力的逐层进步,即是触诊技能的进阶标准与过程。

上述触诊的内容,包括静态触诊及动态触诊。

影像放射学检查

侧重关注人体结构的生物力学状态

影像放射学检查可以直观地了解人体筋骨物质结构的生理病理状态,是骨伤科临床常用的检查、诊断手段之一。

手法正骨疗法运用影像诊断的目的,主要有以下几个方面:

- 了解疾病部位、类型、性质、范围、程度等病情资讯。
- 直观了解相关器官组织的物质结构状态。
- 深入了解软硬结构局部与整体的力学状态。
- 排除非适应病症。

以 X 线、CT、MRI 等为主的骨伤科常用影像检查技术,能够带给我们肉眼看不到、手指触摸不到的人体内在结构的真实、细致的状态资料,是当代手法正骨疗法不可或缺的重要检查手段。

尤其是涉及骨移位相关疾病时,可以为人体结构的生物力学分析提供重要资讯。

如:第 5 腰椎横突异常宽大与腰骶力学失衡之间的关系;韧带钙化与局部力学结构失稳的关系;椎管内良性占位性结构对脊髓、神经根移动能力的限制影响等等。

影像诊断水平的提升

- 多种类型(X 线 /MRI/CT、核医学、造影、超声波等)、多角度(正侧斜位、横截面、冠状面、矢状面、立体成像)影像放射学检查资料的综合分析。
- 组织结构本身形态、结构的生理病理状态分析。
- 局部与整体的力学结构分析。
- 从平面影像推测立体的结构状态。
- 把握生物力学变化与结构退变之间的关系及规律,从静止的画面推测出结构动态的过去、现在与将来,以对疾病的发生发展及预后转归进行有效把握。

手法触诊与影像诊断互参

影像资料是明确病情的有效证明文件,是手法操作的重要依据之一。患者病情千变万化,隔着筋骨皮肉,再好的触诊功夫,也难以清楚了解深在体内的人体结构状况,更不用说椎管内的情况。对于恶性肿瘤、结核等严重侵蚀性、占位性病变,或者骨折等病理状态,在直观的影像证据显示下将无所遁形。

对于危急重病患者,影像资料是手法操作能否实施的主要依据。没有客观的影像资料,很难避免手法源性医疗事故的发生。因此,医师自我保护的有效方法,是必须在看到影像资料并进行疾病性质与病情的分析诊断后,再决定是否和如何实施手法操作。很多经验丰富的老骨伤手法医师,都为自己定下一个严苛的规矩——不见片子不动手,目的不仅在于准确诊断、提高手法治疗效果,更重要的是对手法医疗事故的有效管控,力争手法正骨低风险、零事故。

一般情况下,对于没有影像检查资料的慢性病患者,可以通过动、静态触诊与特殊检查来发现和排除可能存在的恶性病理改变,也可以采用柔性手法循序渐进地操作。如果在过程中发现问题,随时可以停止治疗转而进行必要的检查,或者转诊送医。

所以,骨伤手法医疗工作者,要善于运用先进的检验科技成果,为手法临床的准确诊断、提高疗效与减少风险、保护自身提供可靠的保证。切不可妄自逞能,自酿苦酒而害人害己。

辨构论治的诊断定位

四大诊断定位

根据症状、体征及实验室理化检查、病理组织检查、影像检查等病情资讯,可以判断疾病的病因、性质、病位与病势,鉴别手法适应与非适应病症。这是医学诊疗的通用规律,手法疗法同样也是如此。判断为手法适应病症,则进入手法诊疗程序的下一个环节。非手法适应病症,则转送相应医疗专科诊疗。

1. 病因与病性定位

(1)大类疾病性质判断:中医学认知的病因,可分为六淫、戾气、疫毒等外感病因,七情、饮食、劳倦等内伤杂病病因,外伤、医源性、药毒性疾病病因,以及瘀血、痰饮、结石等病理产物致病病因等四大类。

在肌肉骨骼系统疾病中,感染性疾病、化学性疾病、发育性疾病、先天性疾病、代谢性疾病、恶性侵蚀性疾病等等特定性质疾病由于有着明确的致病因素而可以进行疾病性质的诊断归类。

外伤与劳损性疾病由于有着明确的外伤及劳损病史,病因清晰明了,故其疾病性质相对容易判断。在外伤性疾病中,可能涉及复杂、严重的骨折、脱位及组织器官创伤,需要多方面医疗资源的配合,单纯的手法正骨疗法难以独自应对。

从生物力学角度而言,人体力学结构紊乱性病因,可能涉及多种复杂的内伤、外感、外伤等综合性因素,而尤以外伤、劳倦等因素所导致的人体骨结构病理性移位现象最为明显。

(2)骨移位相关疾病判断:通过手法精细化、立体化触诊及影像检查,结合辨病论治及手法医疗临床经验,我们发现,肌肉骨骼系统的退行性疾病、神经压迫综合征及许多临床上不易明确病因来源的非特异性疾病(如慢性软组织疼痛综合征),都直接或间接与相关骨结构的病理性移位有关,因而归属于骨移位相关疾病范畴,属于手法正骨疗法的适应病证。

2. 病变部位定位

(1)骨与关节定位:从主诉症状的发生部位及相关体征表现,结合临床影像放射学检查,我们不难分析出病变所涉及的局部主要骨结构与相关关节部位。

从"作用力会在人体内在结构间传变"的概念认知上,我们可以了解,"东方柔性正骨疗法"对骨与关节的定位分析,有着自己特定的指导思想与判断方法。骨与关节定位的主从所在,会在局部与整体关系上落实。

因此,骨与关节的病变部位定位,既有着直接导致症状发生的前台定位,更有着着力推动与促进前台表现的后台界定。由此,病变部位的定位,在局部与整体结构之间,便会形成一个链条式的定位格局。

(2)软组织定位:从患者主诉的疼痛部位所在及局部软组织的性状触诊所及,我们很快就可以找到疼痛所在的软组织部位。然而,疼痛表现所在的局部软组织可能并非就是受损伤或病因的原发部位,疼痛的病因也可能涉及组织破坏或组织生理功能紊乱等不同状况。因此,我们必须对症状表现的性质以及可能导致该症状发生的病因进行深入的分析判断,如撕裂痛、牵涉痛、放射痛等不同性质的疼痛于局部软组织定位而言,显然有着完全不同的意义。

(3)神经功能评估与定位:人体肌肉骨骼系统疾病常常伴随着相关周围神经功能的异常表现。

周围神经的感觉神经和运动神经的根、干、丛及其分支、末梢循行分布所在的空间环境状态,与相关肢体症状密切相关。由此,我们可以根据症状所在部位所分布的神经皮节进行神经定位,可以根据脊柱单侧和/或两侧压痛体征进行神经根定位,也可以根据症状所在脏器的神经分布进行神经定位。

当然,在神经根、干、分支所循行经过的通道处进行触诊,也常常可以发现可能导致神经功能障碍的结构性关隘狭窄处的异常空间状态,因此,我们可以根据该处所通过的神经进行定位。

在临床上，我们还可以根据症状特点进行相应神经功能的检查评估，进而发现功能障碍的相关神经，直接进行神经定位。

3. 病势定位　病势定位涉及对疾病急缓病情、病情传变及其预后、转归的分析判断。

疾病的急性发作、急性损伤与慢性劳损、慢性迁延不愈显然在病情与病程上有着明显的区别，在治疗方法上同样有着显著的不同。急性腰扭伤与慢性腰肌劳损，前者急则治其标，以辨构正骨、舒筋止痛为主；后者缓则治其本，以辨构正骨、疏通气血为要。

《伤寒论》六经辨证，强调对疾病传变过程的关注与有效调控，强调对病势的把握。

骨伤医学对待暴力损伤性疾病，在筋骨损伤（骨折）的早期、中期与末期，治疗原则与方法是完全不同的。早期强调活血祛瘀，消肿止痛及接骨整复；中期注重和营生新，接骨续筋；末期主张调补气血，补益肝肾。因而对病情、病势的把握更加注重。

病情向愈与病势恶化，治疗资源的调度运用自不相同。

4. 病因链定位

（1）病因链诊断：在疾病性质定位的诊断基础上，根据主要症状、病变部位、体征及检查结果，判断疾病发生的直接病因。并由此病因，分析导致该病因发生的病因。此多重病因的分析，即是病因链诊断。

病因链诊断能够追本溯源，不断探寻病因的病因，从而在特定领域达成"深度之本"与"现实之标"兼顾并治。病因链诊断是实现治病求本、整体性诊疗的重要诊断方法。

（2）病因链诊断程序

- 根据症状、体征及相应检查结果进行疾病的初级病因诊断定位。
- 根据初级病因诊断结果进行导致初级病因发生的二级病因诊断定位。
- 根据二级诊断结果进行导致该病因发生的更深一级病因诊断定位。以至于形成三级或三级以上病因链诊断。

【病案】

陈某，男，54 岁。

主诉：左侧腰痛伴前俯活动受限 1 周。

现病史：患者 1 周前进行高尔夫球运动后出现剧烈腰痛，活动受限，卧床休息稍有缓解。最近半年右大腿及右膝关节酸痛，遇阴雨天症状加重。

检查:腰部局部无红肿热痛,左侧第 3 腰椎横突尖部压痛(+),压痛点周围软组织肿胀并有痛性结节。腰椎整体性逆时针旋转伴向右侧弯,右髂前上错位并骨盆整体逆时针旋移。膝关节及大腿部无明显异常。

病因链诊断:

- 初级诊断定位:腰三横突综合征,腰神经压迫综合征。
- 二级诊断定位:腰椎小关节紊乱综合征。
- 三级诊断定位:骨盆旋移综合征。
- 四级诊断:不当高尔夫球运动。

诊断性治疗

诊断性治疗是临床常用的诊断方法之一,是医师根据其对患者病情可能的诊断结果来进行试探性治疗,然后再根据试探性治疗的疗效表现来反推、验证诊断的正确性的方法。

- 诊断结果犹豫不决时,可进行诊断性治疗,以明确诊断。
- 选择可能的诊断结果之一进行诊断性治疗。
- 根据诊断性治疗的结果判断诊断的正确性。

如:某患者腰痛,疼痛部位在单侧髂嵴缘上下,局部无异常。在医师难以清晰判断该侧髂骨移位类型的情况下,可以假设患侧髂骨向某方向移位(如向前上移位),然后针对该假设,进行相反方向(即向后下方向)的正骨整复。手法整复完毕后或在进行过程中,了解患者疼痛症状变化的情况。如果原有的疼痛症状明显加重,则该假设性判断结果不对,应再次进行诊断评估;若疼痛症状明显减轻乃至消失,则表示该假设性诊断正确。

多病杂烩一身

一人同时身患多种疾病,在当下的今天,是临床常见的状况,不足为奇。治疗时自当分清证候与病因,分别治之。

在颈肩腰腿疾患的诊疗中,临床亦常见多种疾病或症状兼得一身。尤其是老年患者,表现尤为显著。如腰痛、膝痛并臂痛、头痛者,或腕痛、肘痛又腰痛、腿痛者,或腰、臀、项背、头痛又足跟、膝前痛者,五花八门,不一而足。此类看似非单纯、典型之杂烩状况,于手法诊疗之要言之,不仅在结构相关之概念方面层次明晰并融会贯通,更能在诊疗上分别循病因之链而辨构、辨病、辨证治之,以至于得心应手。

强调每次手法治疗前的诊断

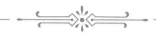

毛泰之正骨箴言

病人依旧,结构序列常新。

人体脊柱或四肢骨关节退行性疾病的手法诊疗,因于病情诸因素,很多情况下不是一蹴而就的,往往需要持续进行一段时间的疗程治疗。

在每次治疗前后及不同的治疗阶段,患者的症状与相关筋骨结构的生物力学状态会出现不同程度的变化。不仅主要症状会有改变,有时可能还会有一些新的状况出现。这就要求骨伤手法医师在每次治疗之前,都必须认真做好患者的四诊检查,尤其是局部与整体结构的触诊检查,重新对患者相关结构的功能状态进行"辨构"评估,分析筋骨结构状态变或不变的原因,为后面的针对性"论治"提供依据。不可不问状况,如保健推拿一般,一成不变、机械地采取同一操作程序和方法进行重复性治疗。

第五章　透筋挪骨　轻推慢移

东方柔性正骨技术

基本操作要领

由于"静态指推法"是"东方柔性正骨疗法"的基本与核心技术,故本节内容以"静态指推法"为例,介绍"东方柔性正骨"技术的基本操作要领。

"动态指推法"(即"推摇法")及"掌压法"等其他柔性正骨手法的具体操作要领将在相应章节介绍。

1. 手法操作的部位与方向

(1)操作手的操作部位:"静态指推法"以全手部位调骨。手掌、大小鱼际、指间关节、指背、指腹等部位皆可根据具体情况灵活运用。

操作手指则以食指、中指、拇指为主,可单指操作。如果单指力量不够,也可根据发力需要相邻两指相并(并指)或相叠(叠指)施术,亦可用另外一只手的手指根据需要叠压在发力手指的指背上,加强力量辅助发力。

单指操作时,指间关节呈稍屈曲状态,切不可反张。并指时,可拇、食指并指,也可食、中指并指。叠指则常用中指叠加于食指上,以增强及稳定食指的指推力量。

(2)标的结构被作用部位:患者骨结构的被作用部位,以能达成操作目标需要及下手易得者为准。下手易得者,以容易着力、施力的骨突标志或最接近体表的骨结构点面部位为主。

(3)矫正力的施发方向:施力方向的依据如下。

- "反者道之动",根据辨构诊断结果反其道而推之。
- 利用结构特点相互作用。横向推摇,斜向抻挤。

- 长短杠杆力、多点力的协同方向。
- 使关节面分离的方向。

上述矫正力的施发方向虽然各有说法,总体则以"手法天成"为原则,"自然而然"地进行手法操作。

2. **医患体位** 患者体位选择:患者卧位(俯卧、仰卧、侧卧)、正坐、站立均可,根据患者病情、体质、患病部位、调整目标、环境条件等具体情况选择最佳适应体位。

孕妇、行动严重受限者、婴儿、老年人等不同人群,结合病情,其最佳适应体位的选择各有不同。

患者体位选择原则:

- 能让患者身心状态保持轻松、稳定,感觉舒适。
- 被调整的肢体结构四周尽可能少有外力的阻碍。
- 方便医者施行手法操作。

坐姿体位:基本同"正襟危坐"式。患者正坐于高低合适之无靠背方凳上,双脚自然分开同肩宽,躯体正直。双手掌向下,自然置于同侧大腿根部,手指自然放松并拢,双手指尖相向,腋、肘自然撑开。

俯卧体位:患者俯卧于治疗床上,躯体平直。双脚自然分开同肩宽,双脚尖向内,足背向下自然平贴于床面。双手臂自然向床边两侧伸开,上臂与躯体呈80°~90°角,屈肘放松,前臂及手自然于床边垂下。

医者体位选择:医者身居患者身后或身旁,或立或坐,依患者之体位及操作要求而相应选择。

医者体位选择原则:

- 利于自身肢体处于良好、稳定的状态。
- 顺手,方便手法操作。
- 正人不伤己。能尽可能保持自身骨架中正,减少躯体的扭转、弯伏,避免容易导致自身肢体疲劳、软组织受损伤及骨结构发生移位的体位姿态。

在具体操作时,若患者处于坐位,则医者可根据所调患者部位,或站、或正坐于患者身后或后外侧。

若患者处于俯卧位时,医者站立于床边或床前、或床后,医者单侧大腿或双大腿贴于床沿,以利于身体稳定及发力操作。

临床上医患体位的选择,应根据实际需要灵活变通,总以稳妥为准。

"东方柔性正骨"的发力,属于"内力"的发力方式,若医者体位姿势不正,则容易损己伤身,导致自身的筋骨结构变形、移位。

在临证实践中,医者应该特别重视调整自身体位,尽可能端正肢体,或以左右对称体位交互操作,并形成良好的习惯。

其实,所有正骨技法,都应重视这个问题。不良姿势、体位极易对施术者自身健康造成的不利影响,我们常常可以在某些同行身上看到。

武术训练中尤其重视功架,其目的就是要在稳定、灵活、利于发力进行技击的同时,于己无虞。这个状况与原理,同样适用于手法正骨。

许多传统正骨门派将武术功架训练及练功纳入正骨技术体系中,除了使医者形成良好的姿势与用力习惯,并使医者自身的体格强健以外,同时也可在练功的过程中纠正医者自身筋骨架构的异常状态。

3. 柔性手法基本操作技巧

(1)短杠杆直接操作:对患者全身各骨结构位置状态的触诊与调整干预,均直接以其骨结构本身作为手法诊疗操作的标的物,短杠杆直接操作。

手法操作时,可充分利用刚性结构本体上的短杠杆与长杠杆相对概念,选用骨结构上便于手法操作及利用杠杆原理的着力部位作为施发力点,以提高手法操作的效率。

例如,可选用距离骶髂关节稍远些的骨盆外侧的髂峰部位,作为手法发力的直接受力部位来调整、纠正同侧髂骨移位,而不是首选距离骶髂关节很近的髂后上棘处发力。

杠杆力的选用应注意骨结构的旋转中心(关节)部位,以及与此关节原点有一定距离(力臂)的部位点。

(2)身心融入,闭目操作:柔性正骨总诀开篇即言"闭目冥心,回光朗照",要求在排除杂念、安静身心、闭目凝神、回光照察的身心状态下进行手法操作。

"载营魄抱一""专气致柔"的特殊身心状态,是"东方柔性正骨"技术实现的必要身心条件。

从六根六识角度而言,眼、耳、鼻、舌、身、意六根与视觉、听觉、嗅觉、味觉、触觉及意识六识是人体感官的基本生理结构及功能。关闭六根,阻断外来因素刺激,进入静定、空灵的状态则有利于人体生命气机的发生、发展,因而有利于修炼进步,成为佛道修行诸法的主体内容。

于"东方柔性正骨"而言,如果我们主动闭上眼睛,只以一念关注、感知和调移患者筋骨结构,则在没有外界光线、声音、气味和滋味干扰的情况下,我们的视觉、听觉、嗅觉和味觉没有被诱发进入功能状态,则我们的触觉能力将会敏锐起来,身心更容易进入到患者的筋骨结构中去。

因此,在闭眼状态中进行手法操作,不仅有利于柔性正骨技术的顺利展开并达成筋骨调整的目标,促进正骨水平的提升,更将正骨诊疗直接转化、升华为修养、修持的过程。

在《庄子·养生主》中,庄子讲了一个"庖丁解牛"的寓言故事。故事中庖丁释刀对曰:"臣之所好者,道也,进乎技矣。始臣之解牛之时,所见无非牛者。三年之后,未尝见全牛也。方今之时,臣以神遇而不以目视,官知止而神欲行。依乎天理,批大郤,导大窾,因其固然。技经肯綮之未尝,而况大軱乎?"

"东方柔性正骨"视人体筋骨结构,亦如庖丁"以神遇而不以目视""官知止而神欲行",则搭手之处,手感劲力直透骨上,移骨动筋,皮肉无碍矣。

操作者的"心"与手能否"深入"到患者筋骨结构中去,全在睁眼、闭眼之间。

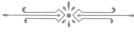

毛泰之正骨箴言

睁眼观窍,视物明理而昭朗于外;闭眼观妙,神气活现而昭彻于内。

内外昭昭,法眼洞明。

闭上眼,宁静而舒缓地调移患者的软硬结构,形神兼备。这样的操作过程与状态,是"东方柔性正骨"施术时特有的内在身心状态与外在操作的表现形式。

当然,并不是说在柔性正骨操作过程中每一位操作者都必须闭眼操作。已经有一定经验的操作者,在睁眼情况下,也是可以完成柔性正骨操作目标的。只不过,越是经验丰富的操作者,往往就越会自然而然地进入闭目冥心的操作状态。

(3)力轻质柔,轻推慢移:力轻质柔、轻推慢移,是"东方柔性正骨"手法操作的具体要求。

"静态指推法"操作的力度,仅以百克及个位千克计算,通常较大的力也不过 3~5kg。

"轻推慢移"的技术概括,是浪漫情怀与刻苦实践的结合。掌指之下的操作过程,通常会是施术者更为辛苦的发力过程与患者没有明显感觉两个截然不同方向之间的渐行靠拢,这是"轻推慢移"之"功夫"炼成的现实途径。

发力轻柔,着力却要实在。貌似简单的动作与目标,却如攀登千层塔楼,脚踏之下,除了"知行合一"躬行实践,少有捷径可寻。

"动态指推法"由于借助患者肢体被动活动时的动能和势能顺势发力,故其力量比"静态指推法"更轻。"掌压法"力度可稍大,20kg 以内。

发力松活,柔韧、和缓、均匀、持续、深透。

(4)短暂的持续施力:操作过程中貌似停滞的持续施力,是柔性正骨手法操作的又一具体要求。

每次施力的持续时间通常在 10 秒以内,故显短暂。10 秒的时间又非转瞬而过,故称持续。反复操作几次,即可感知骨结构移动的状态或软组织黏滞的抻展释放过程。

持续施力的时间不可过长。如果在施力过程中骨结构没有移动迹象,则需要检查自己意与力的状态,看看手法力量是过大或是轻飘,注意力是否已经集中,意与力的结合是否过于执着? 如果骨结构已经移动,又是否移动距离太长而刺激肌梭引发了反射?

黏弹性材料黏滞屏障的释放是需要时间过程的。极快速施力对软组织的作用,要么是黏滞释放不到位,无法做到彻底;要么就可能对软组织产生结构性破坏。

(5)指下在发力过程中对势能向动能转化过程的观察:骨结构发生病理性移位后,尤其是新近发生的骨移位,多存在一定的复位势能。

这个势能,有两方面的具体表现形式。

一方面,是在骨结构位置发生异动后,附着在骨结构上的肌肉、韧带及关节囊张力异常增大所形成的弹性回归趋势及能力。从关节脱臼的整复过程中,我们可以很清楚地看到并利用这一点。

在指推法或掌压法操作过程中,我们的掌指之下,也常会感知到这个势能发生作用时的弹跳复位过程并听到"咔"的复位声音。这个声音与在扳动手法中听到的"咔"的声音是不完全相同的。扳动时听到的声音,多数是脊柱的椎间韧带在很短的时间内快速被牵拉所发出的声音。

移位骨结构复位势能的大小,与结构失衡程度呈正相关,与结构的代偿性变化进程呈负相关。代偿结构形成的进程,就是复位势能减弱的过程。代偿过程完成后,失衡结构的复位势能也随之消失,结构的稳定性处于代偿状态下的最优状态。

另外一方面,是操作者手力的推动势能。这个推动的势能,在转化为目标结构的移动动能过程中,会有一个短暂的、逐渐发生的时间过程,需要稍加等待。这个转化的本质,是软组织异常黏滞屏障(黏滞势能)的逐渐释放。

"推随互应"之"悦动相邀",是《易》学意境下对移位骨结构被推移过程的情境描述。"推"是将势能转化为动能,"随"是势能的保持与动能的跟进。"悦(兑)"(上卦)、"动(震)"(下卦)共同构成"随"卦,而"悦""动"之间,交互感应为主导,"感而遂通"。

(6)离而后动:操作时,在关节面稍被分离的情况下推移目标结构,可使调移效率明显提高。

离的过程,有时是为标的结构被推移创造条件,有时又直接是手法操作的目的结果。

(7)多点协同,目标集中:操作时需要从较多的着力点同时下手,力点虽分散,但多点协同,内力作用目标明确、集中。接触和发力既要全面体察局部软硬结构状态的变化,又要使内力有效作用于目标结构。

手法过程强调操作协同。在用力方向上注意同向协同与反向协同。

患者肢体摆放时,可选择有利于手法操作的整体与局部肢体体位。

医患之间可以采用主动与被动运动相协同的办法,借力施力,如主动推与被动带的配合、主动推与患者在限制体位下的主动或被动运动等。

(8)分层次精细化操作:除了立体性之外,精细化操作是东方柔性正骨技术与其他正骨技术比较之下的优势能力。当然,对结构的立体性认知,可以为操作的精细化提供条件。

(9)规避反射:规避软组织的牵张反射有利于调移、推动骨结构过程的顺利进行。

具体操作时,用力轻柔、松活,避免拿捏、握持之力过大引起牵张反射。同时可先向骨结构调整方向相反的方向挪移体表的皮肉,再拿住或吸定标的骨结构向目标方向调移。

(10)强调策略性整复规划:筹谋的过程,是以轻柔力量实现整复骨移位的重要前提之一。《孙子兵法》曰"上兵伐谋",医家与兵家,法有不同,理无二致。

具体而言,是在手法诊疗程序的设计与实施过程中,充分重视并运用筋骨各结构之间的相互关系与联动规律,同时注意避免联动阻碍。这种结构间关系规律的把握,需要我们从生理与病理双方面来认知。

后面"程序法诀"章节所介绍和强调的内容,就是这种策略性与系统性整复设计及操作过程的具体且现实的表现。

(11)"手法天成":"东方柔性正骨疗法"反对机械、呆板地学习手法技术,认为"生活经验"是人类对日常生活事务规律的睿智观察与总结,手法正骨操作与日常其他事物一样有着共同的规律,人们可以从"生活经验"出发来认知、理解手法技术的原理和方法,"依乎天理",并以此指导手法操作。

(12)放眼整体,更得秋毫:手法施力过程中,力求把握目标与周围结构的动态关系及移动结果,兼顾骨、肌肉及深浅筋膜的合理却不同步的同时移动。

静心体验观察,发现筋与筋、骨与骨、筋与骨之间力学关系的异常与不和谐状态,进而调骨送筋以纠正之。

手下局部的状态清晰明了,上下结构间的相应与不相应关系把握于胸,应手不效也难。

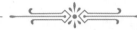

毛泰之正骨箴言

手法力量从轻柔中论,手法施力从缓缓中行。

手法作用从细细中说,透筋挪骨于有意无意中得。

"随风潜入夜,润物细无声",杜甫的《春夜喜雨》诗句正好用来形容东方柔性正骨手法移骨整复于有意无意之间的意境,动静皆得,形神俱妙。

指推技术系列

"东方柔性正骨"之"指推技术系列"包括"静态指推法""动态指推法""整体结构形变手法"和"摸骨整复"技术。

1. **静态指推法**　"静态指推法"是医者运用手指,以轻柔之力来推动患者移位的目标骨结构,使之发生被动移动而达成手法操作目标的手法系列技术。

医者操作部位及患者被作用部位如本章前节所述。

指推口诀:

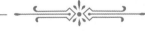

明师玄示指推诀,轻推慢移称绝学;

挪骨无须金刚送,柔筋哪堪大力劫。

纤纤玉指缓缓进,斤斤傲骨徐徐归;

抟精凝神回光照,雄关漫道悠悠越。

操作方法：在指推口诀、柔性正骨技术特征及基本操作要领的指导下，以医者的单手或双手手指，轻柔地直接推移患者的目标骨结构使之被动蠕动、滑移，达成相关软硬结构整复归位的操作目标。图5-1、图5-2展示的为指推腰椎手法。

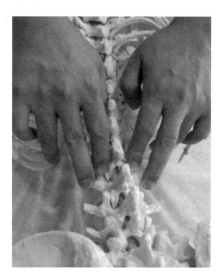

图5-1 指推腰椎手法示意

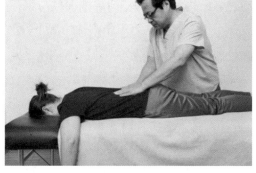

图5-2 指推腰椎

各骨结构具体的指推操作手法详见相应各章节。

验证指标：是否掌握并能有效运用指推法，有明确的验证指标。

掌握初期，可以手法前后标的骨结构位置状态发生变化为准。即在手法操作之前，触诊标的骨结构的位置状态，然后行手法。手法结束后，再行触诊，检查标的骨结构的位置状态。若手法前后骨结构位置发生改变，则手法之移骨效用已实。

在熟练运用期，应以明确感知标的骨结构在手法力作用下被动蠕动的过程及结果为佳。

静态指推技术最能考验操作者的手上功夫。

"静态指推法"之"皮外骨拿提手法"："皮外骨拿提手法"是"静态指推法"技术项下的一种具体技术。因其操作时主要运用"拿""提"的手法，与以"推""按"为主的常规指推法稍有不同，故单列。

本手法是医者以操作手的手指透过患者皮下组织拿捏住需调移之骨结构的远端，在不增加相关软组织张力的情况下，以柔缓之力拿提目标骨结构牵移至目标位置的整复方法。

"皮外骨拿提手法"在柔性正骨体系中有着重要的地位,是《医宗金鉴》正骨八法之拿、提法的综合运用,是实现柔性正骨四大程序法诀之"撤"字法诀的主要技法之一,故又可称之为"牵撤法"。

医者操作部位:双手(操作手和辅助手)掌指。

患者被操作部位:肢体体表可触摸到的骨突、骨干、骨板等容易着力的目标骨结构部位。

操作方法:医者以操作手的手指,透过患者皮下骨上之软组织,拿捏住需移动之骨结构的远端;辅助手把握住与目标骨结构相邻的近端骨结构或肢体,然后在不增加周围软组织张力的情况下,操作手以柔缓之力拿提目标骨结构移动至目标位置的整复方法(图5-3,图5-4)。

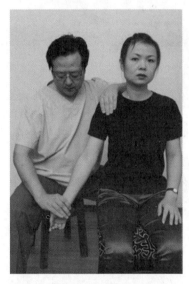

图5-3 拿提尺桡骨远端,使尺桡骨同时向远端滑移归位

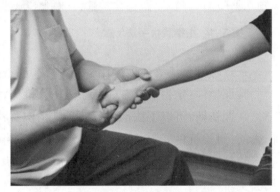

图5-4 拿提第4掌骨向远端挪移归位

不增加周围软组织张力的方法:在拿捏住骨结构之前,先将患者被拿捏部皮肉向骨移动的相反方向推挤,然后再拿捏住骨结构,则当拿提骨结构滑移时,不会增大局部软组织的张力而引起局部肢体的牵张反射。周围软组织为不需要进行手法调整的正常软组织。

人工牵拉、牵引肢体的方法,自古及今在骨伤临床上多有运用,且西医骨科有穿针带骨的骨牵引技术。"东方柔性正骨"强调的骨肉分离、骨动肉不动的人工皮外骨拿提手法,与西医骨牵引在作用原理及目标上有着一致性,只是实现的途径及方法不同。

2. 动态指推法 "动态指推法"是在患者局部关节处于被动运动状态下的指推法,又称"推摇法"。

《黄帝内经》曰:"动摇则应和,尽得其情。"

医者操作手为拇指、食指和中指或手掌指,辅助手通常为另一手的手掌指。

患者被作用部位:患者颈椎、胸椎、腰椎、肋笼、骨盆、肩、肘、腕、掌、指,以及髋、膝、踝、足等全身各大、小关节部位。

操作方法:医者双手协同操作,以辅助手把握或扶握住相应肢体远端,运用长杠杆力以一定幅度横向或斜向或环转推摇所扶握的骨结构,以带动患处的目标关节部骨结构发生被动运动。同时,操作手以拇指、食中指或全掌从两侧以短杠杆力轻柔顶推病灶局部错位的目标骨结构,使其借推、摇结合之局部针对性推动力、关节被推摇活动时关节间软组织的被动牵拉力,以及关节结构的解剖屏障或在推摇时人为制造的阻挡屏障等反作用力,诸力协同,达成移位骨结构的整复目标。

在目标骨结构发生被动运动时,处于张力异常状态的相关软组织也同时受到被动牵拉,进而释放其异常增大的黏滞性,在不同程度上逐渐恢复其原有结构及功能状态。

在进行躯体关节推摇时,可以双手从两侧同时协同发力,从左、右方向上横向推摇,如俯卧位或坐位推摇肋笼;或在前、后方向上进行推摇,如坐位推摇骨盆。

推摇口诀:

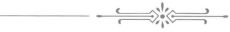

> 横推竖摇,合缝归槽;骨动筋伸,长短相照。

操作原理:若目标骨结构的解剖位置发生病理性移动,该骨结构所在关节的对合状态就会出现病理性变化,该关节内外的韧带、肌筋膜、滑膜、肌肉等软组织便可能处于异常张力状态,或挛缩,或被拉伸,或受卡压,或弛张,以致关节正常活动范围受到阻碍而出现关节活动的病理屏障。

手法操作过程中,操作手所施加的推动力,直接在病灶局部作用于发生移位骨结构,与远端辅助手引发的以该错位关节为原点的杠杆运动相配合,使该关节发生被动开合的往复运动及关节面之间的推挤、碰撞活动。

在骨结构的往复运动过程中,处于异常状态的关节内外软组织,将逐渐释放其异常黏滞的胶质屏障。

目标骨关节在手法所施加的推动力或阻挡力、关节面之间推挤碰撞之力及跨关节软组织牵拉力等综合性力的作用下,逐渐复归原有解剖位置。

除此以外,颈椎及胸椎关节突关节的对合状态也可能在手法力的作用下发生变化,进而引起颈椎或胸椎的整体长度改变而出现曲度的变化。

动态指推(推摇)系列:只要是方便手法操作的人体关节部位,不论是单关节还是多个关节构成的关节系统,均可以运用"动态指推法"("推摇法")来整复相关骨移位。

脊柱躯干的颈椎、胸椎、肋椎关节、腰椎、骶髂关节、肩胛胸壁关节,上肢的肩关节、肘关节、腕关节、掌指关节、指间关节,下肢的髋关节、膝关节、踝关节、跗跖关节、跖趾关节、趾间关节等各关节推摇法共同构成"东方柔性正骨疗法"指推技术系列之动态指推(推摇)系列(图5-5~图5-8)。

各关节"动态指推法"("推摇法")的具体操持方法及医患体位,可参阅相关章节中的具体内容。

"动态指推法"("推摇法")最能检验操作者对结构对象的觉知与把握。

特别说明:骨关节的推摇手法原本没有什么特异性可言,广为手法人士松动关节所用。区别在于推摇手法操作的指导思路、运用水平及手下触诊能力。

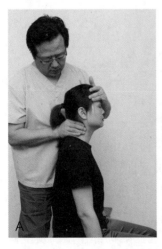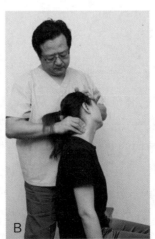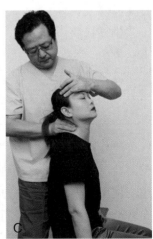

图5-5　颈部推摇法的单向连续操作过程

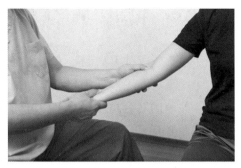

图 5-6　肘部推摇法

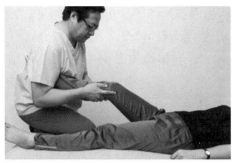

图 5-7　膝部推摇法

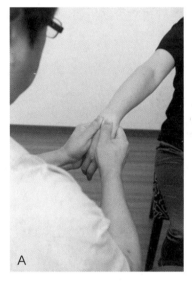

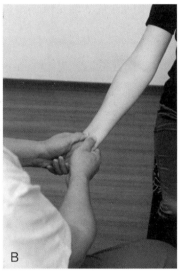

图 5-8　腕部推摇过程

　　如中医推拿手法中的摇抖法,其实就是推摇技术的不同表现形式。只是操作者在手法操作前后对所摇抖的目标骨结构移位状态的了解程度不同,对骨结构在摇抖过程中可能和实际发生的变化主动把握的层次有异而已。

　　由于传统推拿手法从软组织下手,重点在经络穴位上做功,而通常不大关注骨结构的位置状态,故从西医学角度而言,多为原理不清、作用机制不明的"黑箱操作"。不同的操作者在推摇方式、操作精细度、手法运用能力及过程把握、治疗效果等方面会有较大差异。

　　在临床运用"动态指推法"("推摇法")时,由于其操作指导思想及技术特征依然属于"柔性正骨"范畴,故其推摇操作同样也表现出柔性的用力特色。

医者手法操作的动作速度及幅度,与患者肢体的被动摇动过程相配合,徐徐而动,缓缓而行。

3. 整体结构形变手法　"整体结构形变手法"是通过手法调整人体多结构、多关节联接构成的箱型、桶状或笼形骨结构,使之发生多骨块同时被动蠕动、达成结构之整体性被动变形,使整体结构各关节的对合角度(角位移)同时被调整,以恢复各细部结构位置、整体外部形态及其正常空间状态的指推系列技术。

人体整体结构的部位主要指骨盆部、肋笼(胸廓)部及颅面骨部。

第七章将介绍的"端盆法",即是骨盆部位的"整体结构形变手法"。"东方柔性正骨"之颅面骨技术即是颅面部的"整体结构形变手法"。

整体形变口诀:

形变罩箱笼,圆融有奇功;莫贪独步进,推挤显神通。

医者操作部位:双手掌、指。

患者被作用部位:颅面骨各部(图 5-9)、肋笼各部(图 5-10)、骨盆各部(图 5-11)。

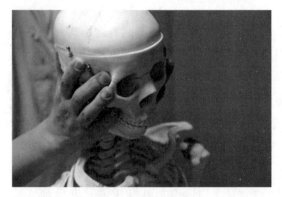

图 5-9　颅面骨各部

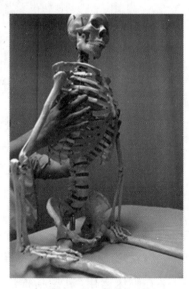

图 5-10　肋笼各部

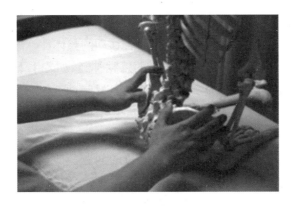

图5-11　骨盆各部

操作方法：以手指、手掌轻柔的推、挤法为主。双手掌指从目标骨结构的两侧或上下，多点协同进行静态或动态指推法操作。

技术要求："整体结构形变手法"是"东方柔性正骨"指推系列手法的进阶技术。

操作本技术，要求操作者具备敏锐的精细化触诊感知能力，随时能够了解与把握在力传递过程中构成整体结构的各相邻骨块被作用的过程，也能随时体察并把握整体结构之各关节发生线位移与角位移的不同动态表现。

"整体结构形变手法"从以推法为主的手法，转变为以掌指推、挤的复合手法为主。两种手法从本质上并无根本不同。"整体结构形变手法"对掌指之下多骨块连接结构被调移动态过程的体察、感知能力有着更高的要求。

临证操作时，不仅可以从静态指推途径完成"整体结构形变手法"，也可在动态推摇过程中达成整体结构的形变整复过程。

特别说明："整体结构形变手法"的操作过程，不是针对单一移位骨块的整复，而是对在不同程度上发生线性或角度改变的所有相关结构的同时与整体调整，是多骨块整体性的形变整复操作。

由于颅面骨整复技术需要基础性指推技术作支持，且其技术操作必须满足"整体结构形变手法"的全部要求，故在手法技术进阶的过程中将水到渠成。

颅面骨技术作为手法操作中较高端的手法技术，需要注意以下几个方面的事项：

- 对称操作：双手掌指对称性操作。
- 力度极轻：颅面骨整复所需要的手法力度，是全身所有骨结构整复中用力最轻的，仅以百克计算。

- **整体性整复**：颅面骨的移动，除了相邻骨块局部角位移以外，基本上都是逐块第次移动，故需要注意颅面骨移动的整体性。
- **水到渠成**：由于面部分布有大量的感觉神经，如若手下感知及判断能力不足，颅面骨整复不能到位，则极易引发头面五官症状。另外，尤其需要指出的是，大量神经、血管从颅底狭窄的孔、洞、裂穿出，如果颅底骨结构在手法作用下发生较大程度的异常位置改变，则容易导致联系颅腔内外的神经、血管卡压，导致严重的问题。所以，应在身体其他部位手法操作运用娴熟以后，再行颅面骨手法，切勿急躁冒进。

因此，颅面骨手法在本书中未作单列，特此说明。

4. 摸骨整复　"摸骨整复"是指推系列有形手法之最高境界。

"摸骨整复"的操作手法以捏、挤为主，其特点可以概括为：摸捏之间，整复患骨于无形。

在临床上，摸骨通常是临床诊断的过程，即手法触诊。因此，在临床常见的正骨诊疗过程中，摸骨与正骨是分离的，是诊断和治疗的两个不同的过程。

在"东方柔性正骨"的诊疗程序中，摸骨也可以是治疗矫正的过程。即是以等同于摸骨的轻柔之力及时间过程，来调移错位的骨结构，以达成整复的目的。摸骨的过程与正骨的过程合二为一，摸骨即是正骨。摸骨完毕，正骨到位。

从技术表现上说，触摸之力轻柔，操作稳准、多点协同不露行迹。操作时常常以一个动作同时完成几个不同的操作过程。操作步骤不多，重复程序很少。

从达成条件上看，完成"摸骨整复"不仅需要过硬的手法技术，更对人体结构规律及各种疾病病理状态有着深入了解，并具备游刃有余的技术操作能力。

定性而言，这是一种难以从外部操作形态来窥测其内在作用过程的高端手法技术，已经从技术层次升华为神秘莫测的手法艺术境界。

纯熟的"摸骨整复"技术标志着柔性正骨技艺已然从"生物力学模式"转向了"能量信息模式"的飞跃。

"整体结构形变手法"是柔性正骨指推系列的进阶技术，从"整体结构形变手法"再向前精深一步，就可以初步踏入"摸骨整复"的殿堂，领略手法透筋挪骨艺术无边的风景与境界。

年过六旬的陈太昨天被陈老先生在背后突然嬉闹给吓到，闪躲之下，顿感左腰疼痛不已。晚间躺在床榻上更因腰痛而难以入眠。今就诊，泰之搭手，心中有数，遂嘱伟民、梁泽、穗华三弟子轮流触诊腰椎骨盆。毕，泰之复搭手，然，告知陈太曰：你的腰已不痛，起身可矣。陈太狐疑，起身，行动自若。

同一天,某韩国人左侧骶髂关节处痛。泰之查:左髂上错。令伟民、梁泽触摸髂嵴。触诊完毕,泰之复查,上错之髂骨已然平复。嘱患者自我检查并感觉之,竟然找不到骶髂处原本存在的痛点,甚为讶异。

——《毛泰之正骨日记》

上述两则记事,从某个侧面似乎显现出"摸骨整复"的模糊身影。意不在它,只是说明"摸骨整复"虽曰高深,却亦是现实中可以看得到、摸得着的可操作性手法技术。

掌压技术系列

"东方柔性正骨"技术之掌压系列,是《医宗金鉴·正骨心法要旨》"以手扪之,自悉其情"之手扪法的推衍和系统性拓展。

"东方柔性正骨"之掌压技术包括"静态掌压法"和"动态掌压法"。

掌压之性本为阳刚,然而"东方柔性正骨"之掌压法在操作时阴柔成分不少。阳中有阴,刚中并柔。

"东方柔性正骨"之掌压法与指推法,一刚中有柔,一柔中内蕴刚健。两者配合,刚柔相济,阴阳并用。

1. **静态掌压法** 以胸椎、腰椎及肋骨的掌压整复为例。

患者取俯卧体位,肢体处于静止放松状态。

医者以辅助手握持操作手前臂远端,以操作手的手掌小鱼际下端(第5指屈肌腱)拨弄患者腰部棘上韧带、或按压患者目标骨结构(胸、腰椎,肋骨)近体表之骨突(棘突或横突,肋骨近脊柱段),使患部骨结构发生被动移动以整复归位,或掌压使目标骨结构发生被动的、与相邻骨结构相对的往返(关节面的开合)移动,以牵拉附着其上的软组织而释放异常黏滞的胶质屏障,进而恢复该软组织原有结构及功能状态,以辅助骨结构整复过程。

我们将这样的手法操作方法,称为"静态掌压法"。

便于掌压手法操作的关节部位,如髂骨、骶椎、肩关节、膝关节等部位,均可根据要求行"静态掌压手法"。

2. **动态掌压法** 以胸椎、腰椎及肋骨的掌压整复为例。

患者取俯卧体位,肢体处于静止放松状态。

医者辅助手扶于欲掌压之目标骨结构附近的躯体部位并推摇之,以带动目标骨结构摇动。在患躯处于持续被动摇动的状态下,医者操作手行单手掌压法,以小鱼际下端拨弄、掌压处于被动活动状态下的目标骨结构之骨突(棘突或横突),使之整复复位。或掌压使目标骨结构发生被动的、与相邻骨结构相对的往返(关节面的开合)移动,以牵拉附着其上的软组织而释放异常黏滞的胶质屏障,进而恢复该软组织原有结构及功能状态,以辅助目标骨结构整复过程。

我们将这样的手法操作方法,称为"动态掌压法"。

便于掌压手法操作的关节部位,如髂骨、骶椎、肩关节、膝关节等部位,均可根据要求行"动态掌压手法"。

3. 掌压口诀

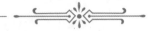

掌肉含筋敲骨醒,诸骨点头徐徐迎;

往复伸缩离合巧,内外复顺节节靖。

4. 掌压操作技术

医者操作部位:操作手的手掌小鱼际下端为主,手掌大小鱼际之间的软组织及手掌其他部位为辅。小鱼际下端的内在操作结构为小指屈肌腱。

患者被作用部位:患者腰、背部的棘上韧带。棘突、横突、茎突、髁、踝、骨小头、嵴、骨结节等体表可触摸到的骨突、骨干、骨板等容易着力的骨结构部位(图5-12)。

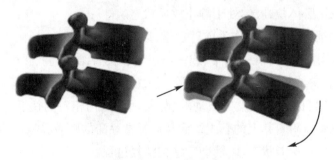

图5-12　患者被作用部位

掌压操作方法:

掌拨脊筋法:以医者手掌小鱼际内之小指屈肌腱,轻柔地撩拨患者脊柱上之棘上韧带。

掌压闪桥法:掌拨、刺激棘上韧带后,随再加之压力,20kg以内,作用于棘突,使多节段之椎体脊柱如吊桥般整体上下弹性闪动。

掌压离合法:以20kg以内之力,掌压局部椎体之棘突向前下方,以致椎体之上关节突与上位椎体之下关节突构成的关节突关节分离。然后随着力撤,椎体关节弹性归位。

临证操作时,可单独掌压刺激棘上韧带,行掌拨脊筋法;也可直接透过棘上韧带,掌力直击棘突,闪动脊柱。或者根据需要,做掌压离合之操作。

上述三法,均可根据需要,单一或组合进行操作,或行多次反复操作。

其中,"掌拨脊筋法"是掌压各法的基础。除了其本身具有的治疗作用外,还有检查、试探患椎能否采用掌压闪桥法和掌压离合法的效用。

掌压操作之妙,在于"从阴引阳"。

掌压法之"从阴引阳",可以在一定程度上解释为重视通过属阴的棘上韧带的刺激与调整,来达成对阳性骨结构的整复过程和目标。

因此,在掌压过程中,无论是"静态掌压法"或是"动态掌压法",均应特别注意、体会医者操作手的手掌与患者被作用的目标结构之间的互动关系。

临证操作时,常针对单一脊椎、或某区段之各椎体,进行一定节律的、顺序进行的多次连续掌压,形成关节面的多次重复离合往复运动来牵拉、松解脊柱系统内外以韧带为主的软组织,恢复软组织的结构及功能状态,同时整复错位的骨结构(图5-13~图5-15)。

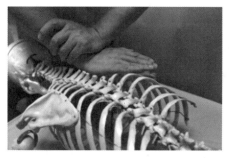

图5-13 掌压肋椎关节

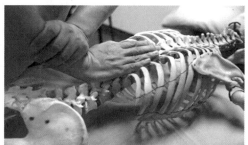

图5-14 掌压腰椎

"动态掌压法"在手法操作的开始阶段运用最多。在整个施治过程中,动、静态掌压法常会根据病情需要而交互配合、灵活运用。

由于掌压对筋骨结构作用的强度大,因此,每次治疗时,掌压时间及次数不宜过长、过多。

需要指出的是,在治疗的初始阶

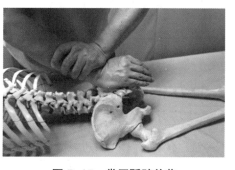

图5-15 掌压骶髂关节

段,由于患者各椎体及脊柱整体的序列状态及活动度不同、棘上韧带张力及其功能状态不同、棘突部皮下脂肪厚薄亦有不同,因此,在行掌压操作时,少部分患者可有程度不同的痛感。这种状况,符合"通则不痛,痛则不通"的原理认知。通常情况下,在掌压几次或经过几次治疗过程之后,该痛感会逐渐消失。

为达成较好的掌压效果及避免疼痛的发生,可采用指推等其他手法先行调整,待筋骨状态有所改善之后,再行掌压以进行深层调整与松解。

棘上韧带因损伤而肿胀疼痛时,不可行掌压法。

5. 掌压过程中发出的声响 医者之小鱼际内肌腱与患者棘上韧带之间、患者棘上韧带与棘突之间,在力的作用过程中,均可因摩擦而发出"咯咯"声响。在此过程中,以患者无痛感、且具弹性之有声者为佳。

除了施术者手掌肌腱及患者韧带在操作时因摩擦发出声响外,治疗过程中也常有患者错位之骨结构在掌压下弹移归位而发出"咔"声弹响,该声音通常很响亮、很干脆。

另外,在掌压时,韧带黏滞屏障释放过程中有时也会发出明显的声响。这类声响通常较低沉,有明显的拖音。

上述三类声响机制不同,有明显的区别。

6. 掌压操作的进阶 掌压法的基础与初阶,是"掌拨脊筋法"的掌握熟练。之后,才是根据患者病情及其脊柱系统的结构状态,针对局部或整体进行闪动掌压,或局部离合掌压,以松解脊柱系统内外筋骨结构。

在掌压作用下,尽管作用点只是单个棘突,但可在力的传递、整合作用下,产生较远距离椎体的调整与治疗效果。

掌压上腰段脊椎,使之产生上下震动,力向上传递,便可以作用于胸椎乃至颈椎,对不便于直接进行手法操作的胸椎或颈椎节段起到调整作用。

这个操作需要良好的掌压技术作基础,并配合患者脊柱筋骨结构合适的可操作状态,才能达成良好的治疗效果。切不可在患者脊柱系统软组织处于挛缩、僵硬、紧绷状态,或椎间关节压力过大情况下,或掌压时患者感觉异常疼痛等不配合情况下,盲目、强行进行掌压操作。

掌压力量的大小,需要在柔性思想指导下把握,小心对待。

7. 动、静态掌压法之操作异同 动、静态掌压技术在操作时,患者体位相同,医者以操作手掌压患者目标骨结构的部位、过程及目标均相同。

所不同的有两点。

一是医者辅助手所放置的位置及其作用不同。行"静态掌压法"时,医者辅助手握持于操作手之前臂下端,两手配合,稳妥有力地进行操作。所以,此时辅助手的作用目的,是加强操作手之稳定控制与有力操作;而行"动态掌压法"时,医者辅助手所放置的部位是在患者目标骨结构附近的躯体部位,目的是推摇该躯体使之往复摇动,以松动目标骨结构,同时操作手行单掌掌压。

另外一个不同,是在行"静态掌压法"时,患者躯体及目标骨结构处于静止状态下接受掌压操作;而行"动态掌压法"时,患躯处于被动摇动的状态,医者操作手在患者目标骨结构处于被动摇动的活动状态下顺势进行掌压操作。

"动态掌压法"的优点,是在目标骨结构被动动态过程中,更有利于医者在操作过程中准确感知目标骨结构的位置及其与周围结构的关系状态,同时也有利于医者操作手快速、准确地定位及吸定目标骨结构,便于手法因势切入及顺势利导,提高手法作用效率。

8. **特别说明** 在广州、北京等地有几家著名的掌压手法大家。诸家掌压法从表面看起来技法似乎相似,实则在技术特征、操作部位、发力方式、操作技巧、临床运用思路等方面各有特色。

附:下肢关节顿牵手法

"下肢关节顿牵手法"是在患者平躺仰卧体位下,医者握持患者足部或小腿远端,以较大的柔韧顿力,牵撤开患者的踝关节、或膝关节、或髋关节。通常情况下,在顿牵发力放手后,骨结构归位时,关节处会发出较大的撞击声。

适应结构:本手法主要用于下肢的髋、膝、踝关节。

下肢关节顿牵口诀:

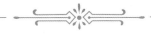

一牵腿脚似决,再牵关节如裂,魂飞魄惊未定,展释灵活无缺。

具体手法操作:

踝关节顿牵手法:患者仰卧,双下肢自然伸直。医者以双手分别握住患者踝下方之跟骨及足背处,稍牵开踝关节,然后在此牵引的基础上再发较大柔韧顿力牵拉。踝关节在被牵开的瞬间会发出"咔"的声响,医者及患者均会感觉到踝关节被牵开的过程,手法完成。

125

膝关节顿牵手法:患者体位同上。医者双手握住患者踝关节以上之小腿远端,先行下肢牵引,在患者肢体放松的情况下,再以较大柔韧顿力完成一个瞬间的牵拉,医者及患者均有膝关节被较大幅度牵撤开的感觉。在医者牵开关节后放手时,该膝关节通常会发出"砰"的较大撞击声。

髋关节牵撤手法:患者体位同上。医者双手握住患者踝关节以上之小腿远端,先牵引患肢,在患者肢体放松的情况下,以较大柔韧顿力瞬间完成一个牵拉动作,医者及患者可感觉髋关节被牵撤开。在医者放手时,髋关节处通常会发出"砰"的撞击声。

上述三种顿牵手法中,踝关节顿牵手法可单独完成。膝关节和髋关节的顿牵过程,由于医者操作手所握持的患者部位都是在胫腓骨远端,牵撤力的方向也是一致的,所以,这两个目标过程常常是在一个顿牵动作中同时完成,或仅有髋、或膝一个关节被完全牵撤开。

在患者下肢放松情况下,若下肢某个关节没有被牵撤开,则该关节会有明显的软组织挛缩表现而需要加以关注。

特别说明:

本下肢大关节顿牵手法,是毛泰之先生在临床实践中探索出的一种特殊技法,附列于柔性正骨手法系列。

该手法简便效捷,安全性也较大,可备临床之需。

本法较常规的牵引力量大,操作时间短,关节囊被伸展、牵开的幅度亦较大。因下肢大关节关节囊的伸缩性较大,亦在关节韧带可接受的弹性伸缩范围内,故本手法不会对关节结构产生不良影响。

此法不宜在上肢运用,以防关节在受牵拉后脱位。

东方柔性理筋技术

广义的筋,涵盖了人体表皮以内、骨膜以外的肌肉、筋膜、韧带、肌腱、腱膜、滑膜、脂肪垫、关节囊、神经、血管等几乎所有软组织的概念。狭义的筋,以肌肉、筋膜、肌腱、韧带等结构为主。

"东方柔性理筋技术"所指的筋,涉及筋的广义概念。

椎管外理筋

1. 直接理筋法　"东方柔性理筋技术"的特色手法以"抻筋"为代表。

（1）抻筋：抻，chēn 音称，手伸物也。意为拉长东西。

抻筋，是指用轻柔的推按手法，以适度的 3~5kg 力，持续一定时间（约 5~10 秒）作用于结构状态异常的软组织，使其粘连处或伸展障碍处被动伸展，其异常黏滞屏障逐渐被释放的手法技术。

被抻解的粘连结构涉及两个部分，一个是细分的软组织层次内粘连的部分，如处于同一筋膜层上粘连部分的松解；另外一个是细分的软组织层次间粘连部分，如浅筋膜与较表浅的深筋膜（肌束膜）之间的粘连，或肌束膜与相邻的肌束膜之间的粘连。

医者操作部位：拇指或食中指，或手掌或拳面。

患者被操作部位：紧张、挛缩、僵硬的软组织部位，如筋结、条索、条块、板块、肌束等处。

操作方法：

点抻：以拇指指腹向下或侧向挤按筋结或条索，持续 5~10 秒，指下筋结即有消散或融化的现象及感觉。若筋结不散，可重复多次进行。

线抻：是在绷紧的如线般的软组织上进行的抻法。可用拇指或食中指操作，具体操作要点同点抻。

面抻：针对软组织腹面进行的抻法，如较大片的筋膜的抻解。可用拇指或食中指或掌或拳面操作，具体操作要点同点抻，只是作用对象的面积较大。

肌束的整体抻解：指对整条肌束的抻解，包括肌束内的肌纤维和包裹肌束的肌筋膜，如股外侧肌肌束的整体抻解。抻解时，肌束在手法力的推挤作用下，整体被抻张、伸长，肌纤维和肌筋膜的黏滞屏障被同时、整体性释放。具体操作要点同点抻，只是作用对象为标的肌束的整体。

临床上，点抻、线抻、面抻和肌束的整体抻解都是常用方法。只是在进行抻解时，既要注意发现在软组织上局部挛缩的软组织团块，也要注意了解该软组织两端所附着的骨结构是否处于异常的位置状态，故局部的点、线、面及立体抻解与调骨松筋常常同时兼用。

抻筋口诀：

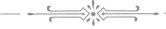

抻筋待融，瞬时指空，三五斤力，粘结无踪。

本理筋手法同样秉承"东方柔性正骨疗法"一贯的技术特征。

进阶的抻筋,乃是手指之下成片的、涉及一定距离及不同层次软组织的流动表现。这是软组织不同细分层次之间的粘连被松解、或同一软组织层面在不同部位的张力被重新分布时所出现的现象。

抻筋的辅助增效方法:在进行抻筋操作时,可以配合一定的肢体伸展动作,使患者标的软组织(通常以浅、深筋膜为主)被动伸展、拉长,即"展筋"的方法。(方法见后)

在被适度拉长、或在拉紧与松弛交替的状态下顺势施行抻解操作,使黏滞屏障被释放、或张力被重新分配的过程增效。

(2)抚筋:抚筋指极轻的抻法。轻柔的抚筋手法,对人体最浅表的软组织有着很好的松解作用。

轻抚伤痛,不仅是心理的安慰,也是柔性软组织手法单纯的技术要求。对于肌肉损伤、无菌性炎症肿胀疼痛处,以手法轻抚之,可以很好地对肌肤最为表浅的软组织结构层面进行调理,消除表面异常张力,改善筋膜间隙通道,改善气血循环,有效促进肌肤表面极高张力的松解。

对疼痛伤处无情地采用强刺激的手法以痛治痛,是笨拙、粗劣的方式。这种做法不仅加重患者痛苦,又将导致患部组织医源性二次损伤。

(3)送筋:筋膜局部的挛缩及由此引发的筋膜位移,可能通过肌筋膜链对相关远处或整体筋膜发生力学影响,以至于远处相关区域或整体的筋膜张力异常增大。因此,在手法操作时,除了在挛缩的肌束局部进行抻解,以恢复其结构状态以外,还需要将受牵拉而移位的相关肌筋膜送归原位,恢复筋膜整体张力均衡状态。

1)送筋的过程和目标:调衡软组织(筋)整体张力,解除肢体局部或整体性软组织(筋)的异常张力状态。

由于软组织概念下流动性小而面积最大的结构是筋膜(包括浅筋膜和深筋膜),因此软组织张力异常主要以筋膜结构张力异常为主要表现形式,以筋膜为主要受累结构。

软组织(筋)的张力异常,可表现为高张力紧绷,也可表现为松软弛张。

送筋的操作是"东方柔性理筋"临床诊疗的常规内容。软组织的急、慢性损伤均可在软组织链(包括筋膜链)上表现出不同程度的张力不均衡现象,因而需要送筋的技术处理。

2)骨伤科临床常见症状与软组织(筋)张力不均衡的关系

● 疼痛的筋膜张力因素。

- 肢体麻木、酸痛的筋膜与神经张力因素。
- 软组织牵扯紧绷的筋膜张力因素。
- 肢体活动受限的软组织张力因素。

3）送筋要点

- 送筋的要点主要在辨张力异常部位和辨导致张力异常的牵拉力来源两个方面。
- 软组织（筋）出现高张力的部位，通常以疼痛所在部位（症状）和软组织紧绷乃至筋膜撕裂损伤处（体征）为主。

4）导致肢体局部软组织张力增高的牵拉力来源：常见以下几种情况。

- 外伤：外伤可导致损伤局部软组织挛缩而牵拉周围或远处相联系的以筋膜为主的软组织，导致受牵拉处张力增高。
- 陈旧性外伤或手术所致瘢痕组织：可表现为瘢痕组织局部筋膜高张力。该瘢痕组织也可能牵拉与其相关联的某一方向上的筋膜组织，导致其张力过大。
- 医源性：在患者某一肢体部位进行的手法（或拔罐、针刺、刮痧等）操作，可能导致邻近或远处相关筋膜向该操作部位移动而出现一定距离处筋膜高张力。

上述几种情况下的局部筋膜高张力，均可通过送筋来针对性解决。

神经损伤或受刺激导致的其分布区域软组织挛缩，继发局部软组织高张力者，则除了进行局部抻解以外，需要针对损伤或刺激神经的因素进行针对性治疗。

如果是骨结构发生异常位置改变，导致关联软组织张力出现异常，其主要对治方法是调骨理筋法，即调整软组织附着两端的骨结构距离和方向。

5）送筋方法

送筋的具体方法，是在吸定局部软组织（皮下筋膜）后，进行筋膜推送操作，直到目标软组织（筋膜）张力改善或恢复正常。

- 吸定：操作者手指指腹吸定需送筋的皮下筋膜。
- 推送：
  - 推送进程呈节段性，一段一段推进，多次节段性推送完成一个整体推送过程。
  - 推送时，指腹与所吸定的皮肤间没有相对移动。推送向高张力筋膜所在方向送。由于肢体软组织常见向近端或挛缩处移动收缩，故可常规由近端向肢体远端送,由挛缩处向四周或特定牵拉的方向送。

从本质过程而言,医疗牵引技术中的"皮牵引"操作,在一定程度上可以达成皮囊、浅筋膜等肢体皮下软组织的牵移效应。只不过这个牵引结果,非临床医学所认知和需要的"皮牵引"效应。

(4)捏筋:是指在中医学经络系统经筋理论指导下,对局部经筋结构施加以捏、挤手法,以刺激局部经筋及皮部(包括特定经穴)经气,以调整经筋张力状态、改善经筋气血运行的过程。

捏筋部位:下手捏筋处以经络输、经、合穴所在经筋部位为主,其他经筋部位为辅。

操作方法:施术者以拇指指间关节与食指近端指间关节桡侧面(食指屈曲)相对操作,捏挤患者肢体特定部位,以产生治疗效应。

捏挤力度以刺激患者产生可接受的痛觉为准。每次捏挤持续时间以 3~5 秒为宜,重复操作。

针对经筋进行操作的手法,尚有刮筋、刺筋等手法,这些手法大多在经筋起点的顶端、肢体远端背侧面(阳面)进行操作。

(5)捏皮囊:捏筋手法可延伸、扩展为"东方柔性理筋"专主皮部之"捏皮囊"手法。

捏皮囊手法,是指对肢体皮囊结构施以捏、提操作,以刺激局部皮肤及皮下结构,调整皮下结构张力、分离粘连的皮下组织,疏通循环通道,改善皮下血液、体液循环,同时也有部分经筋的刺激调节作用。

捏皮囊除了上述效应外,还对正骨后结构的稳定起到重要作用。

流行于业界的"捏脊"手法,是捏皮囊手法的一部分,特指在脊柱两旁进行操作的捏皮囊手法。

捏皮囊操作方法:

- 施术者操作部位:以双手掌指进行握、捏、提操作。
- 患者被操作部位:全身皮囊。以腰背部为主,兼及腋下、上胸部、腹部及四肢、头面皮囊等部位。
- 操作方法:
  - 握:以双手掌指对称抓握患者躯干两侧部位,或单手抓握患者肢体局部皮囊。
  - 捏:以手掌抓握、捏挤或以拇、食指指间关节相对捏挤患者肢体局部皮囊。

■ 提:抓握、捏住皮囊后做适当幅度的上提操作,以加强局部皮下粘连组织的分离。

■ 对称操作:施术者双手在患者躯干对称部位同时进行对称操作。

● 操作顺序:

■ 背部:从双侧肩胛下角下端开始,逐渐下移,然后前移至腋下,再后移至脊柱两侧,再从脊柱下端两侧上移至近大椎旁。

■ 前胸:从双侧腋前开始,逐渐向中间操作。

(6)其他直接理筋手法:蕴含抻解意味的"挑""拨""离""间"等手法,可以灵活地运用在不同部位、不同状况下软组织粘连的松解。

学习"东方柔性理筋技术"必须要明了抻筋与送筋、展筋、捏筋、放线诸法之特定内涵及其操作方法,以及诸法相互配合之理。

移动骨结构须与筋膜、神经等软组织的送筋、展筋、放线配套。此举不仅关系到骨移位纠正的稳定性,更能避免令人们意想不到的"筋骨移动不配套"状态的发生。

2. 间接理筋法

(1)调骨理筋法:"调骨理筋法"是通过正骨手法推移骨结构,通过改变骨结构的位置状态来调整附着其上的软组织应力状态,而使相关软组织结构及功能恢复正常的方法。

《黄帝内经》曰:"骨正筋柔,气血以流。""东方柔性理筋技术"之"间接理筋法"涉及的"正骨以调筋"的技术理念,是所有正骨技术流派对待软组织的共同方向。所不同的,只是在技术层次、技术能力以及手法表现及作用结果上的差异,没有本质上的不同。

"调骨理筋法"是"东方柔性理筋技术"的主要技术方法之一。

1)调骨间距:移动软组织所附着的两端骨结构中处于异常状态的一端或两端的位置,调整两端骨结构间的距离,以使两端附着点间的距离符合正常应力状态下的肌肉长度,则牵拉紧绷或痿软松弛的软组织结构及功能状态将会得到改善。

2)调骨旋转角度:调整软组织所附着的骨结构的异常角度,以改善或保持软组织两端附着的平面之间的自然对应状态,使软组织两端所附着的骨结构之间的连线平面方向与正常情况下的肌肉拉力平面方向相符合,改善筋膜平面、肌束等软组织结构异常扭转的局面。

3)骨关节两端的相对往复运动:在手法作用下,使骨结构的关节端发生一定幅度范围的被动往复运动,可以弹性牵拉关节囊、关节滑膜、关节间韧带等关节间软组织,促使相关挛缩组织释放其异常粘连,以恢复该软组织结构与功能状态。

(2)导引展筋法:是指通过引动患者肢体或躯干进行有一定节律的被动伸展运动,以带动肢体腹面(阴面)深、浅筋膜伸展,达成释放其异常增大的黏滞性治疗目标的间接理筋技术。

展筋是送筋概念从面向立体方向上的延伸。送筋以一定宽度下的线性与面性概念为主,涉及肌束局部。展筋则通常是肢体、躯干腹侧大面积筋膜、立体深浅筋膜网层面上的被动伸展。

展筋的操作过程,主要通过慢速、轻柔的肢体被动导引,来伸展不同深浅层次的筋膜挛缩面(即张力异常增大的深浅筋膜面),以释放黏滞屏障。故展筋的技术要素涉及被动导引、慢速导引、时间因素、对称性及反射规避等方面。

展筋要点:

- 被动导引:患者在施术者导引下被动完成导引展筋动作。
- 慢速导引:缓慢操作,根据需要稍有停顿,筋膜黏滞释放需要时间因素的参与。
- 放松导引:患者肢体完全放松,规避神经反射。
- 对称导引:均衡身体两侧张力分布。
- 肢体腹侧面导引:施术者随时感知患侧肢体腹侧面筋膜张力的状态,针对性导引操作。
- 轻松导引:施术者轻轻扶握患者肢体进行导引,避免妨碍肢体筋膜张力的重新分布。

展筋的过程中,也可同时配合进行手法抻筋、送筋等操作。

肢体与四肢腹侧面展筋为临床常用,具体操作的方法根据上述展筋点和"手法天成"理念可以自行设计。

送筋和展筋,均不同于社会上流行的拉筋或运动拉伸。不仅标的结构的运动方式不同,其运动时的结构状态及黏滞释放的效率也不一样。送筋和展筋都是在医者的操作下完成的手法过程。

送筋和展筋,如同抻筋一样,都是在医者的操作下被动完成。

(3)放线:特指在移位骨结构被调移后,需要将与之随行的神经根、干进行配套调整,以其能与筋骨移动后的肢体长度变化相配合。

放线不是一种具体的手法,而是一种解决相应问题的思路。

年近七旬的徐老太右肘关节伸不直已经1年多了,系1年前跌倒后留下的后遗症。跌倒时右手撑地,以致右肘受伤。当时颈部亦有疼痛症状。就医治疗后肘部及颈部疼痛消失,但患肘伸不直的症状始终无法改善。刻下肘部不痛,只是难以伸直而成约140°的屈曲状态,同时伴有颈部转侧活动不利。

触诊检查,发现右侧尺骨明显后移,屈肘无碍,肘部伸直受限。颈部动态推摇触诊,发现颈部僵直,颈椎间压力过大、颈椎系统退变严重,转侧与俯仰范围明显受限。

由于患者没有明显的臂丛神经压迫症状,故在治疗初期,以肘部骨结构调整为主,行尺桡骨的"皮外骨拿提手法",将尺桡骨向远端调移。经过3次治疗后,徐老太的右肘关节已经可以伸至约160°了,可谓进步神速。

在行第4次治疗时,患肘又显示出继续进步的趋势。但在治疗接近尾声时,徐老太告知其右肩有轻度的酸痛,于是,结束该次治疗,嘱回家观察。

次日一大早,患者打电话来,诉早上起床后右肩臂痛甚,不能自己。遂前来诊所。

检查发现其臂丛神经牵拉试验阳性。患侧肩臂局部无红肿,肩关节活动正常。分析是尺桡骨被向远端调移幅度较大,臂丛神经随之被牵拉,而颈部神经根的活动性因颈部退变、神经根管狭窄而严重局限,引发神经卡压及牵拉症状。

故行颈椎手法,改善颈椎序列及曲度以松解颈部肌群,为椎间减压;同时向近端稍回移尺桡骨。很快,徐老太的肩臂疼痛症状显著减轻。

在后来的治疗中,以颈部调整为重点,减小椎间压力,增大椎间隙,以增大神经根在神经根管内的活动能力。再配合肘部调整,患者肘部伸展达约170°而基本痊愈,并再无其他相关不适。

本病例为"抻筋""放线"之技术方法的缘起病例,特记之。

——《毛泰之正骨日记》

椎间孔内的神经根并非静止的结构,而是可以随着脊柱的运动而相对于周围组织发生一定程度的滑移活动。神经根周围的慢性炎症及并发纤维化,或者伴有椎间盘突出和/或椎间孔狭窄的情况,都可能挤压神经根而破坏其滑移活动的能力。通过尸体研究已知直腿抬高的动作可以使腰椎椎间孔处的神经根活动幅度达到2~5mm。

椎管内理筋

"椎管内理筋"的概念,其所涉及之筋,包括椎管内及相邻椎体之间的软组织结构。本概念的延展,可由脊柱系统之椎间结构调整,扩展至四肢关节内软组织结构的调理。

操作手是不可能透过椎体而直接作用到椎管里面去的,能够有效作用于椎管内及椎间的软组织,一定是间接作用的结果。"椎管内理筋"属于典型的间接理筋技术范畴。

能够安全、有效、可重复地作用于椎管内与椎体间结构,使椎管内及椎间软组织结构与功能状态发生良性趋向的变化,就是有效的椎管内理筋手法。

作用原理:目标脊椎的被动移动可以对椎管内及椎间软组织发生力学影响,使其张力状态发生改变。

作用途径与方法:

纠正相邻椎体间的相对位移:可以改善相邻椎体间软组织的起止点位置,因而可以改善其张力状态。

相邻椎骨以一定频率和幅度进行相对移动:可以牵拉相邻椎体间软组织及同水平椎管内软组织,改善其结构的黏滞性与张力状态,进而改善其功能状态。

调整脊柱生理曲度:可以改变椎间距离及脊柱的整体长度,因而对椎管内软组织的结构与张力状态发生影响。

弹性牵拉:外力的弹性牵拉可以使椎间隙的大小发生弹性往复变化,进而对椎间及椎管内软组织产生力学影响。

了解了上述作用途径,我们就可以采用一些技术方法来实现椎管内理筋的过程和目标。其中,最常用的手法技术是"掌压法"及"动态指推法"("推摇法"),使局部关节开合,或使脊柱局部或整体闪动。

在间接理筋的方法上,主要运用的是"以骨调筋"技术。

分层次理筋

"东方柔性理筋技术"对筋膜病因及其调整重视有加,主张认清软组织所有的层次结构,手法理筋应分层次而不乱,精细化操作。

1. **理筋的层次**　理筋的层次对象,从结构而言,涉及皮肤、浅筋膜、深筋膜、韧带、肌纤维、神经、血管、淋巴管、脏筋膜与脏器等皮里膜外不同层次的所有软组织。

上述各软组织的名称、结构与功能各不相同,位居人体内深浅的层次部位亦各有差别,应尽可能在手下细细甄别以区别对待。

从中医经络理论而言,理筋的对象,将涉及经筋、皮部及其与相关脏腑功能之间的关系。临证时,我们可以观察到脏腑功能异常与其相应经筋局部功能状态之间的关系。经筋局部与整体的抻解调理,尤其是对分布其上的经穴进行提捏刺激,对经筋局部表现出来的症状、体征及相应脏腑功能异常均有一定的治疗作用。

理筋的对象虽然千差万别,其柔性调理手法在原则与原理上则基本相同,一以贯之。

2. **分层次抻筋** 分层次抻筋,是"东方柔性理筋"强调的技术观点。

分层次抻筋是指除了在某一特定精细化层面上进行软组织粘连的抻解以外,尚有逐层深入的操作过程,使相邻软组织层次间的黏滞得到手法作用下的有效分离,达成软组织的逐层、整体松解。

分层次抻筋的重要意义,首先是在明确诊断的基础上,精细化、针对性下手。治疗对象与治疗目的性更强,可以显著提高治疗的有效性和疗效的可重复性。

其次,分层次抻筋可以提高软组织的抻解效率。

举例而言,冈下肌的挛缩、僵硬是常见体征,我们可以分别体会分层次抻筋和一揽子松解之不同操作方法下冈下肌被松解的过程和结果。分层次抻筋时,我们可以细细体会冈下肌的软组织层次,从皮下到浅筋膜、到脂肪层、到深筋膜、再到肌纤维、再到深筋膜、最后到骨膜的逐层抻解、分离过程,可以比较两种方法达成抻解目标的效率差异。

理筋注意事项

筋喜柔喜温,忌锐忌冷。所以手法操作应缓慢柔和,渐进而行。切忌暴力与尖锐、寒冷刺激。

应深刻理解"正骨的本质即是调筋"的理念与法则,贯通筋骨关系。

理筋手法应精细化地作用于目标部位,软组织分层次调理而不乱。

除了局部抻筋外,送筋、展筋、捏筋、放线均是"柔性理筋技术"在临床上的具体运用。筋骨配合不是一句概念说辞,必须要在诊断与治疗过程中具体体现出来。

筋膜与其他结构间的相互关系是重要的,这涉及筋膜与骨结构、筋膜自身不同部位之间以及筋膜与其他软组织结构之间的相互关系。了解了这一点,可以在临床上解决诸多疑难,并取得意想不到的效果。

抻筋的力活而不僵,兼顾骨、筋膜、肌肉等的不同程度的移动与张力的重新分布。

第六章 得心应手 撤领整纠

心 法

"心法"一词多在内家拳功与佛道修炼中出现。大家虽然都知道"心法"这个名词,然而对其真实内涵却始终感觉蒙着一层神秘面纱,捉摸不透。更因拳功修炼与行业技艺的不同,其"心法"内容表述各异。

"心法"具有强大的能量,是技艺传承的法器。故欲得真传者,必于"心法"上求之。尽管佛言"心法"最为殊胜,道家亦以"十六字真言"传"心法",然而,究竟什么是"心法",仍旧依稀迷蒙。

"东方柔性正骨"之"心法"貌似于此有别,然其相似乃至相同的本质却蕴含其中。

思想观念与意识能量表达

思想观念与人体能量水平之间关系的探讨,涉及"心法"的本质。

我们看待世界的观念,决定了我们的信念。信念引导着我们在这个世界中的行为方向。行动的过程和结果导致善恶的不同面向,这既是意识能量水平在当下的具体表达,同时又反过来决定着意识在当下所处的能量频率状态。

观念与行为决定了我们的善恶秉性。秉性面向不同,能量频率的表现自然不一。观念和信念都是心念,强大的心念可以成为战胜一切的法宝。

因此,为了达成尽可能高的能量水平和行为能力,我们需要求得"心法"。

于"东方柔性正骨"而言,如果你对"以轻柔手法可以纠正人体骨结构病理性位移"的知识与观念持否定态度,那么你对柔性正骨技术的探索便难以成行,透筋挪骨的技艺能力就不可能在你手上展现。

而反过来,当你坚信人体任一可触及的骨结构在环境条件允许的情况下,都可以被推动、调移时,你就会有足够的勇气与信心不断探索、克服一切困难,最终实现目标。

于丹道而言,如果修炼者没有灵魂与多重宇宙的观念,以及可以凭借自身及特定的外部力量超越我们当下所处时空的信念与勇气,那么,所谓的丹道修行就将面目全非。

信念、能量与技能

"形而下"具体方法的习练、掌握与运用,以至阶段性目标、甚或终极目标的有效达成,均需要明确并坚定不移的信念支持。信念是"形而下"的具体技法与"形而上"身心灵能量之间的媒介。

"我总是会得到我想要的。如果现在没有显现出来,那么我的灵魂,一定是让我先去经历一些必需的体验过程,以便于我最终得到我想要的。我将会比我所期望的得到更多","周遭的一切都是你自身的创造"等等,这些都是具体的信念。

认知明理的过程,就是新旧意识及观念的转化与形成过程。"巽以徐行",这个过程需要长期坚定不移的信念和长持不懈的躬行相配合才可能较为彻底地达成。

悟元子《道解周易》论"中孚"云:"人之不能入道者,皆由心不信道……若果心信,一念纯真,万虑俱息,诚中达外,即能真履实践,自卑登高,由浅及深,渐可至于深造自得之地矣。"

敬信不疑,莫起别虑。

意识是人类特定频率的振动能量,不同的意识和思想对应着不同频率的能量层次。强大而坚定的信念,如同一个能量与信息发射装置,使信念的载体可以快速向着愿望所在的能量层次进发。

一定的能量振动频率对应着相应的身体行为能力。

正向的认知进步即是开智,于灵魂层面便是开悟、增慧的过程。众多的开悟、增慧汇集成根本性的大彻大悟,以至于洞悉宇宙人生终极奥秘。

开悟是进入一种新能量状态的门径。从量到质的不断开悟过程,自身能量振动的频率就会对应着上升而跃进,意识境界及能量层次就会随之而提升,同时,也会自然形成相应的包括技能、功能在内的身体行为能力。

因此,得心法者,不只是获得具体行事的思路与方法,更特指在认知、观念与信念之上附载的内外信息能量之加持。

以内在自力之信念、躬行，可以沟通并得获外在他力之信息、能量。此乃"夺天地造化"之真机、"与天地精神相往来"之"得神"的奥秘所在。

认知与预设的思路方法

心法，于最低层次而言，是预设于我们脑海里或是已经前人实践验证的、在特定事件发生时的有效行动原则与方法。或者说，是发生方向可预知的未来事件发生时，当事人须忠实执行的运作程序与身心应对方法。

修习者无数次地念叨心法口诀，熟记口诀，为师者亦"兑以详说"，细解法诀，则将有利于修习者形成稳定、明确的行为理念，并在被预测事件无预警发生时，心法内涵之应对方法能如条件反射般自然呈现。

在临证操作时，若预设的信念与现实的结果相应合，就会有豁然开朗与领悟的喜悦，这是开悟的条件和基础。一步印心，步步印心，进而达成理性思维的升华与智慧觉悟的善果。

心法定律

心法定律：

认知明理—信念笃定—躬身践行—意识改变—能量提升—技能达成。

已经累世修为的善根大器者，在当下会有着向精神与灵魂升华模式主动靠拢的意愿和行动。

学习"东方柔性正骨"医道学术者，一经明理，便能与信念相合。治病救人，疗疾扶伤。精心探求，持之以恒。如此则意识境界与生命能量的层次便于无意之中随之提升，手随心转，法自手出。

初心即是禅心。明理之后，能量随之脉冲，手法能力自然呈现。心念纯净，修学专心，这是初习柔性正骨者难得的进取优势，万勿轻视。

"所信即所见"，"任何事物都能凭借着专注而成为实相"。此即"心法"之要害根本。如果没有认知，没有笃定的信念与躬身践行，便难得一切。

你的"所信"，决定了你将进入怎样的"时空"。信念成就未来。

"至诚如神。"（《中庸》）

"心法定律"不仅适用于"东方柔性正骨"技艺的修习，更为人生进取之真理。在柔性正骨的临床诊疗中是这样，在身心与精神修养中同样如此。

因此，柔性正骨的实施过程，是看得见的生物力学的作用和看不见的信息能量在信念与践行条件下的融合汇聚。无论操作者有否觉察，都将客观存在。

柔性正骨的"能量信息模式"

"东方柔性正骨"能量信息模式,总体而言,是医患之间能量及信息的交流、互通过程。

随着"东方柔性正骨"技艺功力的深入,会逐渐从手法的"生物力学模式"向"能量信息模式"转换。即手法作用的对象,将在两者兼施的前提下,从形而下之生物力学主导层面逐渐跃升至形而上之能量信息主导层面。这个转换与进步的关键,就在于"心法"的运用和意识能量的提升。

医者专注于手法正骨时,正骨之有意与能量调动之无意之间,正是意识能量强烈汇聚之时,此即所谓"无意之中有真意"。随着医者柔性正骨技艺的持续深化与不断进步,强大的意识能量将逐渐形成,并随着手到、心到与意到,发挥能量信息层面的巨大疗愈作用。

这个能量的强化,将使医者的能量更容易主导与患者躯体能量之间的沟通与交流。在疗愈过程中,将具体显化为手法亲和力的进一步增强。在手法力量上,则会出现在正骨效率更高状态下愈加轻柔的变化。

同时,医者身心能量的增强,将在能量信息层面对患者身心中存在的、与疾病相关的负面信息发挥正面的影响作用。

意识不断强化的过程,便是能量信息在形之上下贯通的深化过程,神秘的玄妙之门由此徐徐拉开。

"东方柔性正骨疗法"在"闭目冥心"的"神光"照耀下,以心观照,以手探物,识软硬结构之体相部位,知结构力之壅聚来去,故"形而下"可手随心转、透筋挪骨治病救人;"形而上"则能变换气质,阖聚能量,中黄直透,精炁神兼备。

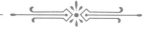

毛泰之正骨箴言
东方柔性正骨可谓游走在力量与灵性之间的艺术。

手法天成

"子曰:道不远人。"(《中庸》)

"手法天成"概念的原创提出,是道家"道法自然"思想指导手法正骨实践的具体落地表现。

你让一个刚学会走路的小孩子去拿一个小玩具的时候,你有没有教孩子要运用怎样的手法去拿住玩具?

你在刚刚能够站立行走时,有谁教过你手脚应如何摆动以协调肢体动作?

你喝茶时是用什么手法拿杯子? 搬开一块石头时又是用的什么手法? 这些自然天成的动作需要以某某手法强名之欤?

调鸡尾酒一杯,层次分别而不乱。得心在先,应手其后,道法天然。柔性正骨的境界取舍,全在心法。心法既得,招式方法便能迭出不穷,无招胜有招。

因此,"东方柔性正骨"技术,不强调固定招式的学习,而是主张在明理之后,在了解了具体的问题状况后,"手随心动,法随手出"。

重心法而非注重人为招式,不仅能避免虚招误人,避免思维与方法局限,更能完美表现人类自然天成的手法动作,显著提升手法作用效率。

科技来源于生活。"生活经验"往往在不知不觉中契合最高的科学原则。貌似生活中形成的经验,抑或是"上帝"早已精心设定的杰作,简单乎?

柔性正骨程序法诀

柔性正骨四大程序法诀

"东方柔性正骨疗法"临证时的操作程序,不是一上手即针对主诉症状所在之移位骨结构进行手法纠正。而是从主诉症状开始,沿相关体征展开,兼及其他症状及相关辅助诊断结果,分析、判断相关骨、神经及软组织异常状态的病因链,力图清晰把握病情发生的来龙去脉及异常力在患者身体结构内的传递过程,最后,再根据诊断结果进行手法治疗程序的设计与实施。

辨证、辨病之外,在根据辨构进行的手法治疗程序的设计中,依据病因链诊断思路,"东方柔性正骨"有着自身独特的策略性整复规划。

四大程序法诀:

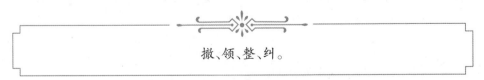

撤、领、整、纠。

"东方骨道"之柔性正骨总诀明示:"撤领整纠,大有之德。"

易卦"大有",智慧女神之化身。"东方柔性正骨疗法"遵循"大有"卦德指引,拳拳进取,潜修离明法眼,虚心受物,行事以诚,运筹帷幄,以柔应刚,"撤、领、整、纠"而至于傲骨徐归。

1. **"撤"字法诀** "撤",是撤除刚性结构间(骨关节)纵向顶推与横向壅聚之力,以减轻关节间压力。而关节间压力的异常,必然涉及相关软组织(筋)处于异常状态下的张力。故"撤"的对象,包括处于异常应力下的筋骨两方面。

本程序有"移骨撤力""松筋撤力"等具体方法。

移骨撤力:通过移动相关骨结构,以撤除导致目标关节应力增大、关节间隙狭窄、关节对合不良等病理状态的刚性骨结构异常顶推之力。

以肩关节撤力为例,肩关节的关节间隙大小及肱盂对合状态,常受肩部以下诸骨结构向近端移位的影响。所以,从掌指检查开始及向远端逐节调移掌指骨、腕骨、尺桡骨等上肢骨结构,对撤除顶推肱骨向上移位的力而增大肩关节间隙、减轻肩关节间压力、改善肱盂对合状态有着重要且直接的作用。

松筋撤力:通过改善乃至消除跨目标关节肌群的异常挛缩、黏滞,而使目标关节处于自然松活状态。

同样以肩关节撤力为例,运用理筋技术改善乃至消除肩关节前部肌群、后部肌群、外侧肌群等跨关节肌群及肩关节囊的异常挛缩、粘连,对肩关节异常壅聚的力结构状态可以直接有着改善的效应。

运用"撤"字法诀时,尽管在大多数情况下是以调移骨结构向肢体远端移动为多见,但也应注意,并非所有情况都是如此。具体的状况,以"辨构"为"论治"依据。

2. **"领"字法诀** "领",是调正具方向性引领作用的筋骨结构,以保持其对诸关联结构的良好力学影响。

"高以下为基。"在身体局部,我们必须重视位居下位的筋骨结构对其上之筋骨结构位置、方向及应力状态的重要作用。

于直立的人体结构而言,我们需要密切关注具整体性方向引领作用的特定筋骨结构的位置状态。具有引领作用的筋骨结构通常涉及躯体远端,如骶椎与骨盆、枕寰枢、足跗骨与足弓、掌指腕骨等骨结构,及其所附着之筋。

3. **"整"字法诀** "整",是指在生物力学观念指导下,利用人体筋骨结构间的多级相应规律,进行局部与整体骨架及相关软组织力学结构的整体调衡。

"整"字法诀着眼于人体筋骨结构整体性的力学平衡,这是中医学整体观在正骨技术领域的具体体现。

临证时,常综合运用"以骨调骨""以筋调骨""以骨调筋再调骨"等多种正骨技法来达成"整"字法诀的操作目标。

4."纠"字法诀　"纠",狭义而言,是以手法纠正、整复引起主要症状或在主要病灶处存在着位置、序列状态及应力异常的筋骨结构的过程。广义而言,所有对处于病理性移位状态的筋骨结构(即错骨缝、筋出槽)进行手法整复的过程都可以称之为"纠"。

从柔性正骨临床实践上看,通常在"撤""领""整"三个环节操作完成之后,导致主诉症状的移位筋骨结构大多都会不"纠"而自正了,或其移位状态已经大部分得到了改善。其原理在于人体组织结构间存在的相互作用、相互影响的整体性生物力学关系。

四大法诀的综合运用

上述四大程序法诀贯穿于每一次柔性正骨治疗的全过程。

患者骨结构的病理性移位,常常是涉及多个骨节段的整体性移位,很少是单单某一个骨节偏离原位的状态。从骨移位的多种病理模型,我们可以清楚地了解这一状况。

柔性正骨四大程序法诀中的任何单一法诀,虽然都可以单独进行运用,但当其独当一面时,均难以全面应对彻底消除病因链的要求。四大法诀,你中有我,我中有你,有机联系而不可分割。

根据患者病情,合理调配四大程序法诀,统筹兼顾、综合运用,可本标兼得,不仅疗效迅捷,更重要的是可以有着稳定的长效表现。

柔性正骨四大法诀,体现着"东方柔性正骨"鲜明的整体观。这种整体观,不是一个单纯的理论性概念,而是指导并贯穿于手法正骨具体操作过程的始终。柔性正骨的每一个操作步骤,都是在这一整体观的指导下进行的,都有着局部与整体的综合性考量。

筋骨之链及其互调

骨链、筋链与筋骨链

"东方柔性正骨"强调系统性正骨,离不开对骨链、筋链及筋骨链之人体筋骨三链的并治同调。筋骨三链概念的核心,是把人体筋骨结构的整体观念落地,把理论落实在临证具体的诊疗过程之中。在诊断时从这个视角着眼,在制订治疗方案时同样也是从这里下手。

1. **骨链** 人体骨与骨之间通过关节连接。

人体骨与骨之间通过关节连接的排列结构,我们称之为"骨链"。

骨链是支撑人体空间架构的主体结构,骨与骨之间的刚性作用力可以通过骨链进行传递。人体重力会沿着躯体四肢的纵向骨链向下传递,而人体支撑(承重)力会反过来,沿着躯体四肢的纵向骨链向上传递。外力作用于人体局部骨结构之后,其作用力也会朝着力作用的方向,沿骨链向远端传递。

立足于观察与分析骨结构在受到内、外力作用后的生理与病理表现,以及力在骨链中传递的过程及结果,是"东方柔性正骨"诊疗筋骨疾患的基本着眼点与出发点。

传统中医正骨的"错骨缝"理论,所看到的错骨缝,是在异常力传递途中,在力所经过关节处导致的一个局部异常力学结构表现,这并非异常力传递过程与效应的全部。如果这个力继续向前传递,会不会在下一个关节处继续发生"错骨缝"?这个观念和观察有没有出现,决定了正骨疗法继续进步的机会和可能。

2. **筋链** 狭义的筋链,通常单指深浅筋膜、脏壁膜及其移行结构之间直接的相互连接关系。

从概念而言,筋链不涉及与骨结构之间的关系,而是以筋膜间、筋膜与其移行结构之间的力学联系为主。

所以,筋链既有浅筋膜间的广泛联系,也有深筋膜之间的密切关系,更有深浅筋膜及其移行结构、深入内脏的网膜结构间的综合关联。

广义的筋链即软组织链,泛指所有软组织结构之间的直接与间接力学关系,包括肌肉、肌腱、深浅筋膜、韧带、脊膜、脑膜、滑膜、关节囊、脏膜、壁膜、网膜,以及神经、血管、淋巴管等所有软组织结构。由于包括脏器在内的人体组织结构绝大部分都被筋膜所全包或半包,因而筋链的内在联系就无法独自在单一层面的筋膜之间完成,而一定会涉及与筋膜相关的所有其他组织器官。

筋膜在临证时的意义,除了其与人体所有结构联系的广泛性以外,更重要的是筋膜结构伸缩能力的局限性。这种局限性,恰恰是筋膜功能表现的精彩之处。

筋链的概念虽然从表面上看不涉及与骨结构之间的关系,但是,稍微深入一点就会发现,随着浅筋膜到深筋膜的深入,筋链会最后止于骨膜。对这一点的认知,使正骨疗法实践者们开始更深入地关注筋骨联系,而不仅仅是骨骼肌与骨结构在附着点上的局部连接关系。

而即使是单纯的浅筋膜链概念，在临床上也有着非常现实的临床意义。同一浅筋膜上的不同区域，可能因各种原因而存在着张力不均衡的现象，并可能引发相关症状与疾病。筋膜网络深入内脏，更可能与内脏功能紧密相关。

筋膜损伤是临床上最为常见的软组织损伤类型。对于软组织损伤的基本概念，我们需要从过去骨骼肌肌纤维损伤的认知，转换、精细到筋膜层面上来。

筋膜与内脏的关系，尤其是手法疗法在该领域运用的机会和空间，需要我们在临床上深入去观察、研究，这个领域有大量的工作需要进行。

3. 筋骨链　狭义筋骨链指肌肉、肌腱、筋膜、韧带等附着于骨结构上的软组织与骨结构之间的生物力学关系。

肌肉、筋膜等软组织结构的收缩或被牵拉，会影响其所附着骨结构的应力状态，甚至导致该骨结构发生移位；反过来，当骨结构发生移位时，也会牵拉附着其上的肌肉、肌腱、筋膜、韧带等所有软组织而导致其应力异常，进而发生软组织结构形态、位置分布与功能状态的变化。这部分内容，在正骨原理一章我们已经有了初步探讨。

"东方柔性正骨疗法"的广义筋骨链概念，总括了骨链、筋链及狭义筋骨链在内的所有筋骨关系，涉及骨与骨之间、软组织与软组织之间、软组织与骨之间等所有软硬结构之间的相互作用与联系的关系。这是"东方柔性正骨"的广阔视野所决定的，不能局限地认知。筋骨间的结构关系是复杂的，因其固有的客观存在而不会改变。

广义筋骨链概念，是所有正骨疗法需要正面面对的主体结构，也是"东方柔性正骨"之病因病机理论及筋骨互调手法技术的结构性依据所在。

对人体筋骨结构及功能认知的不同层次和不同方面，从根本上决定了不同正骨流派的技术与临床特色，这也正是不同正骨流派形成的重要依据之一。

结构相应与结构锁

1. 结构当位　结构处于正常位置时的中和力学状态即为当位。

如足弓当位，表示足弓处于不高不低的正常中和状态。膝部当位，则表示膝关节没有处于过伸或屈曲、或内翻或外翻的中心偏位状态。

2. 结构乘承　结构乘承，指上下相邻结构间的力学关系。上位结构为"乘"，下位结构为"承"。

"高以下为基。"处于乘承关系的上下相邻骨结构发生相对移位时,通常是以下承结构为坐标原点,上乘结构相对于下承结构发生移位。

3. **结构相应**　道宜相应。

"结构相应"是指在人体软硬结构链上发生的结构间力学作用的顺应性相互影响与依赖的过程与关系。

骨骼肌附着于骨结构。骨骼肌的收缩,必将牵拉其附着的骨结构,使其出现向肌肉拉力方向移动的趋势或过程。

动力肌在神经信号的指令和控制下进行收缩(拮抗肌同时舒张),牵拉其止点处附着的骨结构,使该骨结构发生以其近端关节为原点、骨结构长轴为杠杆、沿关节面进行的运动,便形成人体肢体运动的过程。在这个过程中,构成肢体的骨与周围结构同步、协调移动。

若肌肉收缩时,拉动其止点所附着的骨结构发生运动,但不是以其近端关节为原点,或出现偏离关节面正常轴向的运动,或主动向特定方向改变骨结构与周围结构间的相对位置状态,都会导致骨移动。

相应即是顺应,是受力结构对应力的顺应性反应。"悦动相邀""亲亲以归"即是相应的顺应表现。该顺应性反应的结果,可能是达成生理状态下力学结构的动态平衡效应,也可能出现病理状态下的力学结构失衡。

不相应则多表现为局部结构的应力异常,你欲行而我欲止,便是你我之间的不相应。结构间的不相应,是相关症状或疾病发生的直接病理基础之一。

4. **结构的多级相应**　结构的多级相应,是"东方骨道"之柔性正骨总诀中"层应徽绕"的具体内涵之一。

结构的多级相应是指从下肢的足弓、膝、骨盆,到躯干的腰曲、胸曲到颈曲等纵向结构的曲度、或屈曲状态、或前倾后仰等位置与功能状态之间交互存在、错综复杂、相互影响、密切联系的局部与整体性筋骨力学关系。

这种多级结构间的筋骨力学关系有着一定的规律可循。不遗余力地去探索、把握并灵活运用这些特定的力学关系规律,在临证实践中有着非常重要的现实意义。

临床实践中,我们常常通过足弓大小与骨盆的位置状态的多种组合来判断膝部应力正常与否及其病理性力学形态,并且也常常通过足弓及骨盆的调整来达成膝部力学结构的改善和平衡。

"脊柱有曲,三弯互移。"在脊柱的颈、胸、腰椎生理曲度之间,存在着特定的关系规律。若要顺利达成脊柱某区段生理曲度的调整,必须要注意脊柱其他区段曲度的存在状态,并能采取相应的调整措施。

在腰曲的调整中,除了应与颈曲、胸曲之间的关系适应以外,还必须与骨盆的位置状态相配合。而相关各结构的位置向何方调整、调整的幅度如何把握,以及调整的稳定性如何控制,必须要考虑从股骨、骨盆到颈曲诸结构的局部与整体力学关系。若更能以足弓为配合,并注意到膝部的屈伸状态,则"结构多级相应"之理明矣。

结构多级相应关系的实现,不仅涉及力在骨链中的传递过程,更涉及筋骨链中软硬结构之间丝丝入扣、缜密无遗的密切关系。这些关系的核心基础及主导,便是人体生物力学原理。运动系统的生理学与病理学研究,将揭示其中奥秘。

"相应"的观点与视线,若欲深入,则可由人体内在结构层面之相应,逐渐拓展至躯体内外相应、结构与功能相应、信念与行为相应,乃至于人体小宇宙与社会及自然环境之大宇宙的相应等层面,人体生命奥秘的探索便由此逐渐展开。

5. **结构锁** 指目标骨结构的特定位置状态会因受到某个关联结构特定方向上力的作用而处于相对稳定、被锁定制动的状态。该关联结构可能是相邻的骨结构,也可能是相连接的软组织。该目标骨结构所受的作用力可能来自相邻结构,也可能来自所关联的骨链或筋骨链上远处的结构。

结构锁的实质,是利用结构相应规律来控制相关骨结构的位置状态,以满足结构的稳定性需求。

结构锁通常相邻存在,软硬相互为用,动静相因。

结构锁可因其作用途径分为"辘轳锁"和"关节锁"。辘轳锁的本质是以骨制筋再制骨,关节锁则是以骨制骨。

如股骨内外旋转的不同状态,对骨盆前倾后仰的调控构成"辘轳锁";髋骨前倾角度大小的调节对骶椎点头或仰头状态起到"关节锁"的作用。

6. **筋骨移动不配套状态** 人体筋骨结构在受到外力作用时,出现局部或整体性软组织与骨结构移动不同步、不协调的状态,是骨伤科临床上常见的引发疼痛症状的病理表现与其机制之一。

我们在这里所要讨论的重点,是在手法整复过程中出现的医源性筋骨移动不配套现象。

骨链、筋膜链、筋骨链等不仅在其链条之内存在着各结构协调、协同的关系,在各链条之间,也存在着链条间结构的协同、调和关系。

骨结构位置在调移恢复时,原本处于高度黏滞性病理状态的肌筋膜等软组织必须得到松解而与之协调、配套,若不能配套就可能会出现相应症状。

骨结构归位、关节间隙增大后，相应神经根、干活动伸展的长度需要与之配合，若由于粘连、卡压而不能随之伸展、滑移，则该神经根或干将会因其所受张力过大而出现相应部位的不适、疼痛或其他相关症状。

这不是一个单纯的理论性问题，而是在正骨实践中迟早会遇到的现象。前言送筋、展筋与放线，其现实的临床意义即是在此。

这一特定变化过程，是骨结构力传递现象的进一步延伸。我们应该清楚地认识到，结构间力的传递，不仅会在骨结构间进行，更会在与骨结构发生联系的相关其他结构上发生作用，进而引起一系列相关空间力学环境的变化。

透筋挪骨

透筋挪骨，说的是手法透过较为浅表的筋肉结构之后，便可方便挪移内在之骨。这是对一大类正骨方法的传统描述。

"东方柔性正骨疗法"是透筋挪骨的代表性技术。每一次的柔性正骨行动，均包括先行的透筋及之后的挪骨两个过程。在这里，透筋是正骨得以顺利进行的条件和前提。透筋不成，挪骨则会有相当的难度。毕竟，内在的骨结构掩蔽在如墙的筋肉之下。

透筋不是揉筋，这是两个不同的概念。揉筋可以为透筋创造条件，但不是必要条件。《医宗金鉴》所述"当先揉筋，令其和软；再按其骨，徐徐合缝"之言，是说明操作的先后顺序，是希望揉筋以令和软，为按骨以还旧处创造条件，但揉筋能否达成透筋、乃至进一步挪骨归位，却不是必然的因果关系。

但是，透筋挪骨的概念，却并非强调所有正骨技术在操作之前必须先行透筋。不同流派的正骨技术有着显著不同的操作过程，如扳动或冲压技术，其挪骨行动中便没有透筋过程的参与。

筋骨互调的形式

柔性正骨所言"转轱辘、扯缆绳"与传说中正骨的某些"开关"及"诀窍"有相似之处。即动即灵，应手即笑。这一技术（规律）的发掘，是对人体结构间相互关系及其关联运动规律在"相应"层次的探索总结，是柔性正骨技法深入走向自由王国的重要内容之一。

筋骨互动互调有以下几种典型的表现形式：

- 以骨调骨，以硬推硬
- 以筋调筋，以软拉软

- 以骨调筋,转轱辘
- 以筋调骨,松缆绳
- 以骨调筋再调骨

1. 以骨调骨,以硬推硬 "以骨调骨"是骨链间的互动关系。关节一端的骨结构因手法作用而被动移动所发出的力,会通过关节直接或间接作用于关节另一端的骨结构,导致其发生相应的位置或应力改变。

分析时,可参照日常生活中的"钟表之齿轮模型"或"列车车厢移动模型"。"以骨调骨"体现相邻刚性结构间的力学互动关系。

2. 以筋调筋,以软拉软 前述骨结构以上、表皮以下的所有软组织结构即为广义的筋。"以筋调筋"体现软组织链间的互动关系。

由于深浅筋膜、肌纤维、韧带等诸软组织结构间的相互连接关系,某一段软组织如果发生挛缩、弛张、主动收缩、被动牵拉或断裂等异常应力状态,均会影响与其连接的软组织结构,导致其张力发生相应改变,进而出现形变和/或位移。

手法调理的时候,可以充分利用软组织链间的生物力学关系,达成标的软组织位置与应力状态的改善目标。

分析时,可参照日常生活中的"桌布牵拉模型",或"橡皮筋牵拉模型"。

3. 以骨调筋,转轱辘 轱辘指骨结构。"以骨调筋转轱辘"是根据需要向相应方向转动相关骨结构,以牵动附着其上的肌肉、肌腱、筋膜等软组织收紧或松弛,使之得以恢复正常张力状态的间接理筋过程。

转锁骨调胸锁乳突肌:旋转单侧锁骨,可放松或拉紧同侧胸锁乳突肌;旋转两侧锁骨,可调两侧胸锁乳突肌。

转股骨调髂腰肌:调股骨内旋可拉动髂腰肌使之紧张;调股骨外旋可松弛髂腰肌;调单侧或双侧股骨则可根据需要调整单侧或两侧髂腰肌。

分析时,可参照日常生活中的"水井之轱辘与井绳模型"。

4. 以筋调骨,松缆绳 缆绳指肌肉、筋膜、肌腱、韧带等软组织。骨结构的病理性移位,常因附着其上的软组织的异常牵拉力而导致。"以筋调骨松缆绳"通常是以直接抻解的理筋方法,有针对性地调理目标软组织的异常收缩(粘连、挛缩、僵硬等)状态,达成该软组织松解的目标,以消除导致相关骨结构移位的异常牵拉力而使其回归正常位置状态的过程。

分析时,可参照日常生活中的"帆船之缆绳与桅杆模型"。

5. 以骨调筋再调骨 "以骨调筋再调骨"涉及相关软硬结构之间更广泛、深入的生物力学关系;是以调整一端骨结构的位置状态来调整附着其上的软组织应力状态,进而通过该软组织的应力增大(拉紧)或缩小(松弛)而对其另一端附着的骨结构发生力学影响而使其位置发生改变。

如欲进行骨盆前倾角度及腰曲大小的调整,可先转动双侧股骨来调整髂腰肌的紧张状态,进而通过髂腰肌张力的变化而影响双侧髂骨及腰椎位置向前后移动,最后达成骨盆前倾角度及腰曲大小的改变。

"以骨调筋再调骨"的过程是转轴辘与松(紧)缆绳技法的灵活综合运用。

不同流派筋骨技术进步的路径

通常来说,骨的问题会越讲越简单,而筋的问题会越讲越复杂。筋走细,骨行粗。筋的结构由宏观到精细,可以一筋连多骨,亦可多筋束一骨,临证应对,难免挂一漏万;而骨结构是在宏观上讲精细,骨正则所联属之筋皆受骨动之力而相应、规范。

虽然"东方柔性正骨疗法"于前述筋骨互调的方法兼而有之,且在临证时灵活运用、筋骨对等,但从传统正骨技术流派角度而言,"以骨调骨"和"以骨调筋"的"主骨"技术系统,与"以筋调筋"和"以筋调骨"的"主筋"技术系统是两大类技术方向不同的正骨流派。前一类下手得骨,后一类下手入筋,最终虽然合一,下手时的方向及其深入程度毕竟不同。

"主骨"技术流派之初下手,通常直入骨结构而不大理会软组织。即便是明确要求"先揉其筋""再按其骨",初习者对筋骨关系亦是不甚了了。待对骨的认知及调骨技术较为娴熟之后,自然便会在结构的深入引导之下由骨入筋,进入软组织结构的认知与技艺层面,开始对筋骨关系及其相互间的技法联系进行实质性探讨。融会贯通之后,对筋的认知及筋骨关系的探索,将有着循环而不断提升的进阶。随着技艺进步,"主骨"之流对"主筋"技艺的看法将会入木三分而最终在相应高度上将"主骨""主筋"合为一体。

"主筋"技术流派,若无高人领航,恐怕难入光明正途而流于坊间之按摩推拿。貌似简单的理筋技术,却内蕴无穷人体奥秘。由筋入骨,是"主筋"流派踏实进步的"大转折"必由之路。入骨不熟不透,出筋亦难堪大用。只有在入骨纯熟之后,得机出骨还筋,方可谓大得筋骨之天下矣。

说骨论筋者,不能不知。

筋骨合缝归槽

1. **两大阶段**　筋骨的合缝归槽可以有两个阶段的操作过程。前期是手法主动干预,即是手法主动推移软硬结构(主动推法)使之归位。后期是手法操作使肢体关节发生被动运动,而使标的软硬结构在肢体关节活动过程中被动牵拉(被动带法)而严丝合缝。

这两种方法互相补充,相得益彰。

主动干预阶段的"主动推法",通常用于骨结构较大的移位,此时移位的骨结构无法通过被动运动的方式被推移而复位。主动干预通常只能将筋骨大致归位、摆正,软硬关系尚不能完全理顺,尤其是在功能关系方面。

被动运动、自然归位阶段的"被动带法",主要用于筋骨关系通过前期手法的主动干预已经大致归位,尚不能完全合缝(骨与骨没有完全合缝,筋和骨没有完全配套,筋与筋没有完全归槽)的状况。

肢体关节进行有目的的被动运动,有利于标的软硬结构在运动过程中进行结构与功能关系的深入共构。

重视手法整复最后阶段的操作程序,即软硬结构的被动运动与其自然归位过程,是理顺骨与骨、筋与筋、筋与骨协调关系的诀窍所在。

2. **三大层面**　人体筋骨结构的合缝归槽,包括三方面的筋骨结构关系。

- 顺骨:是骨与骨之间对位、对线的合缝。
- 顺筋:是筋与筋之间相应关系的归槽、平顺。
- 顺筋骨:是筋和骨之间结构关系的归槽合缝,及其所提供的筋骨功能活动契合的条件。

筋骨合缝归槽的现实观,不是单一软组织或骨架结构的调整,而是筋骨同在,阴阳同调。

让调整后的结构稳定下来的措施,可以从以下多个方面着手。

从医者角度而言,诊疗过程追寻至病因的源头,严格遵循"四大程序法诀",从病因链角度设计并实施系统化治疗方案。

从患者角度而言,注意纠正与病因相关的不良姿势习惯,如跷二郎腿、低头时间过久等。避免进行与病因有关的不当运动,如单边肢体运动等。积极进行合理、适度的运动保健,对全身筋骨结构定期保养。

筋骨顺应之三大目标的稳定达成,需要神经系统及循环系统等多方面的后援保障。

后援保障能否正常并持续稳定,反过来取决于正骨治疗过程中"四大程序法诀"完成的品质及效率。

第七章　骨盆精修　内外分判

病理性骨盆旋移是导致腰腿痛的主要病因之一，也是诸多脊柱源性疾病的重要病因环节。

骨盆旋移综合征是临床常见、多发病症。骨盆的错位结构复杂多变，骨盆内、外多关节的不同错位状态构成了骨盆旋移类型的复杂性。

"东方柔性正骨"强调骨盆旋移的精细化分型，认为精细化的骨盆旋移诊断必须依赖于以骨盆多点触诊为基础的立体触诊，并且在治疗手法的设计与操作等方面必须满足精细化与整体性的治疗要求。

骨盆旋移的诊断

骨盆旋移所涉及的关节

龙层花等曾对骨盆旋移综合征进行了定义："因急性损伤、慢性劳损、生理性骨盆韧带松弛等病因，可导致骶髂关节错位、腰骶关节错位和耻骨联合位移，统称骨盆旋移综合征。"［龙层花，钟士元，王廷臣．骨盆旋移综合征［J］.颈腰痛杂志，2004，25（3）：198-202］

通过对骨盆内外结构的观察，我们可以了解，骨盆涉及的关节可分为骨盆内关节和骨盆外关节两大类。上述定义，涉及了骨盆内的骶髂关节和耻骨联合，也涉及了骨盆外的腰骶关节，但没有涉及同样为骨盆外关节的髋关节。

"东方柔性正骨疗法"认为，全面界定与把握骨盆旋移的概念，必须观察、了解骨盆内、外两大类关节的状态，包括骶髂关节、耻骨联合以及腰骶关节和髋关节等，缺一不可。髋关节的力学结构状态对骨盆旋移的影响作用，甚至比骨盆内外的其他关节来得更常见。

尽管目前中国骨伤手法学界对骨盆旋移的诊疗探索已渐趋明朗,然而从有关学术刊物发表的相关文章及在临床实际诊疗中的地位与运用来看,目前学界对骨盆旋移的诊断仍旧以骶髂关节错位者居多,诸多骨盆旋移现象及其病理结果仍未进入临床同仁们的视野。诊疗视野之局限,导致漏诊、误诊常见,不能不察。

骨盆口诀

骨盆口诀:

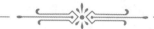

骨盆髋骶三块骨,错旋内外分两途。

下力来判盆翘楚,力上由去擎柱舞。

柔性正骨临床经验告诉我们,骨盆内、外关节错位在临床上皆为常见,临床表现各不相同,其中,尤其以骨盆外关节移位最为多见。

骶髂关节之角位移常见,容易被忽视。骶髂关节线位移在临床上虽然亦属常见,但相对于骶髂角位移而言则较少。

如果骶髂关节发生显著的线性移位,则关节部位将会出现明显的疼痛症状,甚至引发下肢放射痛,患者常因疼痛剧烈而行动受限。

骶髂关节不容易发生较大线性移位的原因,是因为有与骶髂悬吊功能相匹配的强大的骶髂韧带存在。

"错旋内外分两途",是说骨盆发生的移位,应该从骨盆内关节错位和骨盆外关节错位两个方向去研究、探讨。由此,不同类型的骨盆旋移形态便水落石出而不会缺漏。

"下力来判盆翘楚",指出骨盆发生旋移的主导因素,常见来自以双侧股骨为代表的从下向上的支撑力的传递作用。

"力上由去擎柱舞",骨盆的位置状态直接决定了腰椎及全脊柱的位置与序列状态,并且对脊柱的附属结构也会产生相当程度的力学影响。

骨盆的多点触诊与精确诊察

判断骨盆旋移状态的基本方法原则,是尽可能减少推论、臆测的环节,主张以最直接的方式了解骨盆当下的现实状态。

对人体每一骨结构的诊察,柔性正骨都强调尽可能在三维空间状态下全面把握。抓骨摸筋,立体把玩。因此,骨盆触诊的部位便包括了骨盆体上便于触摸诊察的任何部分。

与骨盆密切联系的软组织、上下相邻的筋骨结构自然也在骨盆触诊的范围之内。

1. 骨盆触诊

（1）骨盆 8+2 点触诊法

触诊目标:骨盆的立体结构及骨盆内、外关节移位形态。

患者体位:患者可酌情取站立位、坐位、俯卧位、仰卧位、侧卧位。临证时,常以坐位和俯卧位为主,多体位合参。

触诊部位:在骨盆的前面,我们需要重点进行双侧髂前上棘的前后、左右、高低状态的精细触诊和比较,以判断骨盆整体沿纵轴（Y 轴）旋移状态,即骨盆整体呈顺时针或逆时针旋转。

患者处于站立位和仰卧位时,也可以进行耻骨联合部位突起或平、陷状态的观察。

在骨盆的两侧,我们可以通过触摸两侧髂嵴上缘来进行骨盆左右高低状态的比较,以判断髂骨侧向的移位状态和骨盆整体的沿矢状轴（Z 轴）向左或向右侧倾的状况。

需要注意的是,骨盆整体性的侧倾,除了要关注并触诊双侧髂嵴的高低不对称状态外,我们还要注意双侧坐骨部的位置状况,其双侧坐骨前后、左右、高低的对比不同及其两者之间的相对位置关系。

在骨盆的后面,我们可以对双侧髂嵴的后面部分进行触诊比较,尤其是双侧髂嵴后缘高点的位置状态,以判断两侧髂骨的前倾与后仰状态;同时,我们还可以对双侧髂后上棘进行比较,了解其双侧位置对称与否,并进行高低、前后、内外等位置状态的比较。

除此以外,在骨盆的后侧,我们还有重要的触诊工作需要进行,即对双侧坐骨嵴或坐骨结节的位置状态进行诊察比较,这是通过手法触诊判断骨盆前倾与后仰状况的辅助方法,与髂嵴后缘高点的位置状态互参。在俯卧位下,坐骨嵴或坐骨结节翘起或内陷（前后方向上的移动状态）、偏内或偏外（接近或远离脊柱中轴线）等双侧立体状态的比较,可以为骨盆旋移的精细化诊断提供重要依据。

骨盆后面单侧或双侧骶髂关节有无压痛,是判断骨盆内关节是否存在紊乱的重要指标。除此以外,关节间隙有无宽窄异常,骶髂关节的髂骨缘有无单边突起等等,都是骨盆后侧触诊时需要了解的资讯。

骶椎状态的前倾后仰、顺时针与逆时针旋转以及左右侧摆,自然也在骨盆后侧的触诊范围之内。至于尾椎触诊,尤其是尾椎形态的触诊了解,不仅对骨盆旋移状态的诊断提供参考依据,更对全脊柱的应力状态诊查提供重要资讯。

通过对上述"骨盆8+2点",即双髂前上棘、两侧髂嵴高点、双坐骨棘(或双坐骨结节)、双髂嵴后缘高点等8个主要点位,以及双侧骶髂关节2个点位,进行以点带面、乃至立体、整体的触诊,了解骨盆局部及整体的立体结构及骨盆内、外关节错位的具体旋移类型。

(2)不同体位下具体的骨盆触诊操作

患者站立位:患者自然松静站立,双脚分开同肩宽。医者坐于患者身后,用双手食、中指分别从骨盆两侧触诊双侧髂嵴外侧缘高点、双侧髂前上棘,然后用双手拇指触诊双侧髂后上棘或以双手食、中指触摸双侧髂嵴后侧高点,了解骨盆局部与整体旋移状况。

患者坐位:患者自然正坐于医者之前,医者正坐于患者之后。操作基本同患者站立位触诊。

患者俯卧位:医者站立于患者身侧,用双手食、中、无名三指分别触诊患者的双侧髂前上棘、双髂嵴外侧缘高点,分别用双手拇指触诊双侧坐骨棘或坐骨结节,分别用双手拇指触诊双侧髂后上棘,分别用双手食中指触诊双髂嵴后缘高点。

患者仰卧位:医者站立于患者身侧,可用双手拇指或食、中指分别触诊双侧髂前上棘,用双手食、中指分别触诊双侧髂嵴外侧缘高点。

需要注意的是,患者在不同体位下,其相关结构的位置表现可能会有明显的不同,这是由不同体位下骨盆处于不同功能状态所决定的。功能状态下,患者相关结构将会根据功能的需要而发生相应移动,故不能准确反映自然松静状态下的结构序列状况。

我们需要了解,患者站立时,骨盆处于全然的功能状态;坐位时,由于凳子对坐骨结节的支撑与固定作用,使骨盆处于半自然的功能状态;卧位下,骨盆处于自然的放松状态。

2. 与骨盆有着密切关系的软组织触诊　对骨盆状态的诊察,除了直接触摸骨盆体以对其位置状态进行精确判断外,还要对与骨盆密切联系的软组织进行触诊,以把握骨盆体周围的应力状况。

臀大肌、臀中肌、臀小肌、梨状肌、上下孖肌、闭孔内肌、骶结节韧带、骶棘韧带、腘绳肌、股四头肌、大腿内收肌群、阔筋膜张肌、髂胫束、腹直肌、腰方肌、腹内外斜肌、髂腰肌、腰背部肌群、盆底肌群等骨盆前后、左右、上下肌群,均成为骨盆触诊的重要组成部分。

3. **骨盆上下相邻骨结构触诊**　为了清楚了解骨盆旋移产生的动因及该旋移对周围结构产生的继发性影响,并验证骨盆旋移诊断的准确性,我们需要对骨盆上、下相邻骨结构,如肋笼、腰椎、双侧股骨、胫骨等进行位置与序列状态的触诊诊察,包括肋笼前俯后仰与扭转的状态、腰椎的序列与曲度、腰骶关节和双侧股骨与髋关节的状态等等。

整体放眼来看,正确判断骨盆位置状态形成的力学机制,还需要进行包括颈椎在内的全脊柱序列及曲度状况的详细了解,以及膝、踝、足弓等下肢结构的全面诊查,以供从“结构的多级相应”方面进行的诊断分析所需。这些不是理论上的修饰,而是临床实践中需要深入的诊疗步骤。

骨盆及相关结构的体征观察

1. **骨盆部体征的观察**　在病理性骨盆旋移的外在表现中,歪臀斜胯最为直观。胯骨,即髋骨也。臀部(骨盆)倾斜、左右胯(髋关节)高低不等为典型表现。

与正常骨盆状态较难区别的,当是翘臀与扁平臀。翘臀通常是骨盆前倾角度较大、水平骶椎的外在表现,而臀部扁平则常与骨盆前倾角度减小、垂直骶椎直接有关。

翘臀与扁平臀的状态,可能是生理性的,也可能处于病理状态,判断的标准以其可能相关的症状表现或疾病为依据。这涉及疾病症状与骨盆旋移直接对应关系的判断,更涉及骨盆与相关软硬结构间关系规律的病理表达。有相关症状出现则诊断易于得出,而随着骨盆结构序列关系的改善,相应病症也随之消失,其病理关系便确凿有据。

从临床实践的观察与经验的不断总结中,我们不难得出翘臀与扁平臀对无症状或症状轻微的亚健康状态的作用与影响,因而其病理定性的揣测方向当在意料之中。

2. **骨盆上下结构外在体征的观察**　旁征博引,可为证据。

人体结构的整体性使得以骨盆为枢纽的身体各部结构之间密切联系,相互影响。我们在骨盆旋移患者身上,不难观察到脊柱(尤其是腰胸椎)的旋转侧弯及曲度异常、双侧肋笼的突起与凹陷、双侧肩胛骨的高低与异常突起等结构序列的阳性体征。而反过来,从患者身上所表现出来的这些阳性体征,我们均可高度怀疑其与骨盆旋移之间可能存在的密切联系。

除了骨盆以上的脊柱及其附属结构以外,骨盆以下的下肢结构与骨盆旋移之间的关系更是密不可分。在重力场中,承重力是由下而上传递的,所以下位骨结构对上位骨结构的位置及序列状态常常有着直接的决定性作用,这是作用力与反作用力的特点所决定的。也就是说,从物理性的机械力角度而言,双侧股骨的位置状态对髋骨 – 骨盆的位置状态有着决定性的影响作用。

同理可知,承重力在下肢骨链的传递中,发挥着由下而上的影响力。故内外八字脚、跟骨内外翻、高弓扁平足、胫骨内外旋、膝部屈伸内外翻等体征,均对骨盆状态有着不同程度的直接或间接影响。

骨盆的检查试验与手法触诊

骨盆的 4 字试验、床边试验、骨盆分离与挤压试验、髋关节活动度检查等《骨科学》所界定的特殊检查,可以在一定程度上定性反映骨盆及相关结构的病理状态。

这些骨盆部的试验检查,如果与动、静态精细化的手法触诊相结合,则对骨盆与相关结构病理变化的细节判断有着直接的帮助。

骨盆旋移的 X 线片精确分析

无论在什么时候,什么情况下,手法触诊都无法比拟影像诊断对人体内在结构状态客观的诊察功能。充分利用影像诊断技术以排除手法非适应病症,是手法疗法获得高度安全性的重要保障措施之一,也是达成手法诊疗精细化的重要条件。

我们强调手法触诊,亦同时主张尽可能利用现代影像诊断技术的科技成果。

1. **排除非适应病症** 通过 X 线、MRI 等影像诊断技术,可以清楚、准确了解骨盆及其内容物的结构状态。对复杂、严重的骨折及肿瘤、结核等恶性侵蚀与占位性病变等手法非适应病症均能明确提示,方便在第一时间进行转诊处理,以免贻误病情,同时也可避免手法源性医疗事故的发生。

2. **精确了解骨盆各结构及骨盆整体位置状态** 人体直立时,骨盆生理性呈一定角度的向前倾斜状态,骨盆两侧髂前上棘和耻骨结节处于一个冠状面上,尾骨尖和耻骨联合上缘则处于一个水平面上。骨盆上口平面与水平面之间的夹角即为骨盆倾斜度,或称骨盆前倾角(图7-1的A角)。

通过手法触诊,我们可以凭经验初步了解骨盆前倾角的状态。精细化的数据可以通过在X线片上进行骨盆倾斜度的测量来获得。

骨盆倾斜度正常标准:男性50°~55°,女性55°~60°。超过这个标准即为前倾角过大,而小于这个标准我们常称之为骨盆前倾角较小,或习惯称为骨盆仰角过大、骨盆后仰。

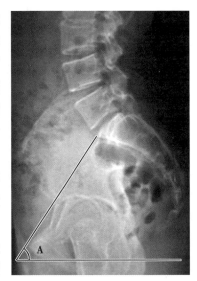

图7-1 骨盆前倾角

在骨盆的X线片上,现代整脊学常用画线测量的方法来精细化确定骨盆各结构及骨盆整体的位置与序列状态。

我们也可以通过骨盆上口的形态观察来定性判断骨盆前倾的状态。

● 苹果形:骨盆前倾角处于正常标准状态(图7-2A)。

● 梨形:骨盆前倾角过大(图7-2B)。

● 香蕉形:骨盆前倾角较小(图7-2C)。

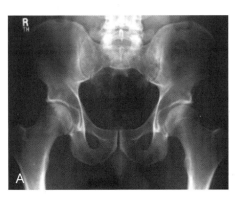

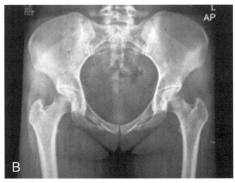

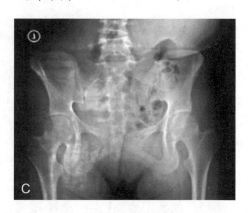

图 7-2　骨盆前倾状态

骨盆旋移类型

如前所述,骨盆旋移所涉及的主体关节包括骨盆内关节和骨盆外关节两大部分。骨盆内关节有骶髂关节、耻骨联合;骨盆外关节有腰骶关节、髋关节。骨盆内关节与骨盆外关节若同时出现不良对合关系,就会构成复杂的骨盆旋移类型。

骨盆内关节错位

1. **骶髂关节错位**　骶髂关节错位是骨盆旋移的重要内容和主要类型之一,常伴随耻骨联合不同程度的对合不良。由于骶髂关节的结构是骶骨在下,髋骨在上,所以我们可以用位居上位的髋骨移位的状态来描述骶髂关节错位的形态。

骶髂关节错位属于骨盆内关节错位,有髋骨与骶骨错位关系的线位移和角位移两种形态。人们大多认识到髋骨和骶骨发生相对移动的线位移,而对骶髂关节的角位移形态常常漏诊或误诊。单侧骶髂关节错位,即单侧髋骨错位的类型可以如美式按摩疗法 chiropractic 的划分。

美式按摩疗法 chiropractic 对骨盆错移位形态的描述,是观察者站在患者身后观察所得。中式的描述,常常是观察者从处于身体前面位置的眼睛观察自己后面的臀部的角度来表达。所以,美式按摩疗法 chiropractic 的髋骨前上错位,以中式的表达就可能是后上错位,眼睛所在位置不同故也。这种情况常引起同行之间的交流障碍。

（1）单侧骶髂关节错位

单侧骶髂关节错位的类型有：

- 髋骨前上移位：图 7-3A 显示右侧髋骨向前上方向移位。
- 髋骨后下移位：图 7-3B 显示右侧髋骨向后下方向移位。
- 髋骨向内移位：图 7-3C 显示右侧髋骨向内（向脊柱轴线方向）移位，右侧髋骨在正位片上显示出较宽的状态。
- 髋骨向外移位：图 7-3D 显示右侧髋骨向外（向远离脊柱轴线方向）移位，右侧髋骨在正位片上显示出较窄的状态。
- 髋骨综合性移位。

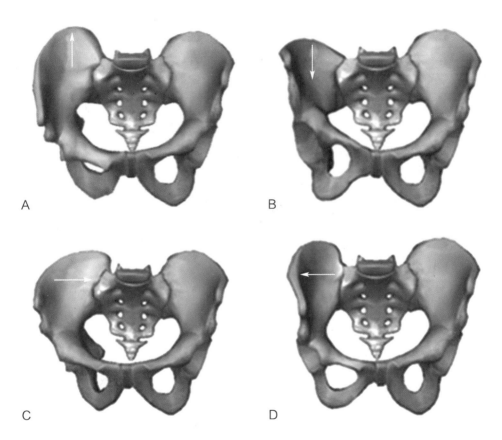

图 7-3　单侧骶髂关节错位

单侧髋骨的综合性移位是临床上最常见的骶髂关节移位形态。有髋骨前上伴向内错位、髋骨前上伴向外错位、髋骨后下伴向内错位和髋骨后下伴向外错位等等类型,其中,髋骨向前上或后下的移动时,可以是直上直下,也可以是在上下移动时伴有髋骨的内旋或外旋。

(2)双侧骶髂关节错位:骶髂关节错位可能在单侧发生,也可能在双侧同时发生。双侧骶髂关节错位的类型又可分为双侧对称性错位和双侧非对称性错位。

双侧髋骨同时发生的对称性错位,以上、下两型为主,分别为对称性双侧髋骨前上错位与对称性双侧髋骨后下错位。

双侧髋骨对称性的错位,为骨盆移位的诊断带来难度。

双侧髋骨同时向相反方向沿 Z 轴(矢状轴)旋移错位,有两种类型:

● 双侧髂嵴向分离方向、双侧坐骨结节向靠近方向旋移。

● 双侧髂嵴向靠近方向、双侧坐骨结节向远离方向旋移。

在双侧髋骨非对称性错位中,双侧发生不同方向或不同程度的错位。这样的情况是临床常见的,需要根据症状表现和触诊辨构进行具体判断。

(3)骶髂关节融合:是指构成骶髂关节的骶骨关节面与髂骨关节面因病理性因素而发生骨性融合。关节间隙消失,关节活动性完全丧失。单侧骶髂关节融合临床常见。

在骶髂关节融合的状况中,有骶髂关节对合完整而融合的,也有骶髂关节在错位状态下发生融合的。在临床诊疗中,骶髂关节在错位状态下的融合有着显著的临床意义。这一状态的发生对骨盆本身的状态及位居其上的脊柱序列状态会发生直接影响。

2. 耻骨联合位置与对合状态异常

(1)耻骨联合错位:耻骨联合对合不良通常继发于单侧或不对称性双侧骶髂关节移位。以耻骨联合上下、前后错位为主要类型。

(2)耻骨联合位置异常:耻骨联合位置异常单指耻骨联合位置所在状态,伴或不伴耻骨联合关节错位。耻骨联合位置前上者,与骨盆仰角过大相关;耻骨联合位置低下者,是骨盆前倾角过大所导致;耻骨联合位置或左或右的偏歪,直接与髋骨内外错位及骨盆整体左右旋移有关。

(3)耻骨联合分离:耻骨联合分离,临床上常与外伤或孕产妇怀孕、分娩直接相关。影像学检查 X 线片可见耻骨联合间距离明显增宽(图 7-4),正常人耻骨间隙为 4~6mm,妊娠晚期可增至 6~9mm,分娩时可达 10mm。一般认为超过 10mm 可考虑为耻骨联合分离,有的分离可达 30~50mm,并有上下错位现象。

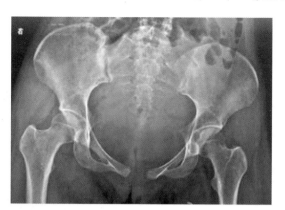

图 7-4　耻骨联合分离

骨盆外关节错位

1. **骨盆外关节错位关注焦点的转移**　骨盆外关节错位,是腰骶关节和 / 或髋关节错位,包括线位移和角位移。骨盆外关节错位的直接后果,是引发骨盆的整体旋移。

把对骨盆外关节错位关注的焦点,从腰骶关节、髋关节转移到骨盆整体旋移上来,是清晰把握骨盆外关节错位本质的有效方法。

柔性正骨临床经验告诉我们,骨盆旋移最常见的类型为骨盆外关节错位。也就是说,骨盆的整体旋移在临床上最为常见。

对于骨盆位置状态的查验,必须做到精细。有一分检漏,则有一分纠正不彻底。长期以来,骨盆整体性旋移一直没有被引起注意。骨盆整体左右旋转、左右侧倾以及前倾、后仰等旋移形态少为业界了解,或因手法技术难以达成精细化调整而未能得到重视。

这样的情况至今仍然在骨伤手法界广泛存在。

2. **骨盆整体旋移的三轴分判**

(1)骨盆沿 X 轴旋转:骨盆沿 X 轴(横轴)旋转有骨盆前倾角增大(图 7-2B)和骨盆前倾角减小(图 7-2C)两种类型。

(2)骨盆沿 Y 轴旋转:骨盆沿 Y 轴(纵轴)旋转,从上向下观察,有顺时针旋转(图 7-5A)和逆时针旋转(图 7-5B)两种类型。

(3)骨盆沿 Z 轴旋转:骨盆沿 Z 轴(矢状轴)旋转,从骨盆后面观察,有向右侧侧倾和向左侧侧倾两种类型。图 7-4 不仅示耻骨联合分离,同时也有显著的骨盆向左侧侧倾(从后面观察)。

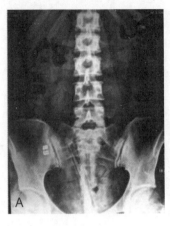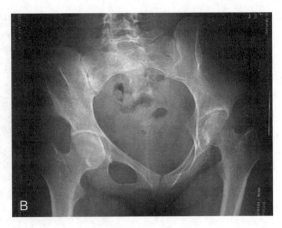

图 7-5　骨盆沿 Y 轴旋转

3. 骨盆整体向上移位　骨盆相对于腰臀部皮肉结构整体向上的绝对移位为临床常见,以老年患者、久坐者多见,且跌倒外伤、从高处跳下等直接或间接暴力冲击骨盆时也可发生。

骨盆整体向上移位时,手法触诊首先可以从手下经验进行判断,患者的骨盆位置通常高于正常人。其次,触诊可以发现,双侧髂嵴上缘与第 11、12 肋骨间距明显减小,而且骨盆上移者臀部下段的筋肉比较松弛,坐骨结节位置比较靠上。

这一骨盆移位的特殊类型在传统正骨疗法中少有涉及。然而,其现实的临床意义不能小视。

骨盆内外关节综合性旋移

骨盆内的骶髂关节和骨盆外的腰骶、髋关节等多关节的复合错位构成复杂的骨盆旋移状态。

1. 骨盆变形　构成骨盆的骶椎与两块髋骨,其中两方或三方同时发生以角位移为主的移位,不同步的移位,导致双侧骶髂关节发生角位移为主的紊乱,伴或不伴线位移,此时骨盆变形便会发生,伴或不伴骨盆整体的旋移。

2. 水平骶椎伴双髋后下错位　原本已经发生对称性后下错位的双侧髋骨,因代偿反应而可能出现骶椎点头(表现为水平骶椎)、髋骨向前上旋转、腰曲增大等状况(图 7-6)。

触诊时,骨盆处于代偿后的位置状态,双侧髋骨处于正常位置,而骶椎点头,腰曲显著增大。亦即,此时双侧髋骨处于正常的位置状态是一种代偿后的假象,掩盖了其向后下错位的本质。

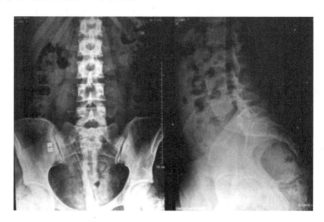

图 7-6 水平骶椎伴双髋后下错位

将高高翘起的尾骶椎向仰头方向调整至正常位置后,即调整骶椎与双侧髋骨同步向后下方向旋转后,双侧髋骨就会显示出真实的向后下错位的位置状态。

3. **双侧髋骨后仰伴躯干整体下移或骨盆整体上移** 此型老年人多见。具体表现为在重力作用下,人体上半身重量下压,导致腰骶角增大(骶椎点头),双侧髋骨发生代偿性仰角增大(骶髂关节发生角位移),躯干整体发生相对向下、靠近骨盆的移动;或者骨盆相对于臀部皮肉结构整体向上发生绝对移位。

骨盆与上下结构的联动规律

骨盆与上下结构的联动以骨盆为中心

骨盆与上、下结构间的联动是以骨盆为中心展开的。骨盆是位居人体中心的运动枢纽。骨盆上、下动力肌群的起止方向,均是以骨盆附着处为起点,向上、下方向延伸出去,以躯干或下肢各相应部位为止点、动点。

腰骶髋联动

这是骨盆内关节错位状态下,髋骨对腰椎和骶椎位置状态的影响规律。

1. **单侧腰骶髋联动** 单侧腰骶髋联动有两种类型。

● 若单侧髋骨前上移位,则骶椎同侧前旋,同侧腰椎前旋,和/或腰椎向同侧弯曲(腰椎侧弯)。

- 若单侧髋骨后下移位,则骶椎同侧外旋,同侧腰椎外旋,和/或腰椎向同侧突出(腰椎侧弯)。

2. 双侧腰骶髋联动 有双侧对称联动与双侧不对称联动两种类型。在联动状态中,又有代偿和非代偿两类不同表现。

(1)双侧腰骶髋对称联动

1)双侧腰骶髋对称非代偿联动:有两种类型。

- 若双侧髋骨同时向前上移位,或骨盆整体前倾角过大,骶椎点头,腰骶角增大,和/或腰曲增大。
- 若双侧髋骨同时向后下移位,或骨盆整体后仰,骶椎仰头,腰骶角减小,或腰曲减小甚至反张。

2)双侧腰骶髋代偿联动

- 若双侧髋骨同时向前上移位,骨盆维持枢纽平衡,在前后肌群作用下,移位后的髋骨将向后下旋移,并带动骶椎随之增大仰角,腰骶角减小,腰曲减小。
- 若双侧髋骨同时向后下移位,骨盆维持枢纽平衡,在前后肌群作用下,移位后的髋骨将向前上移动,并带动骶椎随之点头,腰骶角增大,腰曲增大。

(2)双侧腰骶髋不对称联动:这是两侧各自的单侧髋腰联动。一侧髋骨向前上移位,一侧髋骨向后下移位,腰椎随之旋转侧弯,与之非代偿性相应或代偿性相应。最后的结果是骨盆扭曲、腰椎旋转伴侧弯。

股髋联动

这是股骨对髋骨状态的影响规律。

这种影响主要表现在两个方面,一个是股骨内、外旋转对髋骨位置与功能状态的影响;另外一个方面是髋关节前后位置状态对髋骨位置与功能状态的影响。这两者均有显著临床意义。

股骨旋转与髋关节位置状态之间的关系复杂,各种情况均可出现,故临证时应仔细诊查,客观对待,精细化处理。

重视并把握好股骨髋骨联动规律,可以帮助我们有效解决骨盆调整的诸多疑难状况。

1. **单侧股髋联动**

（1）股骨内、外旋转所引发的单侧股髋联动

- 若单侧股骨内旋,则同侧髂腰肌紧张,牵动同侧髋骨前倾、同侧腰椎横突旋前。
- 若单侧股骨外旋,则同侧髂腰肌松弛,同侧髋骨在外力或腘绳肌牵拉下后仰,同侧腰椎横突旋后。

（2）髋关节位置变化引发股髋联动

- 髋关节中心位置前移,同侧髋骨仰角增大。
- 髋关节中心位置后移,同侧髋骨前倾角增大。

2. **双侧股髋联动**

（1）双侧股髋对称联动

- 若双侧股骨外旋,和／或髋关节位置前移,双侧髂腰肌同时松弛,骨盆整体后仰,骶椎仰头,腰曲减小。
- 若双侧股骨内旋,和／或髋关节位置后移,双侧髂腰肌紧张,骨盆整体前倾,骶椎点头,腰曲增大。

（2）双侧股髋不对称联动:这是两侧各自的单侧股髋联动。一侧股骨内旋,一侧股骨外旋,双侧髋骨分别对应之。

至于股骨旋转与髋关节位置不对应状况,临证时常见,故亦应在常规诊查之列,随机精细化处理。

腰盆联动

这是骨盆出现整体旋移时,骨盆旋移对腰椎整体旋转、侧弯状态的影响。腰盆联动规律常体现在以下几个方面:

- 当骨盆沿脊柱纵轴（Y 轴）左右旋转时,腰椎整体旋转方向与骨盆旋转方向一致。
- 当骨盆沿矢状轴（Z 轴）旋转侧倾时,腰椎较常出现与骨盆侧倾方向相反的侧弯。在青少年特发性脊柱侧弯病例中,当腰椎侧弯较大时,可出现与骨盆侧倾方向相同的侧弯。
- 当骨盆沿脊柱纵轴（Y 轴）和矢状轴（Z 轴）同时旋移时,腰椎常出现旋转侧弯。
- 当骨盆沿横轴（X 轴）前旋、前倾角增大时,腰曲可增大,也可代偿性减小;当骨盆沿横轴（X 轴）后仰时,腰曲减小或反张。

骨盆旋移与长短腿

这里讨论的下肢长短主要涉及假性长短腿,真性长短腿不在此列。

骨盆旋移与假性长短腿的关系,涉及比较复杂的状况,远非骨盆冠状面的顺、逆时针旋转或髋骨上下错位的表达所能涵盖。

临床上,相对长腿的状态如果是由于同侧髋骨后下移位引起的(假如没有骨盆的侧摆移位),进而采取后伸扳使髋骨上移,如果出现患肢越扳越长,症状越扳越重,就无法证明诊断与治疗措施的正确性,而这种状况在临床上却是可以见到的。这说明长短腿所包含的病理信息复杂,受到多种因素影响。如骨盆前倾角过大、过小与正常的不同情况下,长短腿所反映的错位信息不同,有时甚至相反。显然,下肢长短也可能受到髋、膝、踝诸关节状态的影响。

因此,长短腿只是定性地反映出骨盆或下肢关节的力学结构有问题,仅仅通过比较下肢的相对长短变化,难以得出具体的骨盆旋移形态的诊断结论。

长短腿是体征,不是症状,应分别对待真性与假性长短腿。假性长短腿只能定性反映骨盆和 / 或下肢力学结构有问题。问题腿的确定以症状表现侧(患侧)为判断依据,且长、短腿均有可能是问题腿。

骨盆不同的倾仰旋移类型,可以表现出不同的长短腿体征。图 7-7 显示了正常情况下人体骨盆三种不同类型的基本生理位置状态。

标准型:骨盆前倾角处于正常状态,髋臼处于人体重力线上(图 7-7A)。

扁平臀型:骨盆仰角过大,髋臼处于人体重力线的前方(图 7-7B)。

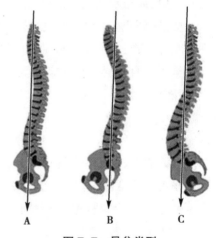

图 7-7　骨盆类型

翘臀型:骨盆前倾角超出正常范围而过大,髂骨前倾,髋臼处于人体重力线的后方(图 7-7C)。

当骨盆(髋臼)处于不同的基本生理位置时,髋骨发生同一方向(前上或后下)的病理性移位,髋臼移动的方向可能不同。如:在髋骨发生前上移位时,骨盆前倾角过大的翘臀型髋臼将向后上方移动,标准型的髋臼也会向后上方移动,但扁平臀型髋臼则会向后下方移动。

因此,骨盆前倾角(或髋臼)处于不同基本生理位置类型的人群,如果髋骨发生同一方向错位,则由于髋臼移动方向不同,故相应下肢的长短腿表现就会不同。

在髋骨发生向前上方向的移位时,翘臀型者下肢将变短,标准型者下肢也会变短,而扁平臀型者下肢会变长。

当髋骨发生向后下方向的移位时,翘臀型者下肢将变长,标准型者下肢也会变短,而扁平臀者下肢会变更短。

因此,矫正长短腿的方法,将依据患侧髋骨移位方向的诊断而确定,而非根据腿之长短。髋骨归位则长短腿的异常表现将随之消失。

骨盆的柔性正骨手法

指推法

1. 不同体位下的指推技术

体位选用原则:方便操作,并利于目标骨结构的移动归位。

(1)站立位指推手法:在患者站立位下,直接针对发生移位的骨盆结构下手,运用指推法使其归位(图7-8)。

(2)坐位指推手法:在患者坐位下,直接推移移位的骨盆结构使之归位(图7-9)。

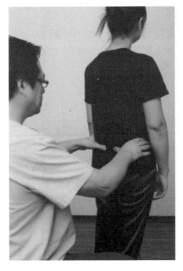

图7-8 站立位指推手法

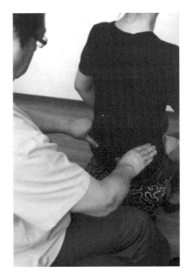

图7-9 坐位指推手法

（3）卧位指推手法

仰卧位指推手法：在患者仰卧体位下，直接从双侧髂前上棘处下手，调整双侧髂骨使之归位（图7-10）。

俯卧位指推手法：在患者俯卧位下，针对骨盆各结构移位状态，机动灵活地运用指推技巧，多点协同，使移位的骨结构归位（图7-11）。

侧卧位指推手法：针对单侧移位的髂骨，从髂嵴及坐骨结节部位下手，双手配合，调整其归位（图7-12）。

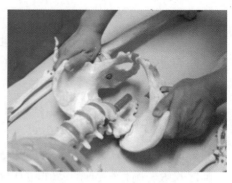

图7-10 仰卧位指推手法

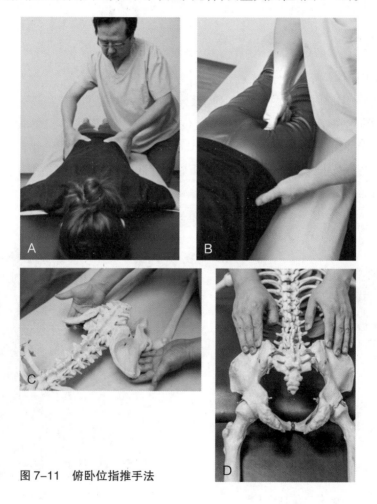

图7-11 俯卧位指推手法

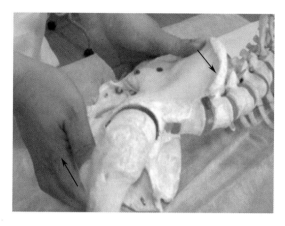

图 7-12 侧卧位指推手法

2. **端盆法** "端盆法"或称"端骨盆",即《医宗金鉴》正骨八法之"端"法在骨盆技术上的具体体现。

"端盆法"以骨盆整体的位置状态及骨盆形变为主要调整目标,可以纠正骨盆外的腰骶关节、双侧髋关节和骨盆内的骶髂关节、耻骨联合角位移。

"端盆法"是柔性正骨技术体系中"指推法"的进阶技术"整体结构形变手法"之一,也是骨盆手法的进阶技术。

体位:患者取站立位、坐位、俯卧位均可。

以坐位为例:患者正坐,双臂自然下垂,双手分别置于同侧大腿根部,指尖向内。术者坐于患者后面,以双手从患者骨盆两侧及前后作用于双侧髂嵴及髂前后上棘等部位进行精确调整。

坐位的优势:骨盆四周无外力阻碍,可以精准、灵活地调整骨盆。此时的骨盆就像一个悬空的面盆(双侧坐骨结节下面均有较厚的脂肪垫),可以在阻碍最小情况下进行调整。

手法特色:通过髂前上棘、髂嵴及坐骨棘(或坐骨结节)等处可以精确检查与调控骨盆位置状态,可以整体同时矫正骨盆外、内各关节及各骨不同程度的角位移及线位移。

手法效果:骨盆的整体性旋移,是腰椎或全脊柱旋转侧弯的主要病因之一,所以,骨盆旋移纠正后,腰椎或全脊柱的旋转侧弯的状态可以立即得到纠正改善。

左右旋转骨盆可以影响脊柱旋转状态,倾仰位调整骨盆可以改变脊柱的曲度及伸缩状态,骨盆的侧倾纠正可以减轻乃至消除腰椎的侧弯状态,骨盆整体的向下移动可增大椎间隙,减小椎间压力。

同时,因腰背部肌肉筋膜及腰部两侧之腹内外斜肌、横肌均附着于骨盆脊柱,故骨盆状态调整正常后,随着胸腰椎位置状态的恢复,腰背原本僵硬的肌肉筋膜将会在很大程度上获得立即的松解。

所以,"端盆法"除了可以直接纠正骨盆旋移外,更是纠正腰椎或脊柱各型侧弯、旋转及彻底松解腰背肌的根本大法。"端盆法"可以说是安全、精准、快捷纠正该类骨盆旋移的优秀技术。

双侧股骨及髋关节位置状态良好,对"端盆法"的操作有着莫大的裨益。因此,在"端盆法"操作前,应先从双侧股骨及髋关节的检查与调整开始。

掌压法

掌压法的具体操作技术见第五章相关内容。

体位:俯卧位为主。

掌压部位:骶髂关节髂骨侧、骶髂关节骶椎侧、骶椎、腰骶、坐骨棘或坐骨结节、髂嵴下缘等。

骨盆手法操作技巧与要点

1. **短杠杆直接操作原则** 骨盆旋移诊断与治疗的手法操作,直接以骨盆体本身为标的对象。

2. **充分利用短杠杆中的长杠杆**

(1)被作用部位选用原则

- 便于手法施力、着力。
- 与骨结构的旋转中心(原点)有一定的距离(较长的力臂)。

(2)被作用部位:以下部位均不应以点看待,而是以一个立体的结构对待,方便下手。

- 坐骨结节
- 髂嵴
- 髂前上棘
- 髂后上棘
- 坐骨棘与坐骨小切迹
- 耻骨联合

3. **手法锁定目标**

- 目标在骶髂关节时,应确定需要调整的部位是髋骨还是骶椎。
- 目标在腰骶关节时,应确定需要调整的部位是骶椎还是腰椎。
- 推移髋骨时,应注意骶椎是否需要随之而动。
- 尾骶椎的移动,应注意双侧髋骨及腰椎的位置变化。
- 若要对构成骨盆的双侧髋骨及骶椎同时推移,则需要注意各骨之间的联动影响。

4. **联动规律的运用**

(1)利用联动规律:先行调整相关结构,建立有利整复环境。

(2)避免联动阻碍:先行解决相关结构的异常位置状态,消除移动阻碍。

5. **操作协同**

(1)用力方向协同:同向协同与反向协同。

(2)患者肢体体位协同:调整患者肢体体位,以形成骨归位之势能,有利于手法操作。

(3)主动与被动运动协同(借力施力)

- 患者被动运动,以进行主动推与被动带的手法操作。
- 患者主动运动以配合手法操作。

骨盆手法诊疗经验与典型病例举隅

　　构成骨盆的髋骨,是全身最大的扁平状不规则骨结构。髋骨在体表前后、左右、上下有着多处骨性标志,易于触摸,易于着力,因而易于调整。

　　体积硕大,并不意味着调移的困难,相反,却是最容易把握的对象。能够顺利调移的前提,是应依照"东方柔性正骨疗法"技术要点进行操作。

　　欲速则不达,这是柔性正骨手法操作的共性,是由其技术特征所决定的。

　　正骨整复强调精细化,这是"东方柔性正骨疗法"对全身所有骨移位整复过程及结果的共同要求,于骨盆而言,更有着重要的意义。"错旋内外""三轴分判"是骨盆精细化诊断与治疗的明灯指南。

　　"东方柔性正骨疗法"口诀云:"下力由来盆翘楚,力上由去擎柱舞。"骨盆是全身运动结构的枢纽。骨盆与其上下骨结构之间均存在着直接的、刚性的力学关系;上下、前后、左右的肌肉等软组织,更直接影响着骨盆的力学状态。故诊疗骨盆旋移综合征,不能不顾及骨盆上下筋骨结构的力学状态。

骨盆向上一根柱,直通枕寰枢,通到头颅骨。盆动,柱上焉有不动?

骨盆下面两根桩,深扎足底。桩摇,盆岂能安? 前后拉扯,左右牵挂,盆安能稳? 对骨盆本身及其上下与周围软硬结构了然于胸,便能洞悉毫发,握变化之机,顺逆直取。

反过来说,对腰椎乃至全脊柱的诊疗,不能不理会骨盆状态。

临床实践证明,腰椎间盘突出症、腰椎管狭窄症、腰椎横突综合征、腰椎小关节紊乱综合征等腰椎力学结构紊乱性疾病的治疗,必须要以解决骨盆旋移为基本前提。

就骨盆本身而言,在骶椎与髋骨之间的相对位置关系上,应注意了解骶结节韧带和骶棘韧带的作用和影响。临床上常常由于骶结节韧带和骶棘韧带的挛缩使得骶椎和坐骨之间的距离明显缩短,进而影响骶椎的位置状态,以及髋骨和骶椎之间骶髂关节的对合关系。

在骨盆移位形态中,最容易被忽视的是骨盆整体上移。而骨盆整体上移在临床上的重要性,除了对腰椎与颈、胸椎整复的意义之外,想一想盆底修复,便知端的。骨盆上移,双侧坐骨结节、耻骨联合、骶尾椎等盆底软组织附着部位的位置全部改变,盆底结构焉能不出状况? 而离开了骨盆向下归位的骨干支撑作用,盆底软组织的功能修复还能进行彻底么?

由于骨盆的部分结构位于人体敏感的私密部位附近,所以在操作时,应注意避免触碰敏感区域,手法直取目标结构。如妇产科常见的耻骨联合分离症,手法推合部位可以选择在双侧髂前上棘后缘的骨板处,也可根据需要于耻骨联合两侧的耻骨上缘相对发力,目标部位明确,手法循骨操作,干净利落而不拖泥带水。

【病案一】

符女士,51岁,右侧坐骨结节处疼痛3天。患者坐下即疼痛,站立及行走时疼痛消失。

检查:右侧髋骨前上移位,右侧坐骨结节处滑囊肿胀、压痛(+),骨盆挤压试验(-)。

印象:右坐骨结节滑囊炎。

手法治疗:指推法调右侧髋骨向后下方向复位。

结果:复位结束,患者坐下时疼痛立即显著减轻。3天后复诊,右侧坐骨结节处疼痛完全消失。

分析:髋骨移位后,坐位时坐骨结节受力部位改变,非正常受力部位在受到压力后,局部滑囊充血肿胀,出现损伤性无菌性炎症表现,故在坐下受到压力时出现疼痛症状。纠正髋骨移位,受力点回归于坐骨结节的正常受力结构部位,而肿胀的非正常受力点不在受力刺激的范围,故疼痛消失。坐骨结节恢复正常受力状态后,人体自愈机制很快完成损伤部位的修复工作。

【病案二】

陈小妹妹,9岁,左侧下腰部疼痛伴腰部活动轻度受限2天。2天前在游乐场玩耍嬉戏后,回家即开始出现症状,向前弯腰时腰痛明显。

检查:下腰部皮色无红肿,左侧髋骨后下错位,腰骶椎序列紊乱,骨盆整体向左侧倾并顺时针旋转,左侧股骨外旋。左侧骶髂关节压痛(+),骨盆挤压试验(+),4字试验(+),直腿抬高试验(-)。

印象:骨盆旋移综合征,左骶髂关节错缝。

手法治疗:指推法推左侧髂骨复位,端盆法纠正骨盆整体旋移,指推法纠正左股骨旋转移位、调整腰骶椎序列及腰曲。

结果:症状立即显著改善,活动几无不适。

分析:骶髂关节部位疼痛,局部压痛阳性、骶髂关节试验阳性,表明骶髂关节发生线性移位、骶髂韧带损伤。直腿抬高试验排除坐骨神经损伤。触诊结果支持试验检查结论。在纠正骨盆及腰部力学结构异常后,骶髂及腰部软组织异常张力解除。患者症状立即改善以致活动几无不适,说明损伤程度尚属轻浅。

【病案三】

Maria,女,45岁,右髂嵴下至右大腿后侧酸痛反复2年半加重1周,右侧腰部时有酸痛,久坐或向前弯腰时症状加重。

检查:右侧髋骨后下移位,骨盆整体顺时针旋移,腰椎向左侧弯,腰椎生理曲度减小,腰骶部序列紊乱。右侧骶髂关节压痛(+),L_3右侧横突尖部轻度肿胀并压痛(+)。骨盆挤压试验、4字试验及直腿抬高试验均为阴性。

印象:骨盆旋移综合征,右侧臀上皮神经损伤综合征,腰三横突综合征。

手法治疗:指推法纠正右侧髋骨错位及骨盆整体旋移,指推法及掌压法纠正腰椎旋转及侧弯,适当增大腰曲,抻法松解L_3右侧横突尖部肿胀的软组织及右侧髂嵴下缘挛缩的软组织团块。

结果:手法治疗完毕,症状立即显著改善。继续治疗8次(1个疗程),诸症悉退。

分析:筋骨力学结构异常所导致的结构不相应,在体征上可直接表现为骨结构位置异常及相关软组织张力过大。本例症状范围涵盖腰、臀及大腿后侧,涉及腰椎、骨盆等骨结构,以及腰方肌、腰臀部筋膜等软组织与腰部神经丛,体现出骨与骨、骨与软组织、骨与神经诸筋骨结构间的密切关系,一损俱损。骨盆旋移的纠正除了对骨盆本部的系统功能恢复有着直接效应外,对腰椎系统功能的恢复也有着重要作用。臀上皮神经由腰神经丛发出,其根部在腰椎,神经干通过髂嵴上缘的神经纤维管,故腰椎序列紊乱与骨盆旋移均对其产生不利的力学影响。而腰三横突综合征这一特定疾病所掩藏的腰椎旋转侧弯病因,更与骨盆旋移有着直接的因果关系。故本例手法调治内容包括骨盆与腰椎整体筋骨结构。通过对骨盆及腰椎骨移位的纠正,达成所涉软组织张力的改善及臀上皮神经牵拉、卡压的解除。

【病案四】

陈女士,56岁,诉尿频半年,白天一喝水就要尿数次,夜晚一躺下就要去小便,一晚上要上厕所10余次,整晚无法入眠,精神疲惫不堪。去医院检查无明显的泌尿系统器质性病变。

检查:骨盆仰角过大,双股骨外旋移位。

印象:骨盆旋移综合征,膀胱过度活动综合征。

手法治疗:端盆法增大骨盆前倾角,指推法及掌压法增大腰曲,指推法纠正双侧股骨外旋移位。

结果:手法完毕,嘱患者立即喝水2杯以观察疗效。结果一刻钟过去了,半小时过去了,患者完全没有尿意。

患者复诊时反馈,在接受手法治疗的当晚,整晚上都没有小便,直到第2天早上才去厕所。白天小便的次数也显著减少。

电话随访2个月,每晚小便1~2次,治疗前的症状再没有出现。

分析:此例泌尿科疾病,我们怀疑其内在病因与膀胱周围力学状态有关。膀胱充盈到一定程度后出现的排尿反射,其本质是力的刺激效应。阈值是刺激力的量化范围。骨盆前倾后仰状态下的不同耻骨联合位置,是否阻挡了膀胱因充盈而膨展的空间,并由此与其反射阈值建立联系?此例虽属探索性治疗,但疗效的表现在一定程度上似乎证明了此推测的合理性。

【病案五】

帆船运动员阮小姐,双侧腹股沟痛及双踝关节痛2个多月,抬腿屈髋则腹股沟痛甚。

检查:局部无红肿热痛,触诊腰椎生理曲度过大,骨盆前倾角过大,双足扁平。

X 线片显示髋关节及踝关节无明显骨质病变。

印象:股骨头髋臼撞击综合征,踝周软组织慢性损伤。

手法治疗:指推法纠正骨盆旋移及过大的腰曲,稍调高足弓。

结果:治疗完毕,抬腿屈髋再试,双侧腹股沟处已无不适,行走时双踝疼痛也消失无踪。

分析:此例腹股沟疼痛的原因,怀疑与屈髋时股骨头与髋臼边缘的撞击、夹挤有关。故改变骨盆的前倾角度,使屈髋时股骨头与髋臼边缘之间存有一定距离,则夹挤便不会发生。手法治疗结果似乎证明了这一推断的合理性。至于踝周软组织的不适,与扁平足所致踝部骨结构相对位置异常有关。故调高足弓,则踝周筋骨协调,踝周软组织不必承受过大张力。结构相应,症状随即消失。

第八章　寰枕颈椎　五路纵横

寰　枕　技　术

鉴于颈枕部所涉及的枕骨和寰椎的结构分类特点，我们把寰枕关节的正骨技术从颅面骨技术和颈椎技术中单列出来进行讨论。

寰枕关节的结构特点与枕骨移位

枕骨的枕骨髁和寰椎侧块上面的关节凹相接构成寰枕关节。枕骨属于颅骨，寰椎是第 1 节颈椎。

寰枕关节的凸凹关节面为其骨性限制结构。关节面的凸凹幅度很小，极易磨损而变得平滑。寰枕关节的稳定主要依靠关节内外的韧带、肌肉等软组织维系。所以，寰枕关节紊乱临床常见。

寰枕关节以活动功能为主，且承重和保护也是其重要的功能。随着社会的进步及生活工作的需要，人们越来越多地出现低头的姿势，使头部的重力线前移而远离颈椎支撑轴线，因而其承重能力备受考验，寰枕移位的概率也显著攀升。

依据骨结构在重力场中上下位置的乘承概念，上位(乘)骨结构相对于下位(承)骨结构发生移位。所以，我们通常从枕骨相对于寰椎发生移位的角度分析寰枕关节的错位状态。

枕骨的移动可能对穿行于颅底孔道的脊髓、硬脊膜及相关神经、血管等重要结构产生影响。

枕骨位置状态的改变对附着于枕骨的颈枕肌群的张力状态有着直接的影响作用。

枕骨移位对相关结构的不良影响

枕骨移位可能导致寰枕关节紊乱。枕骨移位可能对处于该水平的相关结构产生不良的生物力学影响。

颈枕部脊神经及其分支可能受到牵拉、卡压。

椎动脉上行穿出寰椎横突孔后,将沿着寰椎侧块向后、向内、向上进行三个90°转弯,然后从枕骨大孔进入颅腔。故在枕骨发生移位时,尤其是枕骨向后移位,椎动脉极易被牵拉以致扭曲、受压。

枕骨移位可能导致交感神经颈上神经节周围空间的力学环境发生改变而出现异常的应力刺激。

寰椎平面的硬膜囊及位于其内的脊髓非常容易因寰枕关节对位异常而被挤推、卡压,且不良的力学影响甚至可能延伸至延髓等脑干结构及脑神经。硬膜囊受牵拉后,也可能将牵拉力上传至与其相延续的硬脑膜,导致硬脑膜应力异常。寰枕水平的脊髓若受到异常卡压,也可能伴有脑脊液循环不良的现象发生。

枕骨移位、寰枕关节紊乱常导致颈枕部相关软组织应力异常,导致枕下肌群的慢性损伤。

枕骨移位的类型

1. 枕骨移位的类别

(1)颅骨变形性枕骨移位:颅骨局部或整体变形而导致枕骨在颅骨板块间的相对位置发生改变,进而导致枕骨与寰椎之间发生相对移位。颅骨局部或整体变形时,颅骨相应板块之间会发生角位移而变形。

(2)颅骨整体旋移性枕骨移位:颅骨板块间没有发生相对位移,颅骨整体移动而导致枕骨与寰椎之间发生相对位移。

2. 枕骨标准位置的测量

(1)前后标准位置:DC ≤ 1/3BD(图8-1)。

(2)左右标准位置:颈椎中轴线 A 与两侧乳突距离相等,即 B=C(图8-2)。

(3)上下标准位置:在颈椎侧位像上,寰椎轴线 B 位居枕骨底部线 A 与枢椎轴线 C 中间,AB 与 BC 间距基本相等(图8-3)。

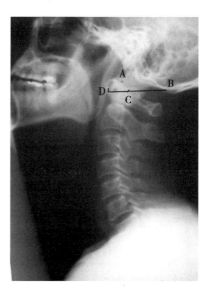

图8-1　枕骨前后标准位置

BD.寰枕线　A.齿状突顶点　B.枕骨大孔后缘　D.寰椎前结节的下缘　C.寰枕线与齿状突后缘的交点

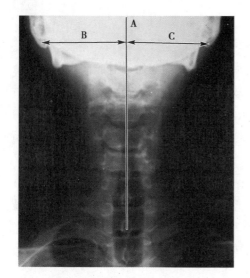

图 8-2　枕骨左右标准位置

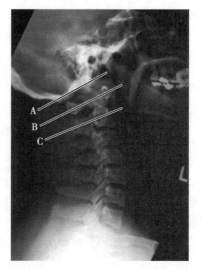

图 8-3　枕骨上下标准位置

3. 枕骨移位的类型

（1）枕骨向前移位：枕骨前移时，寰枕关节在颈部的相对位置靠后，从后路很容易触诊到枕寰枢，其位置所在比较表浅。

测量标准：DC 线 >1/3BD 线（图 8-4）。

（2）枕骨向后移位：枕骨向后移位，寰枕关节在颈部的相对位置靠前，从后路不大容易触诊到枕寰枢，其位置所在很深。

测量标准：DC 线 <1/3BD 线（图 8-5）。

（3）枕骨左右侧向平移：枕骨左右侧向平移，指枕骨向左或向右发生侧向移位。此时在正位片上画线测量，会发现颈部左右乳突至颈椎中轴线的距离不等，即 C 线长度与 B 线长度不等（图 8-6）。

1）枕骨右侧移位：乳突至颈椎中轴线的距离左短右长。

2）枕骨左侧移位：乳突至颈椎中轴线的距离右短左长。

（4）枕骨旋转移位

1）枕骨逆时针旋转（俯视）：通过双耳的轴线 C 不与横轴线 B 平行，右耳在前，左耳在后（图 8-7）。

2）枕骨顺时针旋转（俯视）：右耳在后，左耳在前。

（5）枕骨综合性移位：是枕骨发生向前或向后移位时，同时伴有侧向或旋转移位。

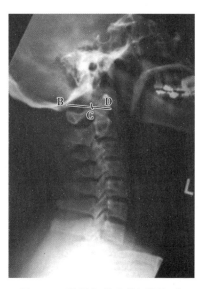

图 8-4　枕骨向前移位测量标准

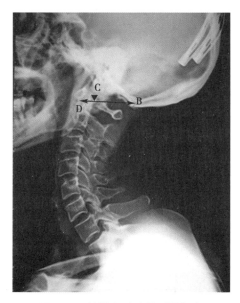

图 8-5　枕骨向后移位测量标准

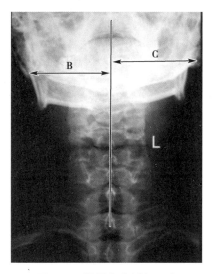

图 8-6　枕骨左右侧向平移

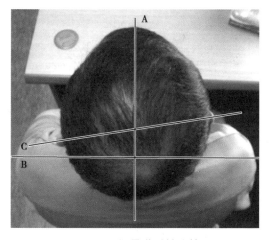

图 8-7　枕骨逆时针旋转

枕骨移位的正骨手法

寰枕结构虽然紧密相邻,但是却分属颅骨和颈椎两大不同类别的结构。这里调整寰枕的手法是以枕骨调整为主,颈椎调整为辅。

枕骨移位的纠正手法属于颅骨调整手法。

1. **端颅法** "端颅法"是将《医宗金鉴》"正骨八法"之"端""提"法结合起来形成的"东方柔性正骨疗法"之寰枕部具体手法之一。

"端颅法"分"端提法"和"形变法"两类手法。

"端提法"以颅面骨整体的位置状态调整为目标,即以纠正头颅外关节的寰枕关节异常为主。此法不涉及颅面各骨。

"形变法"以颅面骨形变的纠正为主要调整目标,即以纠正头颅内各颅面骨连接之角位移为主。因颅骨变形亦会直接影响寰枕关节对合状态,故"形变法"可以纠正因颅骨变形而导致的寰枕关节异常。

"端颅法"与"端盆法"一样,同是柔性正骨技术体系中"指推法"的进阶技术"整体结构形变手法"之一,是指推手法的进阶技术。

(1)适用范围:颅骨整体旋移性枕骨移位与颅面各骨移位之头颅变形。

(2)操作方法

1)端提法:双手分别从头部前后托下颌与枕骨,以患者身体的重力为对抗力,双手同时向上端提。目的在于移动、调整枕骨髁与寰椎之间的相对位置。每次端提持续时间约3~5秒。可多次端提,位正即止(图8-8)。

手法操作的过程中,通过寰枕分离、枕骨与寰椎相对位置改善而达成目标。

整复枕骨后移:仰头端提,或头部处于正中位向上端提。

患者取正坐位,稍仰头。术者站立患者身旁,一手托于头颅枕骨部,一手托于下颌,双手同时向上,轻轻提起患者头颅,令寰枕分离,持续3~5秒,然后放下。

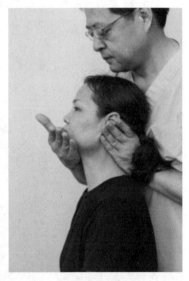

图8-8 端提法

端提牵引过程中,颈部软组织的牵拉力及患者身体的重力牵引,将使枕骨和寰椎的对合位置发生变化而归位。

整复枕骨前移:低头端提,或头部处于正中位向上端提。原理及方法同枕骨后移,但方向相反。

整复枕骨左移:左侧偏头端提,或头部处于正中位向上端提。

整复枕骨右移:右侧偏头端提,或头部处于正中位向上端提。

整复枕骨旋转或综合性移位:针对性调整头颅骨的位置,或者头部处于正中位向上端提。

2)形变法:颅骨整复之"形变法"在后述颈椎系列手法中又称"上路指推手法"。本手法是通过整体结构形变之颅骨技术,纠正颅面骨的变形性移位,使枕骨移位得到改善或纠正。

颅骨整复采用的手法力量,比躯体骨结构调整时所用力量要小,常在1~3kg,有时甚至只需百克。

颅面骨的移位形态,常表现为多骨块同时发生不同程度的角位移,共同构成颅骨骨块的绝对移位和头颅的变形。

因此,颅面骨的"形变法"调整,常采用双手多掌指的多点协同作用,同时推移、纠正多个骨块的角位移而归位。

整复时,常采用双手对称性操作。医患体位及姿势见图8-9。

2. **静态指推手法**　局部指推手法纠正枕骨移位,术者发力的部位在拇指,着力点在枕骨上(图8-10)。

(1)整复枕骨左右移位:用双手拇指从下向上分别吸定双侧乳突下部,双手

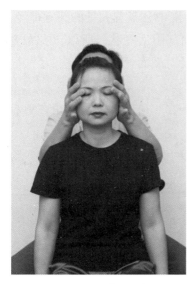

图8-9　"形变法"医患体位及姿势

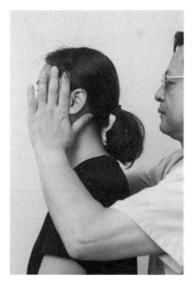

图8-10　静态指推手法

拇指同时着力顶推乳突稍向上,然后指推双侧乳突同时或左或右移动,使双侧乳突至颈部中轴线的距离尽可能相等。

(2)整复枕骨向后移位:用双手拇指从下向上于两旁分别吸定枕骨两侧,双手拇指同时着力顶推枕骨稍向上,然后推动枕骨向前方移动。

(3)整复枕骨向前移位:用双手拇指从下向上于两旁分别吸定枕骨两侧,双手拇指同时着力顶推枕骨稍向上,然后推动枕骨向后方移动。

3. 寰枕部理筋

(1)直接理筋:抻法抻解枕骨下前、后肌群。

(2)间接理筋:通过纠正颅骨及上颈椎移位,以及锁骨、肩胛骨、上胸椎的移位,松解颈枕部肌群、胸锁乳突肌等。

(3)颈枕部送筋、展筋、捏筋:若颈枕部软组织紧绷,从上背部向上送筋可获即刻缓解之效。也可同时配合后颈部展筋和捏筋。

4. 纠正枕骨移位时须注意的要点　强调手法操作的安全性。

由于颅底是颈髓、动静脉及部分脑神经等重要结构出入颅腔的关隘,椎动脉在寰椎处走行弯转幅度大、状态复杂,而且枕骨相对于寰椎也可能发生较大位移,所以,应特别注意精细化触诊该部的结构及位置状态,操作注重安全性,忌盲目、粗暴下手,避免手法源性医疗事故发生。

由于人体颅面部器官以感觉器官为主,集中分布着大量的感觉神经,因而当颅面骨位置发生改变时,将极易引发头面部不适症状。所以,在"东方柔性正骨"手法技术尚未精练的情况下,不建议针对颅面骨行"形变法"手法操作。

【病案一】

张女士,43 岁,头痛伴颈项酸痛 3 年,加重 1 周。低头看书稍久则后头部胀闷疼痛。

检查:枕部软组织压痛(+),枕骨前移,颈椎曲度僵直、序列紊乱。颈部分离试验(+)。

印象:寰枕关节紊乱,颈型颈椎病。

手法治疗:低头端颅法纠正枕骨移位,颈部推摇法调整寰枕关节对合状态、增大颈椎曲度并改善颈椎序列。从骨盆、腰椎一路向上进行全脊柱的序列及曲度调整,协调并适当减小腰椎生理曲度。

结果:经过 3 次治疗,寰枕－颈椎序列及曲度状态显著改善,头痛及颈项痛基本消失。

分析:头痛常与颈枕部神经压迫及头部供血不足有关,而前者尤为常见。

颈枕部神经压迫导致颈神经源性头痛,颈神经压迫源自颈枕部力学结构紊乱,可归属于颈型颈椎病范畴。因此,治疗颈型颈椎病之颈神经源性头痛,必须从颈枕部筋骨结构的位置与序列调整着手展开。由于脊柱系统结构的整体性,颈枕部结构调整的有效及稳定,需要脊柱良好的整体结构的支持。因此,除了颈枕部需要手法调理外,骨盆、腰椎、胸椎及肋笼等筋骨结构一路向上的异常影响必须解除。

【病案二】

张老太,63 岁,头晕 1 周。张老太从中国来新加坡是帮女儿照顾外孙的,结果到新加坡还没几天,头晕发作,天旋地转以致不能起床,同时伴有头痛和颈项酸痛。看过西医骨科、神经内科,疗效不佳。

检查:枕骨后移,寰枕关节紊乱,颈椎序列紊乱,颈椎曲度稍有减小。颈部后仰时眩晕加重。

印象:椎动脉型颈椎病。

手法治疗:由于患者晕甚,故首次治疗只是采用颈部推摇法纠正了颈椎的旋转移位,没有对寰枕关节前后的对合位置进行较大幅度的调整。

结果:复诊时患者反馈,治疗后头晕未减轻,反而加重。

仔细触诊枕寰枢的位置状态和整个颈椎的序列及曲度,明确枕骨向后移位。怀疑是经颈部推摇法调整后,颈椎序列虽有明显改善,但是寰枕关节的位置前移了,故椎动脉受卡压刺激的程度加重。

手法治疗:运用端颅法向前调移枕骨,颈部推摇法协调颈椎序列及曲度。整体协调骨盆倾仰角度及全脊柱曲序。

结果:3 天后张老太再来复诊。一进门张老太的女儿就连声说:"我妈不晕了,可以做家务了!"

后面的治疗均以维护全脊柱曲序及保持寰枕关节的适中位置为主要治疗目标。患者头痛、颈项酸痛等所有症状很快消失。一个疗程 8 次治疗完毕,头晕一直没有复发,患者可以如常做家务、照顾小孩。

分析:颈源性眩晕常与椎动脉的扭曲卡压有关。椎动脉所受的异常物理性刺激因素,除了横突孔狭窄以外,颈椎曲度及序列异常也是重要方面。然而,临床实践中,这两个方面的因素虽然重要,却不及因枕骨后移所致的寰枕紊乱对椎动脉的影响来得常见。椎动脉在穿出寰椎横突孔后,即向后 90° 转弯,然后沿着寰椎侧块向内再行 90° 转折,继而再向上 90° 进入枕骨大孔。椎动脉在颈枕部连续的 3 个 90° 转折,使得椎动脉在寰枕对位异常情况下极易造成扭曲、卡压,进而影响椎－基底动脉血供而出现眩晕。

因此,在手法精细化触诊确定寰枕关节异常的序列状态后,手法整复寰枕序列以恢复椎动脉管道的通畅,是治疗颈源性眩晕的关键步骤。

颈 椎 技 术

颈椎移位与颈部各结构的异常退变

颈部结构的异常退变,缘由各种原因引起的颈部生物力学紊乱。

颈部力学结构的紊乱,直接与原发或继发颈椎位置改变有关,可具体表现为颈椎序列及曲度状态的异常。

颈椎的移位具有多节段性,故有其复杂性。

多节段、整体性的椎体序列紊乱,是临床上常见的颈部生物力学异常状态。颈椎其他椎体位置及序列正常,而仅仅只是局部单一节段椎体错位的状况相对少有。

导致颈椎移位的异常力,常来源于外伤所致的间接暴力。如骶尾椎受暴力损伤时,其作用力沿脊柱直上颈部而导致颈椎的间接暴力伤害;或者直击头部之力下传至颈,以致颈椎受力而歪斜移位。骨盆旋移、胸腰椎序列紊乱,其原发或继发之力,均可沿脊柱上传至颈。

颈椎移位亦多与不良头颈姿势有关。

颈椎受力移位,引发颈椎系统局部和／或整体结构应力异常,筋骨告急,而医不识亦不能治,代偿性退变于是发生。时间既久,骨歪筋损,医仍不能治,煮蛙效应作祟,椎间盘、椎间韧带、关节突、关节面等应力结构的异常退变成为必然。

椎间盘退变,椎间高度下降,颈部结构的多米诺骨牌渐次倒下。椎间盘退变于是被视为颈椎结构系列性退变的罪魁。椎间盘冤枉,其退变虽是颈椎系统内外诸结构退变的主要原因之一,但却不能说是致退因素之源,背后的直接推手,非骨歪筋斜莫属。

退变的事实既然明了,我们便能正确对待骨质增生肥大、骨赘乃至骨桥形成,以及软组织增生、钙化、软骨化生乃至骨化等等退变性变化。

"骨正筋柔,气血以流。"人们引用此句时,常常忘却"谨和五味"实为"骨正""筋柔"及"气血以流"之因。《内经》此语虽非直言"骨正"与"筋柔"之因果,然其两者之间关联的事实却是如此之确定不移。

颈椎的分路触诊

患者体位:因坐位时患者头部及脊柱体态自然,四周没有依靠及抵触,颈部状态真实,故推荐坐位触诊颈椎。

1. **摸颈椎前路** 颈椎前路主要指颈椎横突前结节及其前方的软组织,以头长肌、颈长肌为主。

摸软组织状态:团块、肿胀、条索、结节、僵硬、紧绷等等。

摸骨结构:触诊颈椎横突前结节的排列及其曲度状态。

颈椎前路触诊:患者坐位,医者立于患者身后,双手分别从患者颈部双侧前探,以食中指轻触颈椎横突前缘,从下至上,或从上至下,顺次了解颈椎双侧横突前软组织状态及双侧横突的排列状态。

2. **摸颈椎横路** 颈椎横路主要指颈部两侧结构,包括第1~2肋骨、双侧锁骨、肩胛骨及前、中、后斜角肌等软硬结构。

颈椎横路的两侧结构加上后面的第1、2胸椎和前面的胸骨,共同构成了颈椎的基座。

颈椎横路触诊:患者取坐位,医者站立其身后。

医者双手手掌分别搭于患者两侧肩部,双手食指分别推触双侧锁骨,了解锁骨的位置及肩锁关节状态;双手拇指推触双肩胛骨之肩胛冈、内上角及内侧缘,了解肩胛骨的位置状态。然后用双手拇指从两侧推触颈7及胸1棘突两侧,了解其有无旋转,并用双手食指从胸骨柄两侧触摸第1、2肋的前端,进而了解第1、2肋的位置状态。最后,双手食指分别从两侧摸同侧前中后斜角肌及其肋骨附着处,了解其张力状态。

3. **摸颈椎后路** 颈椎后路指颈椎棘突及其旁侧、棘突间、棘突上及关节突关节等部位的软硬结构。

颈椎后路触诊:患者坐位,医者立于患者身体左侧,左手(辅助手)扶持患者额头,右手(操作手)以拇指和食中指同时分别轻拿颈椎双侧关节突关节块后外侧进行触诊。顺序可从颈胸结合部开始,逐渐向上到枕寰枢,再向下到下段颈椎;或从枕寰枢开始,从上向下至颈胸结合部,了解颈椎序列及曲度状况。

摸颈椎曲度:

● 摸枕寰枢的位置状态:正常的寰椎位置在双侧乳突的稍前下方。

● 摸颈椎曲度:减小或消失,颈椎僵直;或颈椎曲度增大;或颈椎曲度反

185

张;或颈椎曲度复合型异常,如上弯下弓、上弓下弯、上直下弯等各种不同的异常复合形态。

4. **摸纵路** 触摸从骨盆一路向上直至颈部的全脊柱及其附属软硬结构的状态。

5. **摸上路** 在颈部手法中所言的"上路",指位居颈部之上的头颅结构。"摸上路",即是触摸头颅部颅面各骨的位置状态,亦即颅面骨触诊。

本触诊之目的,以了解寰枕关节位置状态与颅面骨状态之间的关系为要。

摸上路(颅面骨触诊)方法:患者坐位,医者站立于患者身后,双手分别从两边触及患者头面部两侧,以下列顺序逐次触摸、了解患者颅面各骨的位置状态。

- 摸双侧耳屏前根部:医者之两手中指分别置于患者头部两侧的耳屏前根部,比较患者双耳屏的前后、上下位置状态。本部位及其操作步骤,为患者颅面骨触诊的起始部位及步骤。
- 摸颧弓:医者之两手食中指分别轻触患者两侧之颧弓,食、中指从上下夹持颧弓,比较两侧颧弓之高低位置。
- 摸颧骨:医者之两食指分别轻触患者同侧之颧骨前面,比较两侧颧骨之前后位置。
- 摸下颌角下端:医者双手食指分别轻触患者两侧下颌角之下端,比较两侧之高低。
- 摸下颌角后侧:医者双手食指分别轻触患者两侧下颌角之后侧,比较双侧之前后位置。
- 摸眉棱骨:医者双手食指分别轻触患者两侧眉棱骨之上缘,比较两侧之高低位置。
- 摸眼眶内下缘:医者双手食指分别从上向下轻触患者两侧眼眶内下缘,比较两侧之位置与形状。

6. **颈椎动态触诊** 手法操作基本同颈椎"推摇法"。

患者取坐位,医者站立于患者左后侧,医者左手(辅助手)置于患者额头,右手(操作手)以拇指与食中指分别置于患者颈椎两侧关节块的后外侧,然后双手协同,在不同方向上活动颈部,尤其强调在与颈部生理活动方向相垂直的方向(横向)上的被动活动状态的检查。以右手感知相应局部结构的位置、连接与活动状态。

颈椎五路调整技术

Gregory P.Grieve 在《脊柱松动术》前言中指出：

"上颈椎的推拿技术和 / 或过度的颈椎部旋转伴(或不伴)颈椎的伸展这种方法,不管按摩者的手法多轻,都应该被潜在危险性更小的操作方法替代。"

1. 颈椎技术体系　"东方柔性正骨"体系中的颈椎技术包括前路技术、后路技术、横路技术、纵路技术和上路技术等五大技术路径。

柔性正骨手法对颈椎进行手法干预的目标主要有以下几个方面：

- 颈椎序列的纠偏、整复。
- 颈椎正常生理曲度的调整、恢复。
- 颈部软组织的和顺归槽。
- 椎间压力的减轻。
- 颈椎系统内外各结构空间环境的恢复与保持。
- 颈椎与其上(头颅)、其下(胸椎与肋笼、腰骶骨盆)结构乃至全身骨架结构之间力学关系的调谐。

2. 前路技术

(1)颈椎前路手法的五大作用

1)对颈长肌和头长肌的作用:松解颈长肌、头长肌于颈椎横突前及其附着处的团块、条索、结节等异常状态。这些异常状态对颈交感神经节和交感神经干均会产生显著的物理性力学影响。

解剖:头长肌覆盖颈长肌的上部,起自第3~6颈椎横突的前结节,止于枕骨底部下面。两侧同时收缩,使头前屈;单侧收缩时,使头向同侧屈。头长肌受颈神经前支(C_1~C_6)支配。

颈长肌位于脊柱前面,位于 C_1 至 T_3 椎体之间。其中间宽,两头窄,由三部分组成:上斜部、下斜部、中间直部。上斜纤维:其上斜部起自第3、第4、第5颈椎横突,斜向内上,以肌腱形式止于 C_1 的前弓。下斜纤维:其下斜部,是三部分中最小的部分,起自 T_1、T_2、T_3 椎体前面,止于第5、第6颈椎横突。垂直部分:起自上3个胸椎和下3个颈椎,止于第2、第3、第4颈椎椎体。

2)松解前斜角肌:手法松解椎间孔出口周围粘连的前斜角肌。

解剖:前斜角肌位于颈椎外侧的深部,起于第3~6颈椎横突的前结节,止于第1肋骨内缘斜角肌结节。

3)对颈交感神经节的作用:颈椎前路手法可以松解颈上、颈中、颈下(星状神经节)交感神经节及其所在的交感神经干,这将对血压的调节产生影响。

4)调整椎体序列及曲度:当椎体旋转移位显著时,横突前结节会尖尖地突向前面。

以颈椎前路手法轻摩横突前结节,可以很好地进行个别突出椎体的位置调节。前路手法调整椎体位置状态,有时比后路手法调整来得更巧妙和直接。

颈椎前路手法可以调整颈椎生理曲度,尤其是其减少生理曲度的作用显著,可以达到精细调整的效果。

5)对颈部血管的影响:颈椎前路手法对颈部血管的影响以间接影响为主。

颈椎前路手法纠正颈椎序列紊乱和异常颈曲,将间接对椎动脉的空间环境产生影响。

颈椎曲度及序列的调整,对颈部前外侧肌群有着间接理筋的作用,这将对颈总动脉及颈内外动脉的周围空间环境产生影响,对颈动脉窦周围压力的改善也可以起到调整作用。

(2)颈椎前路手法的操作

1)手法作用对象:以颈长肌为主,包括前斜角肌及头长肌在内的前路肌群。

2)松解手法:抻筋、抚筋及挑、拨、离(分离)、间(隔开)等。

● 椎间孔处软组织粘连松解手法:挑、拨、抻、轻揉、抚摩、鼓荡振动等。

● 刺激颈神经根的手法:鼓荡震动、拨、抻等。

● 刺激交感神经节的手法:鼓荡、拨、抻、轻抚等。

● 指推(横突前缘)手法:轻抚、轻推。

颈椎前路手法操作的体位姿势见图8-11。

(3)颈椎前路手法注意事项:尽量避免手法对咽喉部的不良刺激。

从颈椎横突前面向后操作的颈椎前路手法,可能将椎体推向后方,引致颈椎曲度减少、僵直甚至反张。

在针对颈部前外侧软组织进行手法操作时,尤其应该注意避免对颈动脉窦的按压刺激。

解剖:颈动脉窦位于甲状软骨上缘水平。颈总动脉分支为颈内动脉和颈外动脉,在颈总动脉与颈内动脉交界处有一膨大结构称为颈动

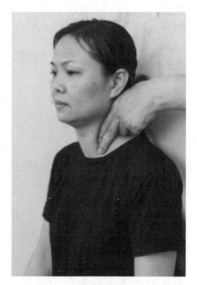

图8-11　颈椎前路手法操作的体位姿势

脉窦,是压力感受器,当血管内压力改变时,窦壁承受压力随之改变,通过脑的调节,可反射性改变心率和末梢血管的口径,以调整血压。

操作时,应双手分别于颈部双侧同时进行调整,以平衡左右两侧。

手法力量轻柔,以轻抚、轻搓、轻揉、轻抻为主。

3. 后路技术　后路技术是从颈部后面下手进行手法操作以达成治疗目标的技术。

(1)颈椎静态指推法

1)体位:患者仰卧,医者坐于患者头侧,双手食中指分别置于颈椎两侧关节突关节块后方。

2)操作:医者以双手食中指协同向上顶推颈椎,使其关节突关节分离、移动而复位。

静态指推的同时,可配合颈部的手动牵引。牵引时间短暂(每次约3~5秒),可多次反复进行操作。

(2)颈椎动态指推法:即坐位"颈部推摇法"。具体体位及操作姿势见图5-5。

这是颈椎的摆动与标的颈椎被顶推移动两者相得的手法。方向相对的摇动与顶推,使得颈椎关节突关节左右摆动、俯仰开合,关节突关节对合面大小改变,以调整错位的颈椎恢复原位,并改善椎周软组织的结构与功能状态。这是"东方柔性正骨疗法"调整颈椎的主要手法之一。

1)推摇作用的对象

● 颈部移位的椎体。

● 颈椎管内外异常黏滞的软组织。

● 异常的颈椎曲度。

2)手法操作

辅助手进行长杠杆摇动:以能够显示出阻力区为方向目标。头部摇动的目的是带动颈椎的摇动、摆动。摇动的方向以横向摇动为主,可根据需要采用低头横向推摇、仰头横向推摇、颈椎旋转位横向推摇,或单向推摇,或双向推摇等灵活多变的方法,以发现、寻找、突破(解锁)阻力区(绞锁处)为目标。摇动头颈部形成长杠杆力,以助动操作手的短杠杆推力,帮助椎体复位或松解相关软组织。

操作手进行短杠杆顶推:操作手推动患椎的方向,可与摇动方向进行协同。可采用同向助推协同,或设置阻力位以反向协同,以突破、消除阻力区,整复椎体归位和松解软组织粘连为目标。

颈椎推摇的顺序:①可从下向上,从胸1、颈7、颈6开始,逐节向上,直至枢椎、寰椎,逐节推摇。②也可从上向下,从寰椎、枢椎开始,直至颈6、颈7、胸1,逐节推摇。向下的推摇,甚至可以试探着深入至上、中段胸椎。

注意:不可突破的阻力区,如椎体融合、骨桥形成等部位应顺势而为,切不可强力为之。

3)从"颈椎推摇法"看推摇手法的优势:颈椎推摇法既利用了短杠杆的作用特点,又利用了长杠杆的力学优势;既能作用于骨结构,有对移位骨的直接推动以复位,又能作用于软组织,针对异常黏滞的软组织进行松解。这种既轻柔安全,可控制性又强的近乎全方位作用的手法,堪称优秀,是手法技术研究与发展的方向。

4)熟练掌握推摇手法的条件:对手法触诊的水平要求很高,需要精确、灵敏的手指下动静态触诊能力;对颈部骨与软组织的解剖结构及功能需要有透彻的了解,对颈椎局部与整体状态能够清晰把握。

心中易了,指下难明。筋肉墙下骨结构状态不明,则操作无据,疗效就难以保障。所以,不同的施术者操作推摇手法的水平差异将可能很大。

(3)掌压法

1)体位:患者俯卧位。

2)操作:医者掌压患者中下段颈椎,使移位之颈椎归位。

本手法与腰椎、胸椎、骶椎等部位的掌压手法是一脉相承的。具体操作要点见前述掌压技术篇。

因颈部结构的稳定性相对胸、腰椎而言较为薄弱,且颈椎内容颈髓,故对初习者来说,操作风险相对较大。因此,建议操作者最好在熟练掌握了胸、腰椎及肋骨之掌压法之后,再行颈椎掌压法的操作。切切不可盲目、大力操作。

颈部掌压法之进阶,又有颈胸结合部之极限位侧头掌压法以强化之。

4. 横路技术　横路技术是指通过运用静态指推法,调整与颈椎横向联系的筋骨结构来达成颈椎序列及曲度恢复的手法技术。

与颈椎有着横向联系的筋骨结构包括锁骨、肩胛骨、第1~2肋骨、上胸椎、胸骨、胸锁乳突肌及斜角肌等。

横路技术是"东方柔性正骨"治疗所谓难治性颈椎问题的杀手锏之一。

由于不同横路结构对颈椎发生异常影响力的动力来源及其方向不同,因此,"东方柔性正骨"细化以分别应对之。

(1)作用途径1及整复技术

1)作用途径 1 ：肩胛骨→锁骨→胸骨柄→第 1、2 肋骨→上胸椎→颈椎

肩胛骨之肩峰前内侧端通过肩锁关节与锁骨连接,而锁骨与胸骨通过胸锁关节发生关系。

日常生活中,人们睡觉时常习惯采用侧卧位。此体位下,肩胛骨会因身体重力压迫而承受床面反作用之顶推力而对锁骨产生作用。这个力再通过锁骨传导至胸骨。若左右侧卧不能平衡,则常导致肩胛骨、锁骨和胸骨的位置状态异常。

若有跌仆损伤撞击肩部,如外伤性盂肱关节炎,也会导致肩胛骨向内移位,进而顶推锁骨、胸骨而发生位置异常。

胸骨位置状态发生异常后,胸骨柄位置发生改变,继发推动第 1、2 肋骨移位,而第 1、2 肋骨移位将推动上胸椎发生位置状态异常。

作为颈椎的基座,上胸椎的位置状态发生改变后,将直接引发颈椎序列及曲度出现异常。

2)整复技术

整复移位的肩胛骨：此时肩胛骨移位的类型以肩胛骨向内侧移位为常见。肩胛骨向内侧移位的具体手法见第九章相关内容。

整复移位的锁骨：在肩胛骨向内移位顶推下的继发锁骨移位,以向内侧移位为主。在该锁骨近端,可触摸到向内移位后的锁骨头,该锁骨头或伴有向上或下移位。纠正锁骨移位的具体手法见第九章相关内容。

整复移位的胸骨柄：胸骨柄在锁骨移位的推动下将发生移位。移位类型以胸骨柄向力的作用方向移动伴沿纵轴(Y 轴)旋转为主。纠正胸骨移位的具体手法见第九章相关内容。

整复移位的肋骨：胸骨被推移后,与胸骨相关节的肋骨将随之被推动而发生移位。肋骨移位的纠正手法见第九章相关内容。

整复移位的上胸椎：纠正上胸椎的移位,首先需要纠正移位的第 1、2 肋骨。在肋骨移位被纠正后,胸椎的移位可能就大部分被纠正了。然后对移位胸椎以下的骨盆、腰椎、中下胸椎等骨结构进行触诊检查,发现移位并顺序纠正之。最后,针对上胸椎进行触诊检查,发现有异常,随即以静态指推法纠正之。局部上胸椎纠正手法见第九章相关内容。

在上胸椎的移位被纠正后,再行颈椎推摇法,纠正颈椎的序列及曲度异常。

(2)作用途径 2 及整复技术

1)作用途径 2 ：锁骨→胸锁乳突肌→颞骨乳突→颈椎

锁骨旋移与颈曲变化之间的关系原理:胸锁乳突肌一端附着于锁骨近端及胸骨上,另一端附着于颞骨乳突上,所以,锁骨旋移将对胸锁乳突肌产生直接影响,进而改变乳突部的应力(由胸锁乳突肌与颈曲之弦弓效应)而导致枕寰枢序列及全颈椎曲度发生变化。

锁骨有前旋、后旋及锁骨体向内外、前后移位等移位形态。此种情况下锁骨移位的类型以其前后旋转为主。

2)整复技术

锁骨前旋:锁骨前旋,会松弛胸锁乳突肌(弦),进而导致颈曲(弓)减小。反其道而用于治疗,则遇颈曲(弓)过大者,即可将锁骨向前旋转,松弛胸锁乳突肌(弦),则颈曲将会立即减小。

锁骨后旋:锁骨后旋时,会使胸锁乳突肌张力增大,进而导致颈曲增大。反其道而用于治疗,则遇颈曲僵直者,可将锁骨旋后,则颈曲将会立即增大。

左右锁骨分别进行前后旋的调整或纠正,可分别调整同侧颈部结构的张力状态;若两侧配合起来同时进行相应调整,则可以根据需要改变颈椎整体的旋转及曲度状态。

锁骨前后旋调整技术见第九章相关内容。

(3)作用途径3及整复技术

1)作用途径3:肩胛骨→肩胛提肌→颈椎

肩胛骨内上角附着有肩胛提肌,起自上4块颈椎的横突,肌纤维斜向后下稍外方,止于肩胛骨上角和肩胛骨脊柱缘的上部。故肩胛骨移位会通过肩胛提肌的异常牵拉力而影响上段颈椎的应力状态;反过来,在生活和工作中经常低头者,也会因肩胛提肌的牵拉而导致肩胛骨位置异常。

2)整复技术

肩胛骨移位的整复:根据肩胛骨触诊,以确定肩胛骨移位形态,然后采取相应手法技术整复之。

具体整复手法见第九章相关内容。

(4)作用途径4及整复技术

1)作用途径4:肩胛骨→锁骨→胸骨→第1、2肋骨→前中后斜角肌→颈椎

2)整复技术:本途径整复的前四步步骤同"作用途径1"。

前、中斜角肌一端附着于第1肋骨上,一端附着于中段颈椎横突的前面和侧面,所以,第1肋骨上下翻转、前后移位所产生的力将通过前、中斜角肌而作用于颈椎,导致颈椎序列及曲度异常。

相关解剖:前斜角肌位于颈椎外侧的深部,起于第3~6颈椎横突的前结节,止于第1肋骨内缘斜角肌结节。中斜角肌在三个斜角肌中最大最长,起于下六颈椎横突的后结节,止于第1肋骨中份上面。在前、中斜角肌之间有一个三角间隙,且间隙底部是第1肋骨,有臂丛与锁骨下动脉自此三角间隙通过。

而后斜角肌一端附着于第2肋骨,另一端附着于颈椎横突中段的后侧,所以,第2肋骨的上下翻转、前后移位将通过后斜角肌作用于颈椎后侧而产生异常的牵拉作用力,引起颈椎中下段序列及曲度的改变。

相关解剖:后斜角肌起于第5~6颈椎横突后结节,止于第2肋中份。

因此,前、中、后斜角肌的功能状态主要取决于第1、2肋骨移位的整复结果。在第1、2肋骨位置状态调整正常后,前、中、后斜角肌即可以拥有良好的止点状态,这对颈椎椎体序列的状态有着重要的作用。

第1、2肋骨的整复手法见第九章相关内容。

在第1、2肋骨调整完毕后,可以针对第1、2肋骨上前、中、后斜角肌的附着点处进行触诊,常见筋结。若发现筋结,可行抻法调理。

5. 纵路技术　颈椎纵路技术系调整患者的骨盆、腰椎及肋笼、胸椎,以从脊柱下段发出的脊柱系统内在的、向上传递的力自然纠正颈椎序列及曲度异常的方法。

纵路技术不仅是全脊柱调整的技术,更是颈椎调整技术中的核心技术,是颈部疾患标本同治的技术,在颈部疾患的诊疗中有着重要的地位和现实的临床意义。因此,纵路技术调整颈椎是治疗颈部疾患的临床常规方法。

操作顺序:从骨盆及腰椎的触诊检查及调整开始,一路向上调整至胸椎、肋笼。

具体的纠正手法见骨盆、腰骶椎、胸椎及肋笼等相关章节。

6. 上路技术　通过整体结构形变之颅面骨技术,纠正颅面骨的变形性或整体旋移性移位,可以改善或消除颅面骨受力作用后从上向下传递至颈椎的异常作用力;也可以释放沿脊柱从下向上传递、但在颅骨部分遇到阻滞而壅聚的异常传导力。

如果壅聚在枕寰枢部位的异常作用力(无论力的来路是从上向下还是从下向上)得到有效释放,则枕骨及寰枢椎移位就可以得到相应改善或纠正。这也是"东方柔性正骨"解决临床所谓难治性枕寰枢紊乱的杀手锏。

操作顺序:从颅面骨的触诊检查及手法整复开始,向下调整至枕骨、寰椎及颈椎各部。

纠正手法:见前章"端颅法"相关内容。

颈椎曲度的调整

1. **"东方柔性正骨疗法"有关颈椎曲度调整的观点** 颈椎曲度的大小直接与颈部的灵活性及稳定性有关。保持良好适中的颈曲,对颈部灵活性有很好的保证。较小的颈曲对增强颈部稳定性有一定的帮助。

颈曲的大小受制于寰枕关节的位置、相邻椎体关节突关节接触面的大小、上胸椎的位置状态及颈椎内外软组织的张力等因素。

从相邻颈椎关节突关节接触面的大小看,接触面大则颈曲小,接触面小则颈曲大。

颈曲大小受脊柱系统内胸、腰各部生理曲度大小状态的影响。脊柱颈曲、胸曲及腰曲之间存在一定的曲度变化规律。

颈曲状态的大小变化在一定程度上与胸锁乳突肌的张力状态有关。

颈曲大小与椎间孔大小及椎间压力直接相关。颈曲处于良好状态时,椎间孔最大。颈曲过大或过小均会导致椎间孔狭窄,椎间压力增大。

"东方柔性正骨疗法"认为,颈曲变直、后凸及后凸成角尽管可见于颈部无任何相关症状的正常人,但是其排列状态的异常改变对颈部生物力学状态的影响是显而易见的。颈部生物力学状态的异常变化与颈部软组织的慢性损伤有着直接的联系。颈曲异常的结构表现有着重要的临床意义。

2. **颈曲调整的途径及技巧** 颈椎推摇法可以调整相邻椎体关节突关节接触面大小,配合前路手法松解颈椎前面的软组织可以达成颈曲调整。

调整颈椎中下段椎体前倾角对颈曲的调整有一定的帮助。

利用脊柱内曲度变化规律,从腰曲、胸曲来调整颈曲,是"东方柔性正骨疗法"调整颈曲的主要途径之一。

通过对胸锁乳突肌张力的大小进行调整,可以对颈曲的大小变化起到良好的作用。

颈椎手法诊疗经验与典型病例举隅

从生物力学角度来看,颈部的问题相对于脊柱的其他部位而言最方便解决。因为颈部的前、后、左、右、上、下四方六合都可以方便地下手操作。因此,解决颈部问题的办法可以是立体、多样的。

纠正颈椎序列异常时,如果下手直取颈椎局部却难以达成整复目标,这时就要注意检查并纠正颅面骨、胸椎及全脊柱序列及曲度等颈椎周围的问题。而往往在骨盆、腰椎、胸椎等部位的异常力学状态被解除后,回过头来再检查颈椎时,常常就会发现颈椎问题已经大部分随之得到解决。

颈椎的手法整复强调一揽子调整,即不论面对的是哪一型颈椎病,均强调对颈部各结构的系统性整复。因为各型颈椎病的发病机制,基本上都是颈部同一性质的异常力学状态影响颈部不同的功能结构所致。

颈椎曲度的调整恢复是颈椎正骨技术的重要内容之一。颈椎如果没有恢复良好的生理曲度,就谈不上颈椎系统状态的整体恢复及其力学结构的全面改善。颈椎在良好的曲度状况下保持良好的序列状态,才是颈椎整复技术需要努力的方向。

颈椎曲度的恢复,是我们每次治疗颈椎病时都特别强调并尽可能达成的重要硬性指标。颈椎曲度如果不能恢复,则颈椎问题的治疗将是不彻底的,疗效也是难以稳定的。

对临床上常见的颈曲异常,“东方柔性正骨疗法”在大多数情况下都可以通过1次或几次手法整复而取得良好纠正效果。

只有在恢复正常颈曲的情况下,颈椎系统内外软组织的良好状态才有可能恢复,椎间压力才有最大程度减轻的可能,复位的椎体也才可能获得最大程度的稳定。

在进行颈部推摇操作时,推摇的活动幅度应由小逐渐增大,并随时注意推摇过程中患者的反应。如果遇到异常疼痛反应或其他异常状况,就必须立即终止手法操作,并建议进行进一步的检查以尽可能明确诊断。手法操作必须恪守安全第一的原则。

“东方柔性正骨疗法”主张尽可能在明确了解影像诊断结果的情况下进行“睁开眼”的整脊正骨。有了颈椎的影像诊断结果,医师设计和实施手法治疗时就有了可靠的依据,也有利于患者了解自己的病情并配合诊疗。

对于颈椎间盘突出症,尤其是椎间盘的超大型突出,一定要了解中央管内和神经根管内的脊髓及神经的挤压情况。如果有中央型的突出物顶推卡压颈髓,在颈椎摇动时就可能会有四肢放电样痛感,万万不可贸然扳动颈椎,否则极易造成颈髓的手法源性损伤。对待脊髓压迫症,手法医师的胆子要大,心思一定要缜密。在进行颈部推摇操作时,必须循序渐进,动作幅度由小慢慢增大,推摇速度宜慢,力度宜轻柔,随时关注症状变化,并做好应对准备。

"东方柔性正骨疗法"通常在手法操作的最后程序中再次实施颈椎推摇的操作步骤,其主要目的不是在于纠正椎体移位,而是以全脊柱椎间压力的有效释放为主要目标。当然这个过程同时也具有颈椎系统顺筋顺骨、合缝归槽的作用。

临床上我们常常可以看到,只要患者的颈椎曲度得到良好、稳定的恢复,从那次治疗后,患者可能就会因颈部或相关肢体症状的显著并稳定改善而很长时间不再出现在你的诊所。

【病案一】

黄某,女,13岁,颈部不能活动、转侧即剧痛2周。头部向左侧歪斜,不能端正。身体呈显著侧弯表现,双肩高低不齐,身体扭曲。头部向上轻轻牵引或左右稍作摇动均引发颈部剧烈疼痛。无上、下肢症状。

颈部X线片显示,除了颈部序列紊乱、侧弯及曲度异常外,没有其他明显恶性表现。

印象:落枕,颈椎小关节紊乱。

治疗:五路纵横。由远及近,从纵路、横路、前路、上路及后路行静态指推、动态指推等手法正骨治疗。

疗效:治疗1次后症状即显著改善,治疗2次后复诊,颈部伸缩活动自如,身体端正,亭亭玉立一大美女,欢天喜地。

分析:本病例最大的特点,在于无法从颈部直接下手治疗。柔性正骨,五路纵横,以结构相应原理,从远处、周围结构逐渐向问题中心(颈部)进发,通过筋骨系统内在的调谐机制解决核心问题。而在主要问题解决后,其对身体其他部位的继发影响(脊柱侧弯)也就自然消失。

【病案二】

林老太太,76岁,右肩臂酸痛半年、加重1周,手臂上举受限,臂举不过肩。

检查:右手臂除肌肉较为瘦削外,皮色无显著异常。右手臂主动抬举虽然受限,但被动活动无碍,可以被动上举180°。右臂肌力5级。臂丛神经牵拉试验(+)。

印象:神经根型颈椎病。

从症状体征分析,应该是C_6神经根受压。通常这样的情况,从颈椎后面及侧面可以较清楚地摸出问题所在,并可以采用指推法从颈椎后路或侧路纠正之。可是,在林老太太的颈椎中下段右外侧皮下,有一个很大的脂肪瘤,长10cm余,宽约6cm,厚约1.5cm,盖住了颈椎中下段的整个侧后方,使得后路和侧路无从下手。林老太太已经76岁高龄，为颈椎扳法之禁忌。

仔细触诊后发现，脂肪瘤虽然覆盖了颈椎中下段的后外侧，但没有掩盖颈椎横突的前面。于是，运用颈椎前路手法，双手食中指分别从颈椎两侧横突的前面，协调操作，针对C_5、C_6右侧横突前面的异常凸起，轻柔抹平之。

再配合从骨盆、腰椎一路向上的纵路手法，整体协调全脊柱的序列及曲度。

结果：手法操作完毕，令林老太太上举手臂试试——老太太轻松地高高举起了手臂。

【病案三】

唐先生，59岁，出租车司机。左前臂外侧及左手指麻4个月、加重3周。24小时持续麻，抬高左臂则灼热痛，半夜会麻醒，最近3周右肩疼痛呈放射状，行走稳定无碍。曾经针灸推拿疗效不佳，西医建议手术。

检查：双侧臂丛神经牵拉试验（+），霍夫曼征（−），C_5、C_6横突前后软组织压痛（+）。颈曲较大伴轻度左侧弯，颈部软组织僵硬紧绷，颈胸结合部椎体顺时针旋转，右侧肩胛骨向内上移位。腰曲较大，腰椎右侧弯，尾骶变形。

MRI显示：$C_{3/4}$、$C_{4/5}$、$C_{5/6}$椎间盘均有退变并向后突出，中央管及神经根管狭窄（图8-12）。

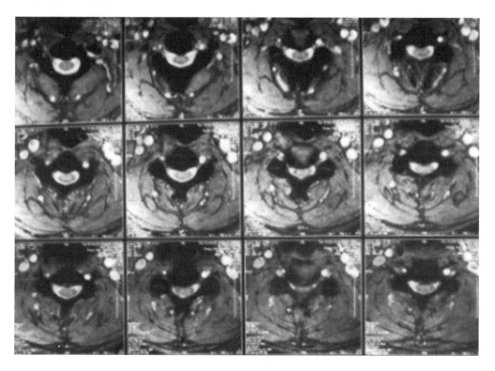

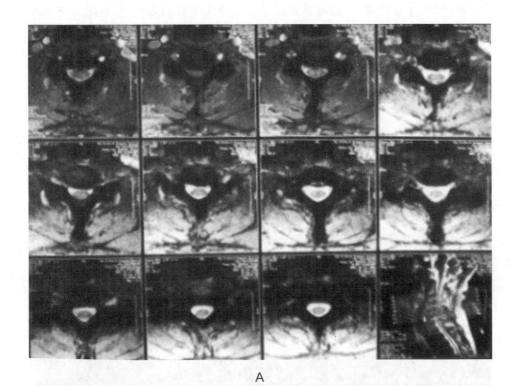

A

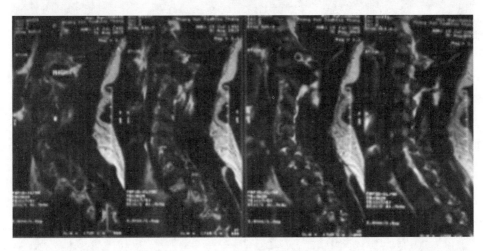

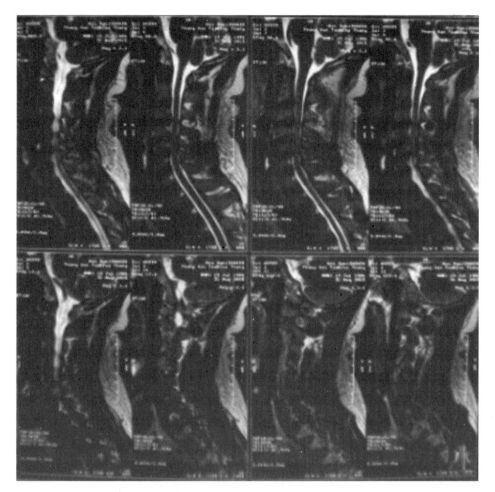

B

图 8-12　颈椎 MRI(唐先生)

印象:神经根型颈椎病。

手法治疗:指推法及端盆法纠正骨盆旋移,指推法及掌压法调整腰椎序列及曲度,推摇法纠正颈椎序列紊乱,指推法调锁骨松解胸锁乳突肌,指推法纠正右侧肩胛骨移位。

结果:1 次治疗后手臂灼热感明显减轻,麻痹减少。第 2 次治疗后手臂灼热消失,麻痹显著改善,半夜没有麻醒了。第 3 次治疗后左手臂麻痛消失,但左手指仍有麻,程度明显减轻,右肩在颈部转侧时偶有放射痛。到第 9 次治疗后,右肩痛完全消失,左手指尖仅余轻微麻感。

【病案四】

陈先生,39 岁,四肢麻痹伴阵发性放电样痛 1 个月。1 个月前由于双手指麻痹、头痛及经常落枕,曾就诊于美式整脊。治疗后出现四肢麻痹伴阵发性放电现象。平常走路时脚下飘飘不稳,晨起颈部不舒。10 年前曾经车祸外伤,少年时曾经从两三米高处跌下。

臂丛神经牵拉试验(+),霍夫曼征(+)。

MRI 显示:C_4-C_5 超大椎间盘突出,横穿整个中央椎管,将脊髓挤向对侧。如图 8-13 所示。

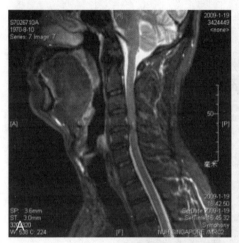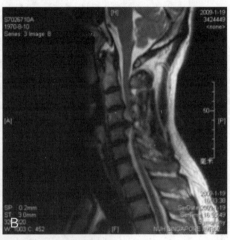

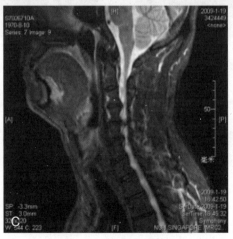

图 8-13　颈椎 MRI(陈先生)

印象:脊髓型颈椎病。

手法治疗:主要运用轻柔的颈部推摇手法,动作由小逐渐增大。调整的重点在下段颈椎,从骨盆、胸腰椎一路上行进行全脊柱整体性纵路手法调整。陈先生的椎间盘突出主要在C_4-C_5,也就是说,并没有针对最突出局部部位进行调整,而是从外围下手。

初诊后,患者回家当天就发现持续了好几个月的手指麻痹显著改善,第2天也没有什么麻痹,直到3天后才开始又有点麻的感觉。

4天后复诊,主要针对C_4、C_5,用很小幅度、轻柔的颈部推摇手法调整。在调整过程中,陈先生双侧手臂和手指、双侧下肢到脚底一阵一阵地出现强烈的放电感。

1周后进行第3次治疗。自第2次治疗后,双手指的麻痹就基本消失了,晨起颈痛也没有了。继续用轻柔的推摇手法调理颈椎,以中段为主。整个治疗过程中四肢虽然也有一阵一阵明显的放电感,但没有第2次治疗时剧烈,患者可以接受。

在进行到第7次治疗后,治疗过程中的放电感和走路不稳的感觉基本上都消失了。总计治疗了16次,全部症状消失,恢复正常。随访6年,基本上没有特别不适。

2年后复查,C_4-C_5中央超大的椎间盘突出物消失了(图8-14)。

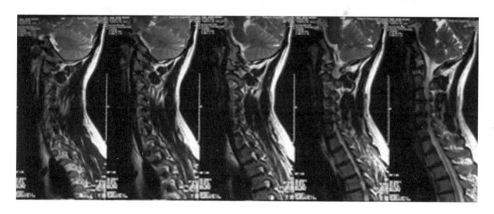

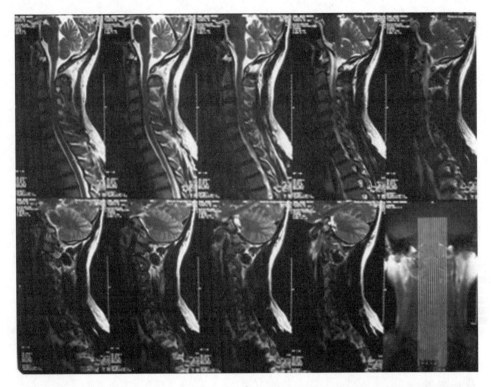

A

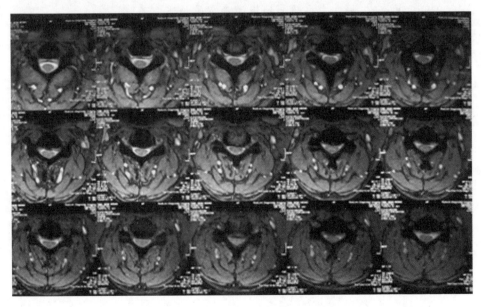

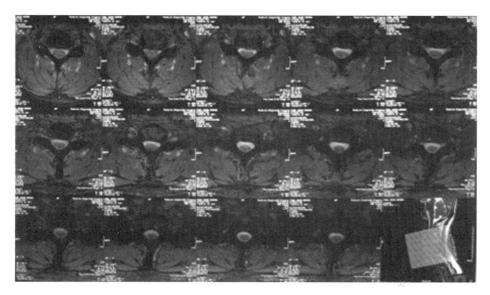

B

图 8-14　颈椎 MRI(陈先生复查)

第九章　胸椎肋笼　骨链相连

胸椎与肋笼结构的诊断

人体肋笼结构及其骨移位特点

1. **肋笼**　人体有 12 对肋骨,与前面的胸骨和 / 或后面的胸椎连接,形成一个柔韧而有弹性的笼形结构,保护着我们的心、肺、肝、胆、胃、胰腺以及重要的血管等脏器结构。主流医学称这个胸腔壁的筋骨支架为"胸廓","东方柔性正骨疗法"形象地称这个笼形骨架结构为"肋笼"。

肋骨是单一肋骨结构的表达,肋笼是构成胸廓的笼状骨架结构的整体表述,而胸廓的概念则包括构成胸腔的所有骨与软组织结构。

2. **胸椎**　胸椎由于其上、下的关节突关节与左右肋椎关节(包括 4 个关节突接触面、4 个椎体侧面接触面、双侧横突 2 个接触面)共 10 个点面的支持,因而有着相对较强的稳定性。

而反过来说,正是由于胸椎上面有如此之多的骨性结构连着点,所以,其中任一接触点发生明显的移位,必将影响胸椎而使之出现移位的机会。所以,多结构的相互链接对结构的稳定性而言是双刃剑。

胸椎关节突关节斜向后下方约 60° 的覆瓦式排列,决定了胸椎移位难以出现单纯的沿纵轴的旋转错位,而易于发生沿关节突关节面的左右滑移。

在椎间盘退变的基础上,随着肋骨的同步移位,胸椎可发生沿关节突关节面向上或向下移动的错位。这种错位形态直接与胸椎曲度的变化有关。

由于胸椎存在上、下、左、右的紧密联系结构,故胸椎的移位常伴发相邻结构的相应位置改变。

3. **肋骨**　肋骨第 1~7 对两端分别与胸椎及通过肋软骨与胸骨相连,称为真肋;第8~10对通过第7肋软骨与胸骨相连,称为假肋;第11、12对与肋笼外侧肌肉相连,称为浮肋。

1~6肋可以单条独立发生错(移)位,肋骨和肋软骨通常是一个整体,错位常发生于肋椎关节和/或肋软骨胸骨关节。

7~10肋软骨是结构性连接在一起的,其单条肋骨的翻转容易引起的特征性错位是肋骨软骨间关节的错位。这一部位的错位常常被忽视,但这一错位却常常是引起胁肋疼痛不适的主要病因之一。

第11、12肋因为外端游离,所以活动性较大。

4. **胸骨**　胸骨是胸廓重要的连接结构,是两侧肋骨结合的部位。胸骨的位置状态直接反映肋笼两侧生物力学博弈的状态和结果,同时也在一定程度上反映胸腔空间的均衡状态。

肋笼触诊与肋笼结构常见的力学结构性病理变化

1. **触诊胸椎**　胸椎既是纵向构成脊柱的重要组成部分,同时也是横向构成肋笼的重要结构之一。胸椎常因各种原因而出现胸椎关节突关节错位、胸椎序列紊乱及曲度的异常。

摸棘突:通过手法触诊了解胸椎的位置及序列状态,最方便的莫过于对胸椎棘突的触诊。手法触诊可以直接检查出胸椎棘突左、右偏歪或上、下突凹的具体状态。

摸横突:当胸椎位置不正时,随着棘突的偏歪,其左右横突可表现出双侧高低不对称、不平整的状态。

摸曲度:正常的胸椎有着稍向后突的曲度表现,是脊柱生理曲度的正常状态。触诊时,常常可以发现胸椎曲度过大(驼背)、背部平直(胸椎曲度减小或消失)或背部凹陷(胸曲反张)等胸椎生理曲度异常的具体表现。

摸侧弯:除了胸椎前后的曲度检查以外,我们还需要注意胸椎有无侧向弯曲和旋转,即有没有胸椎侧弯的病理表现。

触诊胸椎的具体方法:患者取正坐位,医者立于患者身后,双手拇指指尖相对,从两边对称抵触患者第1~3胸椎棘突两侧,了解上胸椎的序列状态。然后同第四章所介绍之"静态触诊脊柱胸腰段之手指夹持循摸法",触诊中、下胸椎。

胸椎横突推触法:患者取俯卧位,医者站立于患者头侧,用双拇指或食中指指腹分别从两边触诊棘突两侧,可以触诊出棘突向左或向右偏歪与否。再用双拇指指腹分别触诊两侧横突,看双侧横突是否对称,有无左右高低不平。以从上到下、再从下到上的顺序,依次触诊全部胸椎节段。

2. 触诊肋骨

(1)摸肋骨的正常状态:位于前胸和腋下的肋骨部分,其肋骨平面正面向外、平滑,肋骨间隙均衡,肋间软组织平顺。

(2)摸肋椎关节半脱位和肋骨翻转:肋椎关节包括肋横突关节和肋头关节,其半脱位与肋骨翻转,是除胸椎椎体移位以外,最常见和最主要的胸背部骨结构移位。

1)摸肋椎关节半脱位:常表现为患肋向后、向外突出,明显与其上、下肋骨不在同一平面上。临床也常见多条肋骨一起同时发生肋椎关节半脱位,此时多条肋骨向后突出,与胸椎曲度过大时肋骨向后外突出的表现相似。

肋椎关节半脱位与肋骨翻转移位也常相伴发生。

2)摸肋骨翻转:即"摸坎"。当肋骨翻转时,肋骨上缘或下缘会因肋骨的上、下翻转而出现"坎"的表现。

若肋骨上翻,即肋骨以肋软骨胸骨关节和肋椎关节为原点,向上如"桶柄样"翻转移位,在该肋骨下缘可触摸到一条"坎"。

若肋骨下翻,其表现正好与肋骨上翻相反。

(3)肋骨的突起、凹陷与扭曲变形:当胸椎出现侧弯的病理表现时,肋笼两侧将随之发生位置与形状变化。一侧肋笼突出,另侧肋笼凹陷下去;或同一条肋骨的胸前段向前突出,其背侧段将会凹陷。

双侧肋骨随胸椎侧弯而表现出的凸凹不齐状态,从整体上看,就会表现出胸廓(或肋笼)扭曲变形的外观。

(4)摸肋间隙大小:肋骨处于正常位置状态时,各相邻肋骨之间的间隙基本上是大小均匀的。而当肋骨出现翻转时,其与上、下相邻肋骨之间的距离便会出现大小不等的状态。

肋骨上翻,则患肋与其上相邻肋骨之间的肋间隙就会减小,与其下相邻肋骨之间的肋间隙就会变大。肋骨下翻则反之。

(5)摸肋骨与肋软骨间错位:早在 1922 年,Danse-colley 就叙述了一种称为"滑脱性肋骨综合征"的疾病,指出"下肋间关节的异常活动性,引起疼痛可能并不罕见。此症本身是很轻微的疾患,却能引起最严重的症状"。这里谈到的"下肋间关节的异常活动性",即指肋骨与肋软骨间连接存在的错位状态。

肋骨与肋软骨间连接错位以第 7、8 肋软骨间关节为多见。

（6）摸肋笼的整体俯仰：这是指肋笼整体状态下的俯仰状况。这种状况通常与胸椎曲度变化及胸骨位置上下移动状态有着直接关系。

肋笼仰角过大，可见胸脯高高挺起，背部平凹；而肋笼前俯，即见驼背。

（7）摸肋笼的上下伸缩：肋笼的上、下伸缩，主要是指各肋骨之间的肋间隙呈现出均衡的缩小或伸张变大的状态。

当肋笼向上收缩时，各肋间隙均减小。肋笼呈下尖上宽的三角形排列，肋间肌紧绷；当肋笼向下伸展时，各肋间隙均增大，肋间肌松弛。

（8）摸肋笼先后天异常：通过肋笼的整体触诊，了解是否存在胸骨向前隆起畸形的鸡胸、胸骨连同肋软骨向内凹陷的漏斗胸、胸廓前后径增大的桶状胸等先、后天肋笼异常状态。

（9）摸肋间软组织：当肋骨本身发生反转、或肋间隙大小不均，又或者肋笼扭曲变形，则分布于肋骨之间及其内外的软组织显然会受到影响而发生局部张力的异常变化，相关软组织的慢性损伤和／或代偿性变化便会随之发生。所以，触诊相关软组织，便可能发现团块、结节、条索、增生、粘连等异常结构状态，同时伴有局部压痛。

临床上，女性前胸的肋间软组织团块常常被误诊为乳腺增生。

（10）触诊肋骨的基本方法

医患体位：因坐位时肋笼四周没有额外压力，状态自然，故推荐患者取坐位，医者正坐于患者身后。

肋骨循骨触摸法：患者坐位，双手横向置于髋关节前侧大腿根部，双手指尖相对，手掌向下，腋下自然张开。医者坐于患者身后，双手全掌及十指分别置于患者双侧胁肋部，手指根据需要并拢或张开，从腋下中间的肋骨开始，根据需要，顺序向上、向下、向前、向后轻柔触诊局部肋骨、各肋间隙、肋间软组织及整个肋笼状态。

3. 触诊胸骨　胸骨位置不正，可具体表现为其整体位置过高或过低、或向左右偏移、或内外旋转等具体形态，同时可伴发双侧或单侧肋软骨胸骨关节对位异常。

摸胸骨的下手之处可以从锁骨近端的锁骨头开始；可以从双侧锁骨头高低、内外的位置对比，了解胸锁关节位置是否对称、居中，胸骨柄左右高低是否平衡等状况。

由于胸骨是一块扁平状的骨结构，故摸其柄体前面，便可以了解其左右两边是否存在前突与凹陷的不平状况。

我们还可以通过触摸肋软骨胸骨关节的对合状况,了解胸骨与肋软骨之间位置的关系状态。

触诊胸骨的基本方法:患者取坐位,医者站立于患者身后,双手从颈部两侧绕行至患者前胸,从近端的锁骨头开始,向下触诊胸骨左右两边及各肋软骨端,从上到下,比较胸骨左右两边的高低状况以及肋软骨胸骨关节对合状态。

可将胸椎触诊结果与肋软骨胸骨关节及胸骨体触诊结果互参。

胸椎与肋笼结构移位类型

1. 胸椎移位类型

(1)沿关节突关节面左右移位:这是胸椎移位的常见状态。胸椎出现沿着其关节突关节面向左或向右滑移的移位形态,此时移位的胸椎棘突通常偏向其滑移的一侧。

(2)沿关节突关节面上下移位:胸椎沿关节突关节面上移,则其棘突的尖部会向内缩而呈现凹陷的状态。相反,胸椎沿其关节突关节面下移,则其棘突会向后侧突出。

(3)多节段胸椎整体旋转移位:这是伴随着胸椎侧弯或多节段整体性旋转而出现的胸椎绝对移位形态。

当胸椎侧弯时,多节段胸椎的棘突会同时向同一方向旋转,并同时指向脊柱中线。胸椎侧弯侧(凹陷侧)横突将向内上移动,而胸椎侧突侧(突出侧)横突将向外下移动。

2. 肋骨移位类型

(1)肋骨上下翻转:由于肋骨两端分别被肋椎关节和肋软骨胸骨关节相对固定,所以,当其发生移位时,常常出现类似水桶柄样的上、下翻转。这是肋骨移位的最基本形态。

肋骨上翻:肋骨向上翻转,此时可以在肋骨的下缘摸到"坎"。

肋骨下翻:肋骨向下翻转,此时可以在肋骨的上缘摸到"坎"。

(2)肋骨前后移位

1)肋骨前移:常见两种类型。一种是胸椎曲度减小,胸椎位置绝对前移,以致双侧肋骨前移,双侧肋软骨端均有相对于胸骨的前突,或者胸骨位置被推高、上移。

另外一种肋骨前移类型,是由于胸椎的旋转,导致其双侧肋骨一边向前突出,另一边则向后突出。向前突出的一侧肋骨便是肋骨前移。

2)肋骨后移:常见两种类型。一种是胸椎曲度增大,胸椎位置绝对后移,以致双侧肋骨后移。胸骨位置被拉低下移或代偿性上移。

另外一种肋骨后移类型,是由于胸椎的旋转,导致其双侧肋骨一边向前突出,另一边则向后突出。向后突出的一侧肋骨便是肋骨后移。

(3)肋骨或肋软骨轴向旋转移位:肋软骨与胸骨形成肋软骨胸骨关节,肋骨与肋软骨形成肋骨肋软骨关节。故在肋骨与肋软骨之间、肋软骨与胸骨之间,均可发生肋骨或肋软骨的轴向旋转错位。

肋骨相对于肋软骨的轴向旋转移位,常发生于第7~8肋。

肋软骨端相对于胸骨的旋转移位,常发生于第2~5肋。

3. 胸骨移位类型

(1)胸骨上下移动:胸骨上下移动是以胸椎为转动轴心、肋骨为力臂的沿人体横轴(冠状轴)X轴旋转移位,这是胸骨常见移位形态。

(2)胸骨左右移动:胸骨左右移动包括胸骨沿自身纵轴旋转和胸骨的左右平移两种类型。

胸骨沿纵轴旋转,则胸骨左右边缘一边突出,一边凹陷。此时的旋转中心为胸骨自身的中轴线Y。

胸骨左右平移的旋转中心为胸椎,是与肋骨连带着的、以胸椎为纵轴Y的移动。

临床上,上述两种胸骨移位形态常复合存在。

(3)胸骨沿矢状轴的移位:胸骨在其自身冠状平面上,以其中间部位为轴心发生旋转,亦即胸骨柄端与剑突端发生方向相反的左右移动。此时的旋转轴为垂直于胸骨平面的矢状轴Z。

胸椎与肋笼移位的整体性及其联动规律

1. 胸椎与两侧肋骨的互动 双侧肋头与胸椎椎体紧密联系构成肋椎关节。如果肋骨发生移位,将直接顶推胸椎椎体而引起胸椎位置状态的改变。

反过来,如果胸椎椎体移位,同样也会顶推双侧肋骨头,进而引起双侧肋骨位置状态的改变。

这一互动现象对手法诊疗的重要意义在于,双侧肋骨是胸椎的支持与稳定结构,双侧肋骨的位置状态会直接影响胸椎的位置状态。所以,胸椎稳定的复位必须有双侧肋骨的配合。如果肋骨不能复位,则胸椎的彻底复位或复位后的稳定就难以达成。

由于双侧肋骨对胸椎的挟持关系,通过肋骨的调整达成胸椎的复位成为可能。而且由于肋骨的杠杆作用,使得胸椎的调整操作变得方便、容易。

2. **双侧肋骨与胸骨的互动** 肋软骨与胸骨构成肋软骨胸骨关节。肋骨如果发生移位,将通过肋软骨顶推胸骨导致胸骨位置状态的改变;胸骨如果发生移位,也会通过肋软骨引起肋骨位置状态的变化。

3. **胸骨柄与锁骨的互动** 胸骨柄与锁骨之间构成胸锁关节。胸骨柄的位置改变将直接影响锁骨位置状态;反过来,锁骨位置状态发生变化,也会直接顶推胸骨柄,导致胸骨柄的位置状况发生改变。

4. **肋骨与肩胛骨的互动** 前锯肌联系着肋骨与肩胛骨。医学观点认为,若前锯肌瘫痪,则肩胛骨下角将离开胸廓而突出于皮下,出现"翼状肩"。在柔性正骨临床中,我们常常可以看到"翼状肩",只是该"翼状肩"的体征,通常会由于我们对肋骨及前锯肌的调整而显著改善或消失,少有前锯肌瘫痪的特殊病理表现。

胸椎与肋笼调整手法

"指推法""掌压法"是临床常用的胸椎与肋笼调整手法。

在"指推法"中,"静态指推法""整体结构形变手法"运用最为常见。医者手掌、手指面上的任何一点都可以作为纠正结构异常位置状态的工具和发力部位。

在肋笼的整体调整上,常用双手大鱼际面与手指面协调配合起来进行局部指推与整体形变的综合性手法操作。

在"静态指推法"和"整体结构形变手法"运用熟练之后,掌指之下的动静监察能力便会显著增强。此时再来运用"动态推摇法",向左、右或前、后轻松推动肋笼晃动,同时掌指之下对局部移位之肋骨随之顺势调整,动态指推之肋笼及胸椎部"推摇法"的魅力便会立即呈现出来。

"掌压法"对肋椎关节和胸椎关节突关节的整复有着显著效果,为肋笼与胸椎整复的临床常规手法之一。

胸椎的调整

1. **胸椎歌谣** 我们有这么一首歌谣:

"人们都说上胸椎很硬很难调,柔性正骨却说胸1胸2就像墙头草,难有自己的性格常受外力支配而左右摆摇。倔强难移的表象貌似坚定不挠,遇到鼎力贯穿即刻悄然归队常让人摸头不知脑。"

歌谣表达出几层意思:

歌谣首先要告诉我们的,是胸椎错位通常不是单纯的单一结构移位,而是与其上、下、左、右结构有着密切的联系。

以胸1、胸2为代表的上段胸椎易受纵向及横向传递的力的影响而移位。

骨盆及下位脊椎序列紊乱或曲度异常所产生的异常向上的顶推力(常见),将直接影响上段胸椎的力学状态。

第1、2肋骨,锁骨及胸骨的位置状态异常也会产生横向顶推力,影响胸1、胸2而导致其错位。

反其道而行之,则可以通过撤除纵向和/或横向的异常力而达成胸1、胸2复位的目的。所以,纵向及横向异常力消除后,上段胸椎的问题就不治自解了。故谓之"墙头草"。

2. 胸椎的整复　调整胸椎的移位,首先是找到异常壅聚之力所在的部位及异常力的来源,顺其来路而撤除之。此即"东方柔性正骨"四大程序法诀之"撤"字法诀。辨清异常力的来源,可以围绕从上往下、从下向上或者肋骨横向顶推几方面去观察、分析,然后采用"指推法"针对性、整体性撤除。

撤除壅聚之力后,即可减轻椎间关节或肋椎关节的关节间压力,然后再运用"指推法"直接调整胸椎;也可以根据具体情况采用"指推法"或"掌压法",利用结构间联动规律来间接调整胸椎,如从肋骨来调胸椎等。

在利用短杠杆"静态指推法"直接针对个别椎体偏歪进行纠正时,注意覆瓦状排列下椎体移位的方向和状态特点,即沿关节突关节面横向侧摆、旋移,多点协同,针对性调整。

手法实施过程中,可采用"静态指推法""动态指推法""掌压法""整体结构形变手法"等多种手法配合,按照撤、领、整、纠四大程序进行操作。

肋骨的调整

1. 单条肋骨的整复　针对单条肋骨的移位可以运用"指推法"直接进行调整。

(1)单条肋骨前后移位:单条肋骨前后移位,可以是胸椎旋转导致的肋骨前后移位,也可能是胸曲增大或减小、胸椎发生前后移位导致的肋骨前后移动。不论是哪种情况,我们都可以依据"东方柔性正骨"的整复思路,运用柔性正骨的程序法诀,针对导致其前后移位的不同情况,按照"撤""领""整""纠"的操作程序对其进行局部与整体调整。

由于肋骨的前后移位常常涉及胸椎移位,并且与胸椎移位关系密切,所以,在运用"指推法"的时候,就要根据具体情况分析、判断胸椎移位与肋骨移位两者之间的因果关系。

如果胸椎移位显著,且存在明显的骨盆、腰椎力学结构失常的影响,则应先从骨盆、腰椎下手进行整复,以对胸椎发生良性作用。在对胸椎进行调整的同时,配合肋骨的整复,多能取得良效。

若胸椎移位不甚显著,则运用"指推法"单调肋骨即可奏效。

(2)单条肋骨上下翻转:如果只是单纯的肋骨向上或向下翻转,不涉及其他相关结构,则可直接采取"静态指推法"推动其归复原位即可。

操作时,用手指腹面沿肋骨面的不同位置、多点协同进行协同操作,推动肋骨外侧的骨面向其移位相反的方向而使其归位。手指的接触面要大,可以用食指或中指全指的腹面覆于肋骨面进行操作;也可以食、中指配合作用于同一条肋骨的不同部位进行操作。可以单手操作,也可以双手配合,在同一条肋骨面上进行操作。作用力一定要轻柔。

2. 多条肋骨的整复　针对2条以上移位的肋骨同时进行整复的过程,即可称为多条肋骨的整复。

在肋骨移位状态较为单纯、不甚复杂的情况下,双手不同的手指可以分别针对指下移位的肋骨同时采用"指推法"直接进行调整。

也可以采用"动态指推法"进行前后推摇、左右推摇及斜向推摇等,在动态中结合手指下的短杠杆力,进行患肋的有效整复。

如果在多条肋骨出现移位时,伴有显著的胸椎移位及其他相关结构力学状态异常,则应根据东方柔性正骨的"四大程序法诀"进行局部与整体的调理整复。

3. 肋笼的整体性调整　当肋笼出现多条肋骨间距同时减小或同时增大,或者肋笼出现前俯或后仰的异常状态,或者出现肋笼扭曲等胸廓结构的整体性状态异常,则需要根据具体情况,依据"东方柔性正骨"整复原理及其"四大程序法诀",运用不同层次的指推与掌压技术,进行肋笼及相关软硬结构的局部与整体调整。

肋笼的整体性调整,常采用"整体结构形变手法"结合"动态指推法"(肋笼的整体推摇法),这是肋笼整体整复的优选方法。

胸骨的调整

在胸骨的调整上,首先应该考虑、分析的是推移胸骨的力来自哪个方向、哪个骨结构,循着力的来路,尽可能找到原发力的部位,然后采用"指推法"对原发部位的骨移位及力传递链条上的骨结构一一进行整复归位。即"撤"字程序的操作。

推动胸骨移位的力撤除后,即可运用"纠"字诀针对胸骨的移位进行指推复位(图9-1)。

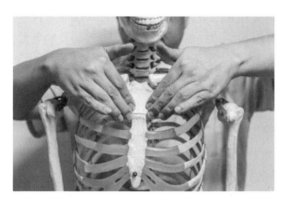

图9-1　指推复位胸骨移位

直接与胸骨连接的骨结构为锁骨近端和肋软骨;与锁骨远端连接的是肩胛骨;与肋骨连接的是胸椎。所以,胸椎、肩胛骨及锁骨、肋骨的异常状态改善后,可以为胸骨整复提供良好的复位条件。反过来,如果与胸骨连接的周围的这些骨结构没有得到有效整复,则胸骨的复位将是很难完全、彻底的。

理　筋　技　术

胸廓部的软组织结构及力学状态对肋笼骨架结构有着直接作用与影响。

肋笼结构的力学状态,除了受到其上下骨结构通过脊柱骨链传导而来的力学作用之外,还会受到来自肋笼上下软组织的力学影响。因此,对与肋笼有着直接联系的相关软组织的检查与调理,对整复及保持肋笼正常的力学状态有着重要作用。

肋笼结构内的软组织,常对肋骨发生作用而对肋骨或肋笼的位置状态发生影响。如肋间肌收缩导致肋间隙减小。

肋笼内骨结构亦常常由于其移动或翻转的位置变化而对肋笼内软组织发生作用,导致其结构出现急慢性损伤,引发相应症状。

因此,在胸廓这个重要的躯干部位,我们在强调其筋骨结构关系密切的同时,更需要相应的理筋技术准备。

1. **直接理筋**　对联系肋笼与外界骨结构的重要软组织、肋笼结构内的软组织可以直接采用抻法、抚筋等手法进行直接调理。

对胸大肌、胸小肌、竖脊肌、腹直肌、前锯肌等较为强大的软组织可用抻筋、展筋、捏筋等理筋手法进行肌纤维及深筋膜的松解,而对于胸廓结构内、肋骨间较为薄弱的肋间肌及其筋膜等则通常采用抻筋或抚筋来松解。

捏皮囊手法可以很好地松解、分离前胸、腰背部及胁肋部皮囊和深浅筋膜,迅速改善胸背气血循环。

2. **间接理筋**　间接理筋是通过骨结构的整复过程及结果达成相关软组织调理松解目标的过程。间接理筋是胸廓部理筋的重要方法。

通过"静态指推法""掌压法"等正骨手法可以直接纠正胸椎、肋骨、胸骨等可能存在的病理性移位。

"整体结构形变手法"对肋笼整体结构有着良好的调理作用。

通过推挤肋笼使之发生弹性变形的过程可以梳理、松解胸腔内外包括膈肌在内的软组织结构。

肋笼结构的"动态推摇法"是调整肋笼外软组织良好的松解方法。

骨盆旋移的纠正及胸椎、肋笼的整复对腰背部软组织松解有着直接理筋手法难以达成的特殊效果,是手法医疗工作者应该重视的技术方向。

胸椎与肋笼手法诊疗经验与典型病例举隅

胸背的问题很单纯,结构相对稳定,出的问题也不会太复杂。又因为胸椎所涉结构众多,因而问题又可能显得很不简单。

简单抑或复杂,全在条理分明。

胸廓前、后、左、右都方便下手,因此易于手法操作。

胸椎因为存在着与双侧肋骨密切联系的紧密关系,所以,胸椎整复的难点在于如何解除肋骨移位对胸椎产生的不良影响。但是,反过来,胸椎整复的相对容易之处,也恰恰就是在于可以利用肋骨的调整来进行胸椎整复。

如果单纯对胸椎椎体直接采取复位行动,而不考虑纵向与横向的骨盆、腰椎、肋骨等相关结构的作用与影响,那么胸椎复位的难度就会比较大,复位也难以彻底、稳定。

导引展筋和捏皮囊的经验告诉我们,在进行胸背部调整时,筋骨手法并重则往往事半功倍。

通过整复上、下、左、右、前、后的筋骨结构而达成胸椎与肋笼整复的目的,则常常会有不战而屈人之兵的良好疗效。

临床常见的胸椎小关节紊乱、肋软骨炎、肋间神经痛、胁肋岔气、背痛、驼背等疾患,常与相关骨结构病理性移位有关,临证采用"东方柔性正骨"系列手法调理,每获良效。

【病案】

张女士,46 岁,右侧背痛反复 5 年、加重 1 周。坐久腰背痛,尤以背痛为甚,睡觉时常因背痛而痛醒。有时前胸痛。经多方治疗效果不理想。

检查:疼痛区域在右肩胛骨内侧缘与脊柱之间,T_3~T_6 棘突右侧旁压痛(+)。背部肌肉僵硬,中段胸椎序列紊乱,胸腰椎轻度侧弯。骨盆顺时针旋移伴向右侧倾斜。

印象:胸椎小关节紊乱综合征。

手法治疗:端盆法纠正骨盆旋移,指推法及掌压法纠正脊柱侧弯及胸椎序列紊乱,动静态指推法纠正肋骨与肋笼移位,导引展筋及捏皮囊巩固正骨成果。

结果:手法完毕,背部软组织松软下来,背痛立即显著减轻。完成 1 个疗程8 次治疗后,夜间再也没有受背痛困扰。

分析:胸椎小关节紊乱所涉骨结构除了胸椎外,还有肋骨(肋笼)。肋骨(肋笼)移位的观察及纠正在胸椎小关节紊乱的诊疗过程中有着重要的意义。胸椎及肋骨力学结构的异常,除了可能对胸神经发生异常刺激而引发背痛或肋间神经痛外,还将直接导致附着其上的软组织张力增大。在张力异常增大基础上的反复牵拉所造成的背部肌筋膜撕裂损伤,常常是急(慢)性背痛的主要原因。因此,胸椎及肋骨异常位置及序列状态的手法改善,成为治疗背痛的主要治疗程序。骨正筋柔,骨架结构恢复正常,神经、肌肉筋膜等软组织便有可能解除其异常状态。背部局部力学结构恢复正常,离不开骨盆及全脊柱筋骨结构整体的鼎力支持,也包括肩胛骨和锁骨。

第十章　腰椎曲序　撤力松筋

腰椎的结构与功能特点

腰椎独立连接躯体上下，周围没有任何其他骨性结构支持。腰椎兼具保护功能、承重功能和活动功能。

良好的承重功能要求承重结构尽可能直立或有着尽可能小的曲度。如建筑物的支撑柱，在直立、垂直于地面时，其承重能力最强。人体骨结构的承重原理及要求亦不例外。因此，在人体处于不断运动过程中，欲完成体态各异的姿势动作、达成各种不同的功能活动，必须求得结构局部与整体最大程度的稳定性，这也是人体所有承重结构的共同要求。所以，在临床上，当腰部软组织出现损伤时，患者的腰曲通常会有明显减小或者腰椎僵直的改变，即是人体进行自我调整的代偿性稳定反应。

具有良好活动功能的结构通常拥有合适的运动节段，以及相对较大的腰曲表现。较多节段的存在与较大的腰曲，可以增强其活动的总体幅度与范围。而节段较少的腰椎，其活动的速度会较快，但其活动幅度相对减小。因此，当胸椎或骶椎腰化时，腰部活动范围会增大，但同时腰部软组织需要付出更大的努力来支持腰部活动的力量、速度及其稳定性。而当第 5 腰椎完全骶化时，剩下的 4 节腰椎若要完成与拥有 5 节腰椎同样幅度的活动过程，每节椎体的运动幅度显然需要增大，腰椎间盘就要为此做出更多的应力贡献。

保护功能则要求腰椎节段尽可能少、活动度尽可能小。无缝钢管的保护能力显然是最强大的。

因此，腰椎的上述三项功能对应于结构状态的要求，其侧重点迥异，甚至相互矛盾。健康的腰椎，在结构上必须满足上述三项功能相对合理的均衡要求。临床上，面对症状各异的腰病患者，从生物力学角度出发，我们也应该从这三个方面下手分析病情,辨构论治。

腰椎力学结构性病理表现及其机制

腰椎出现相对与绝对移位是人体骨结构失中和状态的具体表现之一,在人的一生中以常态存在。在不同的人群及不同年龄段均有发生。

相邻腰椎因相对位置异常而发生的腰椎序列紊乱,临床常见;腰椎曲度的异常变化、多节椎体的整体旋转、腰椎侧弯等是腰椎绝对移位的具体表现。

腰椎序列紊乱,将直接导致腰椎系统内外软组织起止点位置及其拉力线方向发生改变,其拉力线不能与其功能运动轨道相适应,肌纤维的运动幅度也难以与肌束膜的伸缩状态相协调。故在进行功能活动时,相关软组织的结构及功能均可能出现异常,急性或慢性损伤难以避免。腰部软组织急(慢)性损伤的病理机制莫不以此为前提。

腰椎相对位移的存在,使得相邻两椎体关节突关节的对合关系发生变化。在重力与承重力传递过程中,受力点的位置及受力面积出现异常,局部压强过大。在此种状态下,如果腰部由于生活或工作需要而频繁屈伸或扭转活动,则常易导致关节突关节面软骨磨损,出现关节突关节炎的病理表现。

腰椎发生移位而导致的腰部生物力学结构异常,是腰部筋骨结构退变的病理基础。腰部结构应力的异常变化,导致了腰部肌肉、筋膜及韧带等软组织出现挛缩、粘连、肥厚、钙化等退变性反应。在软组织退变发生的过程中,为了满足腰部结构稳定性,腰椎骨质结构上的代偿性退变反应,如增生肥大、骨赘形成等等也将同时或逐渐发生。

腰椎间盘退变、膨出、突出、脱出等病理变化的发生、发展,是腰椎间盘长期处于异常应力状态下的必然过程及结果。

腰椎序列及曲度正常与否,以及腰椎系统各结构的退变状态,将直接关系到腰脊神经及腰丛、骶丛神经通道的空间状态。神经通道受到物理性阻碍而导致神经根、干受压,或神经因骨移位而被牵拉,是神经源性腰腿疼痛发生的常见病因。

除了腰椎中央管和神经根管提供的通道空间外,腰椎、骨盆及周围肌群还为消化、泌尿、生殖及部分循环系统脏器、组织提供了腹腔空间。如果腰椎和/或骨盆及相关肌群出现力学结构紊乱,这些腹腔内脏器、组织的结构与功能状态就都有可能受到不同程度影响。

腰 部 触 诊

患者取俯卧位来触诊腰椎,能够较真实地反映腰椎序列及曲度的状态。

摸腰椎序列

腰椎触诊从腰椎位置及其序列的触摸开始。

由于腰背部竖脊肌等软组织的肥厚、僵硬,在开始触诊的时候,腰椎其他结构通常很难摸到,而能被清楚感知的腰椎结构,是向后突出的棘突。

通过触摸棘突两侧的状态,即棘突的左右偏向和两侧横突部肌肤的高低,可以判断腰椎的左、右旋转状态。

通过棘突向后凸起与向前凹陷的不同状态,可以了解椎体向后或向前移动、甚或滑脱的趋向。

在运用相应手法松解腰部软组织后,我们就可以透过软组织,深在地触摸腰椎两侧的横突。

横突尖部的位置可以很快被触摸到。从腰椎两侧横突的位置对比,我们不难了解双侧横突高低不同的状况。再结合棘突的触诊结果,我们很快便可以得出腰椎沿纵轴(Y 轴)旋转的方向,并估摸其旋转的角度。

在腰椎横突能够被摸清楚的情况下,相邻腰椎横突之间的间隙状态便可以被了解。如果两相邻腰椎双侧横突间隙出现不等宽的状况,那么其中一个腰椎出现沿矢状轴(Z 轴)旋转便存在可能。若相邻多节腰椎双侧横突间隙出现均衡不等宽的现象,则较窄间隙水平的椎间盘就可能存在其高度下降的退变状况。

从多节段腰椎棘突与横突整体序列状态的触诊,我们可以了解其序列有无多节段紊乱或出现多节段整体性旋转、有无侧弯以及侧弯度大小的状况。

摸腰椎曲度

通过手法触诊,可以在一定程度上了解、判断腰椎曲度的状况。

患者处于坐位或站立体位时,腰椎处于承重的功能状态,不能真实反映其腰椎曲度的状况。因此,对腰椎曲度的手法触诊,最好在俯卧位下进行。

将所有腰椎棘突的顶点联系起来,便构成手法触诊下的整个腰椎的曲度形态。

从现象上,我们可以初步得出腰曲过大、腰曲平直和腰曲反张的触摸结果。

我们可以结合腰椎侧位 X 线片及其测量分析,以及患者腰部症状反应,积累并建立腰椎曲度大小的经验判断标准。

摸腰骶角

腰骶角是反映腰骶部力结构状态的重要指标。

腰椎所承载的人体上半身重力能否顺利传递到骶椎上而不额外增加相关结构的应力负担,便是腰骶角大小正常与否的意义所在。

腰骶角可以从 X 线片上进行测量获得,也可以通过手法触摸,在一定程度上定性了解腰骶角度的现实状态及其合理性。

腰骶角过大时,触诊时可发现腰骶部凹陷下去或骶椎点头(水平骶椎);腰骶角过小时,腰骶部平直或反张,骶椎仰头(垂直骶椎)。

触诊腰骶角与触诊腰椎曲度一样,最好在俯卧体位下进行操作。

摸腰部软组织

除了腰椎骨结构以外,腰部肌肉、深浅筋膜、韧带等所有的软组织共同构成了腰椎的稳定结构,同时也构成了引导腰部进行活动的动力与平衡结构。

了解腰背筋膜、竖脊肌、椎旁小肌群、腰方肌等腰部软组织的结构及其起止点分布状态,是提升腰部触诊技能的重要条件。腰部软组织僵硬、挛缩、粘连、肿胀以及钙化、软骨化等等异常结构状态,在没有影像资料支持的情况下,均需要通过手法触诊来了解,因而需要引起我们足够的重视。

动态触诊

动态触诊是腰部触诊的另外一个重要方法。前述腰部触诊所用的方法,以静态触诊为主。

腰椎间盘是腰椎的重要结构之一。腰椎间盘的状态在一定程度上定性反映了腰部整体的结构与功能状态。因此,对于腰椎间盘结构与功能状态的了解,是诊疗腰部疾患的重要方面。

通常,我们可以通过腰部磁共振成像(MRI),直接获取椎间盘的资讯。或者通过 X 线片、计算机体层摄影(CT)间接了解椎间盘的状况。

"东方柔性正骨"在获取患者腰椎间盘的资讯方面,可以运用独特的掌压触诊技术,从腰椎被掌压推动时活动的状态,在手下的感觉上获取椎间盘结构与功能的部分相关资讯。这是"东方柔性正骨疗法"动态触诊腰椎的重要方法之一。

掌压触诊技术,即是运用"东方柔性正骨"的掌压法,对目标腰椎的棘突重复施压,使该腰椎上关节突关节面与上位椎体的下关节突关节面重复进行"分离－结合－分离"动作,进而带动该水平的椎间盘及韧带复合体进行弹性伸缩运动,通过手掌之下椎体运动状态的感觉、感受,了解相邻椎体间的椎间盘及韧带复合体的结构与功能的基本状态。

掌下的感觉,依据掌下椎体被推动及恢复的移动状态,有"弹性好、活动能力强""弹性较差而黏滞""粘连而不易活动""两节椎体完全融合为一体"等不同的感受与判断。

"东方柔性正骨疗法"之掌压技术,见第五章及本章相关内容。

另外一个临床常见的动态触诊腰椎的方法,是腰椎的推摇触诊法。

患者取坐位,医者亦取坐位,面对患者左侧面。

医者用辅助手(左手)的手臂横过患者胸前,扶持于患者对侧肩部,操作手(右手)置于患者腰椎部位,双手配合,在推动患腰活动的情况下获取患者腰椎活动状态的相关资讯。

或者,患者坐前面,医者坐患者后面。医者双手置于患者腰部两侧,轻松推动患者腰部左右晃动。根据医者观察及手下对患者腰部活动状态的感知,了解患者腰椎的序列与功能状态。

摸相关软硬结构

触诊腰部上下相关结构,包括触诊骨盆、胸椎、颈椎、肋笼、股骨等骨结构,以及胸背部、腹部、臀部及大腿前后内外软组织。

腰椎的力学紊乱状态与骨盆状态有着密切的关系。骶椎既是腰椎直接向下延续的脊柱结构,同时也是骨盆的构成结构,位居下位的骶椎的位置状态对位居其上的腰椎的空间状态有着直接且重要的影响。腰骶关节是腰椎和骨盆的连接处,有着很大的活动性,也是骨移位最容易发生的部位之一。所以,在腰部诊疗时对骨盆及与之相关的臀、腿部软组织进行触诊有其重要意义。

触诊骨盆及相关软组织的基本方法见第七章相关内容。

腰椎的下端是骨盆,上端与胸椎相延续。腰部的软组织下端附着于骨盆,上端附着于肋骨。因此,胸椎与肋骨便成为与腰部紧密联系的腰以上结构。对胸椎、肋骨及相关软组织结构及功能资讯的触诊了解,便成为把握腰部结构与功能状态的重要条件。

触诊胸椎、肋骨及相关软组织的基本方法见第九章相关内容。

腰椎与股骨发生联系的纽带是腰大肌。腰大肌的结构及功能状态对腰椎的功能活动发挥着重要影响。所以，我们可以通过股骨的空间位置状态，结合腰椎的序列及曲度状态，了解、判断腰大肌的状态。同时也可以通过"股骨－腰大肌－腰椎"筋骨关系链，建立其筋骨关系的调整通道。

腰椎移位的形态

腰椎移位有相对移位和绝对移位两大类型。

腰椎相对移位

腰椎的相对移位是相邻两椎体，以下位椎体为坐标原点，上位椎体相对于下位椎体发生移位。在腰椎平移形态的相对移位中，向前移位、向后移位、向左移位和向右移位均常见。

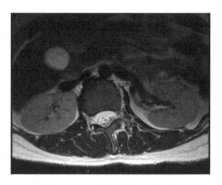

图 10-1　沿纵轴（Y）旋转

而在旋转形态中，以沿纵轴（Y）旋转最为常见（图 10-1），也有随腰椎曲度和腰骶角而变化的沿横轴（X）旋转（即点头、仰头形式的移位）（图 10-2），而沿矢状轴（Z）旋转则多发生于腰椎侧弯（图 10-3）。

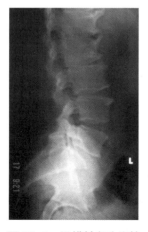

图 10-2　沿横轴（X）旋转

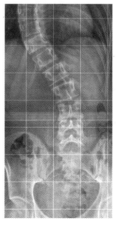

图 10-3　沿矢状轴（Z）旋转

221

腰椎绝对移位

腰椎绝对移位以人体标准空间为坐标系。每一腰椎在腰部空间内均有其相对正常、标准的位置及与上下骨结构连接的排列状态。

当由于各种原因导致腰椎离开其原本应有的标准位置时，便出现了该椎体的绝对位移。

腰椎生理曲度异常、腰椎侧弯及腰椎多节段沿纵轴旋转等状况下，腰椎的相对移位可能并不是很大，但是其绝对移位便会异常显著。

腰椎手法与技巧

腰椎口诀

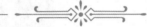

三指抻壁分层进，筋松力撤腰背轻。

腰椎曲序依中骶，盆端盘怡客心欣。

在坊间流行的正骨技术中，腰椎手法多用扳动，以侧扳、斜扳常见。通常情况下，扳完即意味着正骨程序完成。

"东方柔性正骨疗法"在腰部的正骨程序，相对而言比较复杂，强调"撤、领、整、纠"四大程序法诀。其中，首要是"撤"法。

"撤"什么？撤力。撤除导致腰部筋骨结构紊乱的力，尤其是导致腰椎椎间压力异常增大的力。

这个力，可能来源于从一端椎骨顶推而来的力，或者从两端向中间夹挤的力。

腰椎间盘为什么退变？椎间盘长期处于超负荷状态，压力及其分布异常，椎间盘局部压强过大，并同时存在侧屈压力、扭转力等异常应力。

"东方柔性正骨"腰部口诀首言"三指抻壁分层进"。

不是上手直言正骨，而是讲"先抻其筋"，抻解腰部，达成"筋松力撤"的效果，目标直指腰椎间及腰骶间压力的降低。因此，腰椎前后及左右跨腰骶的软组织皆应成为关注与抻解的对象。

"腰椎曲序依中骶。"调腰椎曲序,必须要以骶椎、骨盆调整为先。

骨盆旋移不纠正,或纠正不够彻底,骶椎失中,腰椎曲序的恢复将是困难的。

因此,"盆端"才能"盘怡",椎间盘的状态才会得到较为彻底的改善。

患者腰椎的椎间压力减轻了,腰椎曲序恢复了,骨盆端正了,腰部整体及椎间盘局部的应力状态改善了,神经根的激惹、腰背肌肉筋膜的牵扯解除了,腰痛、腿痛才会显著减轻乃至消失。

这个诊疗过程,就其主体而言,通用于腰三横突综合征、腰椎管狭窄症、腰椎间盘突出症、腰椎滑脱综合征等几乎所有腰部力学结构紊乱性疾患。

当然,不同病症的治疗侧重点、局部细节及精细化治疗目标肯定有所差别。"纠"之所在自然不同。

腰椎柔性正骨手法

1. **指推手法**　在腰椎上采用的指推法以"静态指推法"为主。

患者体位:俯卧位。

医者站立于治疗床旁,双手指分别在患者腰部双侧同时进行"静态指推法"操作。以食、中、无名三指或拇指为主,以适用、方便为要。

推棘突:可以从棘突侧边或棘突上部着手进行操作。

推横突:可以推横突根部,或推横突背部,或推横突远端。推横突根部对老年患者尤佳,可有效防止手法源性横突骨折。

操作时,根据腰椎移位的方向,推棘突和/或横突可灵活组合,双手指配合进行针对性操作。手指着力部位可根据需要取舍。

2. **掌压手法**　条件许可的情况下,在腰椎棘突上可行腰椎的"静态掌压法"或"动态掌压法"操作。

腰椎掌压法,可以用"掌拨脊筋法""掌压闪桥法"和"掌压离合法"三种手法中的一种单独操作,或两种、或三种组合进行操作。

具体操作方法见第五章相关内容。

目标腰椎移动的动作过程:掌压时,目标腰椎以其下关节突关节为原点,其上关节突向下做远离上位椎体下关节突关节面的运动。即目标椎体的上关节突以一定节律重复进行其关节离合的动作。

当目标腰椎受掌压之力做点头往复运动时,主要牵拉、松解的是位于该椎体与其上位椎体之间的黄韧带等软组织结构,包括该水平的黄韧带、棘上韧带、后纵韧带、前纵韧带、硬脊膜、马尾神经以及椎间盘等。

腰椎掌压法也可以在一定程度上改善腰椎关节突关节面的异常对合状态。

腰部理筋手法

1. **直接理筋**　患者取俯卧位或坐位，以俯卧位为主。

操作：以抻筋为主，直接对腰部软组织施以抻解。

针对腰部软组织进行的抻法，是"抻筋撤力"的代表性表现。

由于腰椎骨结构深在于腰部发达的软组织下面，常不易触摸，更难以直接下手调整，所以，在手法作用于腰部时，首先作用的结构是腰部竖脊肌、腰背筋膜等软组织，只有在这些软组织松解开以后，手法才能更深入一步到达骨面。

腰背部竖脊肌、腰背筋膜等软组织松解后，对于腰椎椎间压力的减轻有着直接且重要的现实意义。

操作时，"三指抻壁分层进"，分别用双手的食、中、无名三指吸定腰部两侧目标软组织，感觉指下部位，分层次进行抻筋操作（图 10-4）。

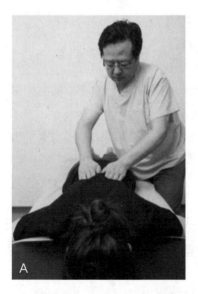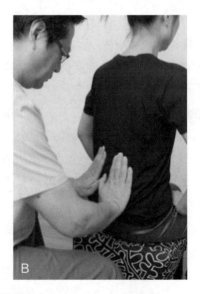

图 10-4　抻筋操作

2. **间接理筋**　间接理筋即调骨松筋。

充分利用腰部软硬结构间的密切联系及其相互作用规律，策略性地、柔性地达成理筋操作目标。

在对骨盆结构进行精细化调整后,腰部软组织即刻会有很好的松解表现,由僵硬紧绷变为松软如棉,其间并没有进行软组织操作,因而常常令人惊讶不已。

肋笼及股骨的调整步骤也是腰臀及背部间接松筋的重要操作内容。

腰部正骨及理筋手法的操作技巧

腰椎正骨与全身其他骨结构的调整一样,应严格遵循"撤、领、整、纠"四大"程序法诀"进行操作。

"腰椎曲序依中骶",通过对构成骨盆的骶椎、髂骨的精细化调整来达成腰椎曲序的整复,是腰椎柔性正骨的重要技术思路及方法。

运用指推法进行腰椎调整时,应注重多点协同进行操作。

"东方柔性正骨疗法"的腰部软组织技术主张直接理筋与间接理筋并重,两者各有特色,不能偏废;更强调对腰部深层软组织、尤其是椎旁深层软组织的松解,操作进程分层次而不断。

由于股骨与髂腰肌之间存在着密切联系,所以,我们在腰椎曲序调整时应充分考虑和利用这层关系。

腰椎在掌压下进行的闪动、错动运动过程,不仅对其位置状态可以发生影响,更重要的是能够对椎管内韧带、神经、血管等结构产生作用,起到常规手法难以做到的效果。

腰椎曲度的调整

"东方柔性正骨疗法"有关腰椎曲度的观点

当腰曲较大时,腰部承重结构主要以腰椎关节突关节为主,腰椎间盘的压力分布相对较小,有利于腰部活动的灵活性,但腰椎稳定性相对较差,需要腰椎内外软组织的有力支持与配合。

虽然在腰曲较小时椎间盘压力会有所增加,却有利于椎间压力在关节突关节及椎间盘之间均衡分布,可以增加腰椎结构的稳定性。

在人体腰部以前俯伴左右转侧为主要活动方向的情况下,僵直或者反张的腰椎在动态活动过程中具有较低的稳定性。

反张的腰曲,其决定因素与骨盆仰角过大和髂腰肌萎软无力有关。

225

腰椎曲度的状态,与骨盆前倾角、腰骶角、髂腰肌张力等因素直接相关。

通常情况下,腰椎生理曲度病理性减小(变直),通常是人体功能代偿的结果,目的是在腰部软组织出现损伤等各种不利条件下增大腰椎系统的稳定性。

对同一体征表现的不同机制的认知,决定着治疗的指导思想、治疗方法和目标,以及最终的疗效表现。

腰椎曲度的调整途径

可以通过改变腰椎关节突关节对合面的大小调整曲度。关节突对合面增大,腰曲减小;关节突对合面减少,腰曲增大。

也可以通过关联结构调整曲度,即通过骨盆前倾角的变化来调整腰曲。骨盆前倾角增大,腰曲增大;骨盆前倾角减小,腰曲减小。

还可以利用脊柱内生理曲度的变化规律来调整腰曲。即通过调整颈曲、胸曲来达成腰曲的调整。减小颈曲,胸曲不变或减小,腰曲增大;增大颈曲,胸曲不变或增大,腰曲减小。

在局部结构上,可以通过髂腰肌张力变化来调整腰椎曲度。

跑步、跳跃、快步走等运动可以增加髂腰肌收缩力,故对增大腰曲有着直接意义。

内旋股骨,牵拉髂腰肌,则在髂腰肌张力保持不变的情况下,腰曲将会增大,骨盆前倾角增大。

如果外旋股骨,松开对髂腰肌的牵拉,则通过拮抗肌的作用可以使骨盆仰角增大、腰曲减小。

"东方柔性正骨疗法"有关腰椎间盘突出的观点

腰椎间盘突出症的病因病机

椎间盘发生退行性变化的基本病理基础是相邻椎体发生持续相对位移、椎间盘被持续扭曲、椎间盘异常应力持续存在。在此基础上,腰椎进行日常承重及活动过程,累计作用的结果是,腰椎间盘纤维环不堪重负而逐渐脱水变干、变薄、脆裂,以致最后破裂,髓核突出。

椎间盘破裂、髓核突出并非脊柱退变的病因,而是退变的结果之一。脊柱退变的根本原因在于脊柱生物力学结构的紊乱。

临床常见的导致腰椎序列紊乱的力,常来自因跌倒所致的骨盆外伤,以及坐姿不良、运动损伤等。如跌坐在地后,骶尾椎或坐骨结节受撞击,该撞击力向上传递至腰椎。

　　相当比例的腰椎间盘突出症患者有外伤病史,触诊常见尾骶椎序列及形态发生明显改变。

　　青壮年时期,当椎间盘急性破裂时,引发免疫应答,大量炎性介质被释放。这些化学物质刺激病灶周围软组织,导致局部黏膜充血、水肿及神经根的炎性反应,引发剧烈的神经放射痛。

　　无菌性炎症并非腰椎间盘突出症的原发性病理改变,而是椎间盘破裂、局部软组织损伤等因素引起的继发性病理变化。这种炎性变化,将随着组织修复、循环恢复和代谢产物吸收而逐渐消退。

　　椎间盘破裂时释放的炎性介质及代谢产物在病灶局部存留的时间,决定了椎间盘急性期剧烈疼痛的时间长短,而代谢产物被吸收的速度取决于循环系统的运行通畅程度。剧烈疼痛在 4 周后通常可以缓解一半以上。

　　炎性反应消退后,突出的椎间盘可能仍然压迫神经而产生酸、麻、胀、痛等症状,但痛苦程度将显著减轻。

　　椎体会尽可能避免突出的椎间盘刺激、压迫神经而向对侧偏歪躲避,因而可能发生程度不等的腰椎侧弯。

　　椎间盘突出后,椎体系统稳定性下降,腰曲会代偿性减小以增加腰椎的稳定性。所以,椎间盘突出患者的腰曲减小,是增加腰椎稳定性的代偿性保护措施。

　　破裂、突出的髓核不可能还纳,脱出到中央管的部分可能被吸收。

　　脊神经根在被牵拉、压迫状态下,一旦有松动、可滑移的机会和空间,症状便会减轻乃至消失。

　　因此,治疗椎间盘突出症的根本性措施,是纠正并维持椎体及其周围相关结构生物力学状态的正常。"守中致和",减轻椎间压力、解除异常应力,保持循环通道的通畅,这是椎体内外软硬结构及功能恢复的基础与根本性条件。

腰椎间盘突出、腰椎间盘突出症与坐骨神经痛

　　腰椎间盘突出、腰椎间盘突出症与坐骨神经痛是三个不同、但在一定层面上密切相关的概念。

　　腰椎间盘突出是一种体征表现,在影像诊断及手术过程中可见。腰椎间突出的体征表现,只是表达该椎间盘处于较为严重的纤维环破裂、髓核突出之退变状态。该退变状态,可能是因新近病情突然加重而出现,也可能为陈旧性病理表现。因其状态及其与神经根关系之不同,可伴或不伴相关神经症状。

腰椎间盘突出症是一种以腰椎间盘急性突出为主要病理过程,以相关脊神经根受压迫、刺激而导致的腰痛和/或相关神经循行分布区域放射性疼痛为主要症状表现的特定疾病。若破裂之椎间盘为腰 4–5 或腰 5- 骶 1 椎间盘,且其相应脊神经根受到该突出之髓核的压迫,或受到与该髓核突出相关的炎性刺激,则将引发根性坐骨神经痛的症状。

坐骨神经痛则是以坐骨神经循行、分布区域出现与坐骨神经受压、刺激或损伤相关的麻痹、疼痛等为主要症状表现。坐骨神经痛可以是根性痛,也可以是干性痛。根性坐骨神经痛常因腰椎间盘突出、神经根管狭窄、椎体移位而导致,干性坐骨神经痛则常与该神经循行通道上相关结构对坐骨神经干的压迫、刺激或损伤密切相关。骨盆旋移综合征、梨状肌损伤综合征、骶髂关节紊乱综合征等疾病常引发干性坐骨神经痛。

腰骶角增大的病理意义

腰骶角增大与脊柱不稳固

目前相关资料、文献记载腰骶角的测量方法主要为 Ferguson 法,即腰骶角系由水平线与沿第 1 骶椎上缘所作的直线相交而成,且此角正常范围为 34°~42°。也有学者称此角为骶骨角。

在腰骶角的定义上,有观点认为第 5 腰椎纵轴线与骶椎长轴线之间的夹角为腰骶角。目前大多采用 Ferguson 法规范腰骶角。

傅英魁《脊柱解剖与手术》云:"腰骶角增大,重力后移,椎间关节过度负重,则导致小关节退变、半脱位甚至发生假性滑脱,失去稳定性而引发腰痛或椎间盘退变、髓核突出等。"

胡有谷《腰椎间盘突出症》云:"从生物力学角度而言,腰骶角的改变,可使上下关节突相对滑动 5~7mm。"

腰骶角增大或显著减小,是腰骶部稳定性降低的具体表现,将使腰骶部筋膜、韧带、肌肉等软组织应力异常增大。这是脊柱不稳固的典型形态之一。

腰骶角异常除了容易引发腰部酸痛、臀部疼痛等局部症状外,还可能由于坐骨神经受累而导致下肢出现酸麻痛等坐骨神经症状。腰骶角增大还可见于腰骶椎肿瘤、炎症及先天性发育异常。此外,脊髓栓系也常伴腰骶角增大。

精确干预腰骶角度

"东方柔性正骨疗法"可以通过理筋正骨手法在一定程度上对异常增大或减小的腰骶角进行人为干预,精确调整腰骶角度大小。

腰骶角与腰椎、骶椎直接相关,因此,调整骶椎、骨盆的位置状态,配合腰椎及腰骶部软组织等相关结构调整,使腰骶角的精确调整便成为可能。

以"间接理筋法"松解腰骶部内外软组织的异常状态,对腰骶角的改善与改善后的稳定有着决定性作用。对腰骶部软组织的松解,"东方柔性正骨疗法"力求深入到腰骶椎的腹面、前纵韧带、骶髂前韧带的层面。

改善腰骶部生物力学状态,临床相关症状将可以减缓乃至消除,脊柱不稳固则可以得到有效改善。

腰骶角与腰曲

在腰骶角与腰曲的关系方面,腰骶角与腰曲之间既存在着密切的联系,却又是两个不同的概念。我们不能认为腰骶角增大则腰曲就一定会大。

在临床上,腰骶角过大而中上腰椎僵直、曲度消失,或腰骶角与腰曲同时皆大,或腰骶角、腰曲均小,或腰骶角小、腰曲僵直甚至反弓,多种情况均有可能存在。

由于 Ferguson 法测量腰骶角是以骶椎上缘为标准进行画线测量的,因此,腰骶角的大小与骶椎垂直或水平状态的关系是直接、明确的。当然,骶岬部的结构形态也是重要的。不同个体之间骶岬部结构形态的不同,导致不同个体在骨盆前倾角相同时,腰骶角度各异。

骶骨与双侧髂骨构成骨盆,骶髂关系紧密联系不可分割。所以,腰骶角的变化与骨盆前倾角度的变化方向是相对一致的。

增大的腰骶角只是腰曲可能增大的充分条件,不是必要条件。而小的腰骶角则一定会减小腰曲,与腰椎僵直或反弓相对应。在腰曲减小的情况下,要增大腰曲则必须首先增大腰骶角。若腰骶角没有增大,则增大腰曲的工作相对而言是比较困难的。

腰椎手法诊疗经验与典型病例举隅

腰部肌肉骨骼系统疾病的手法诊疗要点，是在排除非适应疾病以后，从生物力学角度入手，一往而深入。

通过对患者的症状表现、手法的精细化触诊结果及影像资料的综合分析，在了解了腰椎序列、曲度及其与上、下、内、外结构之间的生物力学关系后，我们便可以找到病因的焦点所在。

然而，焦点只不过是具体症状表现或是疾病确诊的依据，其在整个病理过程中的意义并没有人们想象中的那么重要。

我们真正需要去关注的，一定是涉及腰椎序列、椎间压力、腰椎曲度、椎旁肌群、椎间韧带等与腰部细部和整体力学结构有关的客观指标。

恢复腰部正常的力学结构，核心在于腰椎曲序的调整与纠正，下手却在骨盆与肋笼。

精细化地调整骨盆，纠正骨盆内外关节错位，是腰椎曲序恢复正常的根本前提。肋笼与骨盆相应状况的协调、改善，对腰部软组织结构与功能状态的改善有着重要作用。

我们在临床上常常可以看到，在精细化纠正骨盆旋移之后，腰部原本异常僵硬的竖脊肌、腰背筋膜、腰方肌、腹内外斜肌等软组织，会立刻松软下来，效果令人称奇。

腰背部竖脊肌、腰骶筋膜的松解对腰椎椎间压力的减轻是重要的。但是，如果腰椎椎旁小肌群的挛缩、僵硬得不到有效缓解，则椎间压力的改善将不会上升到质的高度。医者的手法能力如果可以做到横向推移、松动腰椎及椎间关节，则对椎旁小肌群及椎间韧带的松解将有着实质性帮助。

腰椎前、后、左、右、上、下之骨结构、肌肉、筋膜之间的协调关系，是在手法诊疗过程中尤其需要重视的方面。移骨送筋，需要从概念落实到具体的诊疗过程之中，这是对力学结构进行精细化审视与处理的具体表现。

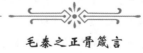

毛泰之正骨箴言

只要有可干预的生物力学异常表现，便可能存在手法作用的机会与空间。

【病案一】

辛某,男,36岁。右侧腰臀部及下肢后侧疼痛麻木半年、加重1个月,咳嗽或打喷嚏时右下肢放射痛,坐久、站久或行走稍久则右侧腰腿痛加重。二便正常。

查:右下肢直腿抬高及加强试验(+),L_4、L_5递时针旋转,腰骶右侧棘突旁压痛(+),右侧梨状肌压痛(+),右侧髂骨后下错位并骨盆整体递时针旋移。

MRI显示:L_5-S_1椎间盘超大突出,突出物的直径超过中央椎管1/2(图10-5)。

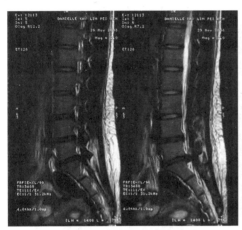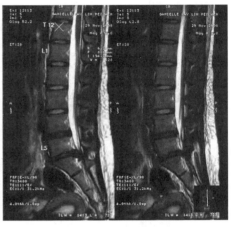

图10-5　腰椎MRI(辛某)

印象:L_5-S_1椎间盘突出症。

手法治疗:端盆法及指推法纠正骨盆旋移,抻法松解腰部竖脊肌,指推法及掌压法纠正紊乱的腰骶序列,抻法松解坐骨神经出口处软组织。

结果:治疗3次后,右臀部及下肢症状显著改善,治疗8次后所有症状基本消失。

【病案二】

80岁邢老太,右臀及右下肢外侧酸麻痛反复10余年,须挂杖方可蹒跚行动,走约5分钟整个右脚即麻木而无法行走,坐下才能缓解。老太10年前曾接受腰椎间盘手术。

查:右下肢直腿抬高试验(+),尾骶椎变形,腰椎序列严重紊乱,腰骶部凹陷,双侧髂骨向上移位,双股骨外旋,双足弓扁平。

印象:腰椎管狭窄症。

手法治疗:端盆法和指推法纠正骨盆旋移,指推法和掌压法纠正腰骶椎序列紊乱,抻法松解腰骶部两侧竖脊肌,掌压法松解腰骶内外韧带及椎旁小肌群,指推法纠正股骨外旋并稍增大足弓。

结果:接受柔性正骨治疗到第9次时,右臀及右下肢酸痛麻痹、右脚麻木已基本消失,在家里行动不用拄杖了。至第12次复诊时,除了走长一些时间右脚稍有沉重感外,余无不适。

【病案三】

徐老太,65岁,以腰痛伴右下肢外侧酸痛4个月就诊。右下肢酸痛在行走约5分钟出现,愈行则酸痛愈甚,必须坐下或蹲下才能缓解。

X线片显示:L₄接近二度滑脱,腰椎向左侧弯伴顺时针旋转(图10-6)。

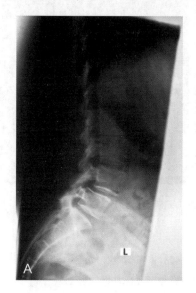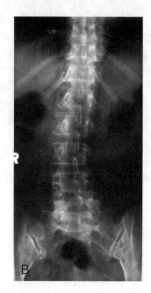

图10-6　腰椎X线片(徐老太)

查:骨盆整体仰角较大并向顺时针方向旋移,右侧髂骨后下移位,腰椎向左侧弯,L₄呈阶梯状改变。

印象:腰椎滑脱综合征。

手法治疗:端盆法及指推法纠正骨盆旋移,指推法纠正腰椎及骶椎旋转移位,掌压震动L₄、L₅及胸腰结合部,增大颈曲。

结果:经过10余次手法治疗后,诸症悉除。

1个月后,徐老太回来就诊,诉右臀部及右下肢酸痛难忍1天,症状复发。只因前1天买了2只全鸭走亲戚,抱在胸前走了两站路。

手法治疗如前,2次治疗症状即解。

【病案四】

顾女士,48 岁,腰痛伴右大腿前外侧僵硬疼痛半年、加重 1 周,站、坐、行时间长了均会引发腰痛及右大腿疼痛,有时夜卧也会腰痛、腿痛,阴雨天尤甚。

查:骨盆整体逆时针旋移,右侧髂骨前上错位,全腰椎曲度减小并逆时针旋转,中上腰段旋转甚。腰部软组织僵硬,腰椎轻度右侧弯。右股骨外旋,右股四头肌僵硬挛缩,右髂胫束僵硬如板片、压痛(+)。

印象:腰椎横突综合征,股外侧皮神经卡压综合征。

治疗:端盆法纠正骨盆旋移,指推法调整右侧髂骨归位;抻法松解腰部软组织,指推并掌压法纠正腰椎及骶椎移位;指推法纠正股骨外旋;抻法松解股四头肌及髂胫束。

疗效:治疗 2 次症状即明显缓解,夜卧腰痛及腿痛消失。至第 7 次治疗后,腰腿所有症状基本消失。

第十一章　盘根问骶　盆柱所系

骶椎结构特点

骶椎是脊柱结构的"中流骶柱"。

从纵向结构而言,骶椎是构成脊柱的重要组成部分,承托着脊柱的其他所有部分及其附属结构,是脊柱名副其实的底座。所以,骶椎的位置状态对全脊柱的力学结构产生直接且深远的影响。

从横向结构来看,骶椎是骨盆不可或缺的重要结构,是人体运动枢纽的核心。因此,骶椎的位置状态对骨盆的结构与功能状态有着直接影响。

骶椎是人体结构真正的十字中心,是人体全身骨架结构的枢机所在。

双侧髂骨与骶椎的关系形似乘承关系,然而髂骨并非托举着骶椎,而是骶椎位居髂骨的内侧下方,为悬吊结构。骶椎依靠骶髂前后强大的韧带悬吊在双侧髂骨之间,构成了人体重要的减震结构。由此,骶髂关节就肯定不是不动或微动关节,而是完全的可动关节。

骶椎与双侧髂骨及第 5 腰椎之间的位置与连接状态,决定了骶髂及腰骶部韧带的应力状态。骶髂韧带的结构与功能状态,决定了骶髂关节的活动能力。

骶椎和双侧髂骨之间有着多重韧带连接。骶髂前韧带、骶髂后韧带、骶棘韧带、骶结节韧带、骶髂骨间韧带等韧带将骶椎和髂骨紧密联系在一起。

骶椎下端与尾椎相连而游离。在跌倒撞击或受力压迫时,游离的骶尾端非常容易发生移位。不仅如此,骶尾椎所受的力很容易沿脊柱向上传递。

由于骶椎与腰椎之间的密切关系,当骶椎发生位置状态改变时,腰椎必定会在不同程度上受其影响,引起腰椎序列及曲度的异常变化。

骶椎不仅在人体局部与全身生物力学结构方面有着重要地位,还具有容留、保护骶丛神经的重要功能。骶椎与骶丛神经之间的空间关系,将其异常状态下的影响效应直接延伸至盆腔中的泌尿、生殖、消化等人体生理系统,以及下肢运动系统。

骶尾椎的位置状态还与盆底肌群有着密切的直接联系。

骶椎移位的类型

骶椎移位的"碗底模型"告诉我们,骶椎可以以其结构中心为原点,向着各个方向发生旋转移位,这是欧式整骨术的理论。

"东方柔性正骨疗法"对骶椎移位的形态也有一定的观察与总结。

从现实的结构状态来看,骶椎以其结构中心为原点发生旋转移位,可以有以下三轴六合的位置变化:

骶椎沿纵轴(Y轴)顺时针和逆时针旋转:从上往下看,骶椎沿纵轴(Y轴)顺时针旋转和逆时针旋转。

骶椎沿矢状轴(Z轴)逆时针和顺时针旋转摆动:从后向前看,骶椎在冠状平面上,沿矢状轴(Z轴)逆时针(尾椎位置向右侧移动)和顺时针摆动(尾椎位置向左侧移动)。

骶椎点头仰头:骶椎沿横轴(X轴)向点头方向旋转(前倾角增大,见图11-1)和向仰头方向旋转(骨盆仰角增大,见图11-2)。

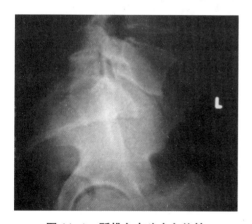

图 11-1 骶椎向点头方向旋转

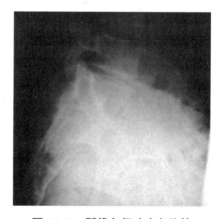

图 11-2 骶椎向仰头方向旋转

骶椎在各种内外力作用下,还可能发生前后移动、左右平移及上下移动等绝对移位形态。

　　临床上,骶椎移位通常呈现出综合性移位形态。

　　除此以外,在临证时通常可能触诊出骶椎发生结构形态的变化,即骶椎在受到外力作用后,在骶椎体上出现或突起、或凹陷、或扁斜、或蜷曲等等外形变化。这类情况,大多发生于少年儿童时期的摔跌外伤(图11-3)。

　　尾椎与骶椎通过骶尾关节相连,尾椎随同骶椎移动。在骶尾部受外力撞击时,骶尾关节常发生脱位或半脱位,尾椎向内弯折(图11-4)。

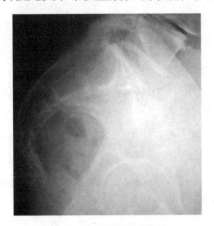

图11-3　骶椎外形变化

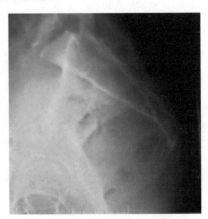

图11-4　尾椎向内弯折

导致骶椎移位的几种常见病因

　　1. 跌倒外伤　跌倒外伤的直接暴力作用于尾骶椎,是导致尾骶椎受损伤而发生形变及尾骶关节半脱位的主要原因。

　　各项运动均有可能导致摔倒而致尾骶椎受伤,其中以滑轮、滑冰、滑雪等运动为最甚。故少年儿童玩滑轮当慎之又慎。尾骶受伤的临床意义不仅仅只是在尾骶局部,而是贯穿在腰部、胸背部、颈部等全脊柱的损害过程中,家长不能不知。各类容易导致摔倒的运动均应慎重,做好防护措施。

　　2. 不良坐(卧)姿　各类貌似舒服的腰部悬空坐姿,如"葛优躺"一类的不良卧姿,或侧重于半边臀部支撑的坐姿,尾骶椎都会因异常受力而移位。

如何对待翘臀

　　人类社会自古及今均流行翘臀美。无论男女。

翘臀确有曲线美的蕴涵与表现,女性尤其趋之若鹜。

翘臀是对形体外观的通俗表达,其内在的结构支持,与骨盆前倾角过大、骶椎接近水平方向的骨盆特殊位置状态有关。

翘臀虽美,然而,我们的临床观察发现,养眼的翘臀于人体健康却大有不利。临床常见的月经不调、痛经乃至不孕等妇科病患中,常见翘臀者的身影。骨伤科常见的下腰痛、坐骨神经痛、膝关节痛、颈痛乃至足跟痛等等,从力学结构分析,翘臀亦常为诸病因之关键所在。

因此,在临床上,"东方柔性正骨"对腰曲过大、骨盆过于前倾的翘臀状态常规不会手软,每见必调。当然,调整不是盲目进行的,必须清楚该种状况与患者之主诉症状及相关结构力学紊乱之间的因果关系。

对待和处理翘臀的态度和过程,也是"东方柔性正骨疗法"治未病特色的具体体现。"东方柔性正骨疗法"治未病,常态存在,随时进行。

骶椎移位的手法调整经验与典型病例举隅

对人体骨结构移位的整复,"东方柔性正骨疗法"无一例外地坚持采用"撤、领、整、纠"四大"程序法诀"的思路与程序,骶椎整复同样如此。

骶尾椎位于脊柱之尾部,一端游离。从结构状态而言,便于手法操作调整。

从前述"正骨的本质即是调筋"的论断而言,骶椎能否被推移整复的关键环节,在于腰骶部及骶椎前后周围诸多强大韧带的异常黏滞性能否顺利得以释放。

所以,"撤""领""整"三部程序的主要目标,就具体集中在了骨盆、枕寰枢结构的调整以及腰骶关节部与骶椎周围筋膜、韧带的松解上。

骶髂关节及腰骶关节壅聚之力的撤除,是骶椎整复的根本前提。运用端盆法从双侧髂骨入手,通过髂骨的推挤来调整骶椎及松解骶髂关节,是手法技术进阶后的常用方法。如果骶髂韧带的粘连与挛缩不除,则骶髂关节的状态就将难以改善。

指推法直接纠正骶椎移位,则有高者平、低者起、侧摆横推、左右旋反、上者下移、粘连者抻之展之等具体法则,目标只有一个——骶部结构的达中致和。

掌压骶椎,可以在分离骶髂关节的基础上,调移移位的骶椎。

在掌压移位的骶椎时,常有较大的"咔"声从患者骶髂关节发出,并伴有骶髂关节的振动,这是错位的骶髂关节跳动复位的良好表现。

在局部操作技巧上,无论采用指推法还是掌压法,"离而后动"较为紧要。操作时"推随相应""悦动相邀",手下有所感触,体会于心,则骶椎之调移,指下可待。

由于骶椎移位涉及腰骶、骶髂两大关节与多个密切相关的结构,局部韧带筋膜不仅强而有力,而且错综交接,一动而旁在难为不动。所以,在手法操作时,需要大开正骨法眼,在着力部位、用力方向、结构动静等多个方面进行协同配合。

【病案一】

林先生,48岁,送货员。诉腰痛反复发作10余年、加重1天。

就诊前晚因搬抬重物伤及腰部,导致腰部剧烈疼痛并前俯、后仰受限,无下肢症状。由于工作常需搬抬物品,腰部经常扭伤。曾经中西医诊疗,虽然当时可解急性腰痛之急,但腰部始终存有隐患,稍有不慎便会发作。

检查:骨盆逆时针旋转伴向左侧倾,骶椎向右侧摆并逆时针旋转,腰背部软组织异常僵硬,腰椎轻度向右侧弯伴逆时针旋转,序列紊乱,腰椎生理曲度僵直。

印象:急性腰扭伤,骨盆旋移综合征,慢性腰肌劳损。

手法治疗:端盆法及指推法纠正骨盆旋移,指推法纠正骶椎移位,指推法及掌压法纠正腰椎紊乱,抻法松解腰背部软组织。

结果:治疗完毕,腰背部软组织松软如绵,腰痛消失,腰椎侧弯消失,腰部前俯、后仰活动无碍。后巩固治疗3次,随访8个月腰痛没有复发。

【病案二】

吴先生,50岁,诉骶部疼痛反复1年、加重2周。坐着及平躺时骶部疼痛明显,站立和行走时骶部不痛。

检查:骶椎右侧边缘处压痛(+),右骶髂关节压痛(+),骨盆挤压试验(-),梨状肌紧张试验(-)。骶椎逆时针旋转伴向左侧摆移位,右侧髂骨后下移位,骨盆仰角较大。

印象:右侧骶棘韧带损伤。

手法治疗:指推法纠正骨盆旋移,指推法纠正骶椎旋转及侧摆移位,抻法松解双侧骶棘韧带、梨状肌等。

嘱注意端正坐姿,切勿半躺半坐。适当加强户外运动。

结果:手法完毕,骶部疼痛立即显著缓解。当晚平躺着睡觉时,骶部疼痛消失。后巩固治疗3次而愈。

第十二章　脊柱重建　鸣默互移

脊柱的重要特点之一，是集合稳定性、保护性与灵活性等三项相互矛盾的功能于一体。由此，脊柱的异常退变便成为脊柱本身的原罪。

脊柱内各结构退变的根本病因与脊柱系统力学结构紊乱有关。椎间盘的退变是长期应力异常的必然结果。

脊柱内各节段脊椎间存在力的传递现象。力在传递过程中若受到阻滞或力线发生转折则常在该处形成椎体的移位。椎体移位的程度与所传递的力的大小及阻滞程度呈正相关。

脊柱各区段曲度之间有着密切的关联，曲度大小变化不仅互相影响，同时还存在特定的曲度转化规律。

脊柱的调整，一定要给其异常的力一个出路，或撤销其异常椎间应力。这既是通则，也是脊柱整复疑难特例下疗效转折的要点所在。

脊柱内力的传递现象及规律

口诀

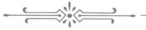

脊柱首尾传应力，鸣默相守不离。

脊柱内力的传递现象及规律

"东方柔性正骨疗法"用"肇始静默""传路留声"和"去路长鸣"三个词语，

对人体脊柱外伤史及其后遗效应进行了描述与总结。

这三个词语形象地描绘出人体脊柱等骨结构在过去的时间里受到外力作用时曾经发生的情形,以及所留下的因暴力作用而造成的软硬结构位置与形态变化的遗迹。

1. **肇始静默**　"肇始静默"是对结构的陈旧性形变过程及结果进行的观察与总结。

陈旧是时间的过去式,陈旧性形变是外伤史的遗迹。

外伤性损伤发生时,由于强大的外力作用,导致受撞击部位的刚性结构变形(关节脱位或半脱位、骨折),暴力继续沿着力作用方向上的骨链向远处传导。若干年后,当时受暴力作用后变形的骨结构仍旧静静地保持着其变形的形态而成为遗迹。

孩童时期因骨钙含量比例较少,骨结构尚未发育成熟,跌倒时某些受力部位容易发生青枝骨折或关节脱位而出现局部外形变化,如尾骶部。

"肇始静默"在临床实践中的运用,是将前述过程进行反推。也就是说,如果我们通过触诊或影像检查,发现患者尾骶部形态或位置状态有着明显异常,且不是近期损伤所致,便可以初步怀疑该部位曾经在过去某个时间可能有过外力撞击的病史。而且,当时外力作用的过程和结果,不仅仅只是表现在局部,在受力方向上通常会存在力传递过程的蛛丝马迹。

2. **传路留声**　当外力作用于人体,且作用力沿着骨链传递时,其力所经过的地方,通常会留下力作用后的痕迹而"传路留声"。

我们知道,脊椎受力后若沿脊柱长轴方向移动,将直接导致椎间隙减小、椎间压力增大、椎间盘应力增大。若脊椎受力后偏离脊柱长轴方向,则会出现椎体横向移位或旋转,使椎间盘出现剪切力和/或扭转应力、椎间韧带张力增加。

异常应力若长期存在,则该受力结构便可能逐渐发生代偿性形变或异常退变。骨结构如此,椎间纤维软骨盘如此,软组织也是如此。

长期存在的异常应力导致椎间盘脱水、硬化、变薄、纤维环破裂、髓核突出。椎间盘严重退变将加剧脊柱系统内外结构的退行性进程。

常规下的医疗救治,除非发生骨折或脱位,通常情况下并不会有专门针对力作用下骨移位病情的检查与治疗手段。所以,这些受力后留下的痕迹,从此便长期留存在那里,无声地诉说着曾经受异常力作用的经历。

3. **去路长鸣**　"去路长鸣"有两个层面意义的解释。

第一个层面的意义,是鸣而警示;指如果在力传递的去路上出现阻滞,则将导致该阻滞处局部骨结构出现形变或移位、软组织出现损伤等病理变化而引起症状。持续发生的不适症状,如疼痛等,即是一种警示表现,不断发出警讯而引起患体意识的注意并催促其采取医疗行动。

第二层意义,是鸣而开道;指在力传递的出路上,即去路通道上,必须保持通畅。如此,力在传递过程中才不会出现郁滞不行的状况。长鸣,即如警车鸣笛开路以保持道路通畅无阻。

脊柱内异常力存在与传递现象的临床意义

对脊柱内异常力存在与传递现象及规律的了解,使我们在脊柱疾病病因认识的突破、循因施治与标本兼得,以及治疗的整体性等方面均有着显著进步。

对脊柱内异常力存在与传递现象及规律的了解,使我们对脊柱损伤与退变病因病机的认识走向深层。这个过程可以有效地提示我们,除了关注局部椎体损伤与退变的表象外,还应该并能够深入到病理变化的时间与空间效应层面,使治疗计划的设计可以更加深刻、全面和合理。

对疾病起始病因和病因链状况了解越深入,我们就越能减少因病因分析不足而出现的漏诊、误诊,使我们可以尽可能地向着病因链源头方向靠拢。

对疾病病因病机的深入了解和把握,让我们可以针对病因的各个环节进行既有针对性、又具整体性的治疗方案设计与实施。这个过程不仅会让治疗对象和过程丰富起来,更能使疗效的可控制性、疗效的即时显效性与长期稳定性以及对预后的可把握性大大增强。

骨结构间异常力的传递,如果没有细心诊察与深入、敏锐的手感体会,难免会落入概念推理的窠臼而半信半疑。冰山一角就在那里,看到了就立刻成为呈堂证供。结构间的逻辑关系也在那里,知道了,你就会说铁证确凿。而未能了解的,恐怕穷其毕生精力也难理头绪。半个世纪以来,推拿按摩的尴尬处境不就是明证么?

脊柱力学结构紊乱性疾病的诊疗,一定要依其异常力的来路、去路和传路,而给其一个出路。这是骨结构序列及关节间压力恢复正常的重要思路。这既是通则,也是疑难特例下疗效转折的要点所在。

脊柱各区段间生理曲度的标准与变化的规律

不同区段生理曲度的标准

1. 口诀

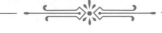

腰曲较小以承举,颈曲稍大应目许。

胸挺腔容两曲直,三弯互移有规矩。

2. **颈曲**　"颈曲稍大应目许",说的是颈椎的生理曲度应该稍大些,以增大头部活动范围,有利于视野较宽范围的生理活动需要。

在颈曲稍大时,颈椎的椎间应力主要集中在关节突关节部,且上下关节突关节的接触面相对较小,椎间盘所承担的应力也相对较小,故稍大的颈曲可以增大颈椎活动幅度范围,增强颈部运动的灵活性。

眼球的视野与颈部的灵活性紧密相关,故颈部稍大的灵活性对人体生命活动有利。

稍大的颈曲具有相应较大的椎间孔。由于颈曲稍大,颈椎的总体长度也会稍长,所以,颈髓及椎动脉相应伸展而显得稍细。这样的状况有利于颈部脊髓、神经、血管等重要结构保有相对宽裕的通道空间,故有利于颈部系统功能的健康发挥。头部适宜的重量将有利于这个状态的实现和保持。

中华民间俗语"抬头做人"的头颈部体态,正好可以保持稍大的颈曲状态。

3. **胸曲**　胸椎生理曲度对胸廓的前后径及胸腔空间大小有着重要的决定性作用。

较大的胸椎生理曲度有利于构成较大的胸腔空间以容纳心肺等重要脏器。但是,胸椎除了参与胸腔的构成以外,还有重要的承重功能。承重功能要求胸椎曲度尽可能小,以有利于结构的稳定表现。

"东方柔性正骨疗法"口诀"胸挺腔容两曲直",强调胸曲大小的界定应该兼顾其承重和容纳两方面功能,当然还有运动时的稳定性及形体美的考量。多项平衡的结果,是较小而适度的胸曲不仅能强化胸椎的承载功能,有效完成胸腔的容纳任务,同时对胸廓结构的稳定性有着极大的帮助。

中华民间俗语"挺胸做人"正好与"胸挺腔容两曲直"相呼应。

4. **腰曲** 腰椎稍有曲度即可,这是"腰曲较小以承举"对腰椎生理曲度大小的界定要求。

腰椎是人体躯干重要的承重结构,也是人体运动的重要枢纽之一。

较小的腰曲,能有效强化腰部的承载力量。对于体面向前、以身体前屈活动为主的人体结构与功能特点而言,稍向前突的腰曲,为前屈活动为主的腰部功能预设了在活动时腰椎稳定最大化的提前量,因而于腰部活动的灵活性与稳定性皆为有利。

故此,腰椎生理曲度宜小不宜大,宜小却不可全无。这是"东方柔性正骨疗法"重要的腰曲标准。

临床上,我们所看到的 X 线片所显示的完美的腰椎曲度,以"东方柔性正骨"的标准来看,都有腰曲过大的嫌疑。

中华民间俗语"挺直腰杆做人"正好可以达成较小的腰曲表现。

5. **骶曲** "东方柔性正骨疗法"虽然在口诀中没有直言骶曲,但是在"稍小的腰曲"为前提下,对应的是稍为平伏的骶曲。这里所说的骶曲,并不是骶椎体本身的曲度,而是骶椎前倾(点头)与后仰(仰头)的位置状态。

稍仰头平伏的骶曲,是指骶椎的骶骨角(或称腰骶角),接近于其 34°~42° 正常范围的较小值 34°,呈现出较为向下垂直的骶椎。

稍仰头平伏的骶椎构成的骨盆位置状态,对人体腹腔内重要的泌尿、生殖、消化等器官有着稳定的容载作用,能使其功能正常发挥,并对骶丛神经起到重要的保护作用。

中华民间俗语"夹着尾巴做人"从形态特点上正好与此相应。

脊柱曲度的人文表达

中华民族古老的智慧已经从人文高度对涉及人体脊柱结构的曲度状态作出了精辟的论述。

关于骨结构位置与序列状态标准的描述,东西方有着不同的概念和说法。东方讲人文,西方讲数据。中国的大厨,在烹调放盐的时候,最常见的描述如放盐"少许"。

厨艺大师们针对不同美食的烹调要求,经反复斟酌后得出"少许"等概念及表达方式。但是这个"少许"是多少,从表达来看,显然不是用秤称量出来的,而是用心来感知,"手拈心会"。不同状况下,"少许"的量化过程可能在不同的烹调过程中会有变化,但是,数量的变化却依然是在"少许"的前提下用心性感知来指导手下的调整。这样的状况将会随着时间与操作实践的进程而逐渐得到不同程度的升华。

如果用几克几两来刻板称量,中国的名师高厨们做出来的菜肴就可能会滋味别样了。

中华文化讲究心性的感悟,"手随心动"不是只存在于正骨医疗技术中,在中华文化的任何一个技艺门类中,都有着类似的表达。

大家知道,颈椎曲度的僵直或反张,大都与低头的姿势习惯有关。而中华东方文化强调颈部状态以"抬头做人"为标准,这是以状态代替数据,以"治未病"的功能态来直接谢绝病态。

中华文化的这个内含颈曲的颈部状态"标准",不仅暗藏了导致颈曲僵直或反张的关键病理要点,更直接、明确地指出了预防及纠正的方法。"抬头做人"不言却明指着颈部状态的健康标准。

文化,是活的灵魂,不是冰冷的数据。

从科学角度而言,精确的数据也是必要的,是直观的检验标准。东西合璧,方谓"理法东西通达"。

脊柱各区段曲度之间转化的规律

脊柱曲度出现大小变化时,各不同区段的曲度之间有着密切的联系并相互影响,有着特定的相互转化的现象与规律。

1. **口诀**

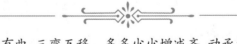

脊柱有曲,三弯互移。多多少少增减齐,动承护相依。

2. **转化规律**　"东方柔性正骨疗法"认为,"脊柱有曲,三弯互移",是脊柱各区段曲度之间转化的总体规律。

具体而言,就是在脊柱的颈曲、胸曲和腰曲之间(骶曲是固定不变的),"三弯互移",一个曲度增大、一个曲度不变,则另外一个曲度将会减小。或一个曲度的增大,可以引起另外两个曲度的减小。

胸椎两旁有 12 对肋骨支持,故总体而言,胸椎生理曲度状态相对比较稳定,通常情况下变化不大。因此,临床常见的现象以颈曲与腰曲之间曲度大小的互相转化为主。

3. **曲度调控**　"多多少少增减齐,动承护相依",表达的是"东方柔性正骨疗法"对脊柱各区段与整体曲度的手法干预,可以做到"多一些"或"少一点"的精细化控制,而且可以重复进行、反复操作。在调整时,对各节段曲度大小的目标调控,需要兼顾、权衡并满足脊柱的运动、承重及保护等三项功能的要求。

人体结构之间相互制约的因素众多,"层应徽绕",与脊柱各区段结构密切相关的软硬结构也会对脊柱曲度产生直接或间接的影响。在临证时,需要对这些因素一一分辨,有效加以利用。

4. **临床实用意义**　脊柱的手法调整,如果不能自如地进行颈、胸、腰生理曲度的手法掌控,很难说手法技术已经登堂入室。如果脊柱曲度的精细化调整不能做到临床常规化,则脊柱病理状态的手法干预终究是不彻底的。

了解了脊柱局部或整体曲度异常可能存在的内在影响因素,可以让我们有目标地对脊柱各个区段的曲度状态及其内在关系进行全面评估,强化了脊柱整体观的认知,对相关结构病理状态及相关疾病病因诊断可以更加深入。

远取近攻有理由。脊柱曲度的调整不再只是在局部进行的艰难操作或不可能任务。对于所谓难调性曲度异常,不仅需要清楚地认识难调的原因所在,更需要借助曲度变化规律消除障碍,达成生理曲度的重塑。

那些与脊柱曲度异常密切相关的临床常见生物力学紊乱状态,在这里,可以找到妥善解决的有效途径。

病因病机认识深度的显著提高,直接在手法疗法的有效性与稳定性表现上升华。

视野的开阔,脊柱整体观念的深入强化,使得相关疾病在治疗手段、方式与操作程序的设计与实施上得心应手。

脊柱曲度变化规律的探索与临床应用,将许多相关疾病的治疗上升到无为而治的境界。

脊　柱　蛇

"东方柔性正骨疗法"认为:脊柱好似一条倒置的蛇,蛇头在骶椎,七寸在腰骶部,蛇身是胸腰椎,蛇尾在颈椎,响尾在寰枕。

决定蛇身方向的关键部位在蛇头,即骶椎。骶椎发生旋转、侧摆,如蛇头之偏转、摆动,脊柱便会随之发生旋转与侧弯。腰骶部作为七寸,也对脊柱的侧弯及旋转有着举足轻重的作用。蛇的尾部,即颈椎,会随着蛇头及蛇身的摆动而摆动。

所以,蛇头及七寸的位置状态的调整,对全脊柱的序列状态有着决定性的作用。而反过来,纠正脊柱侧弯与序列异常,必须要重视蛇头(骶椎)与七寸(腰骶部)的调整。

欧式整骨术(Osteopathy)Sutherland 颅脑理论认为,骶骨的位置取决于寰椎上枕骨的位置,然后依次又确定了脊柱、四肢和胸廓的位置(见赵学军主译,Philipp Richter Eric Hebgen 主编《肌肉链与扳机点——手法镇痛的新理念及其应用》)。但是,在该书第 5 页又引用 Irvin 和 Kuchera 的观点指出,骶骨基底部出现 1~1.5mm 的倾斜就足以改变椎旁肌肉组织的紧张度;并且在第 7 页指出:"实际的结果是,改变骶骨的位置将自动改变寰枕枢复合体以及颅骨的位置。"

美式整脊(Chiropractic)的观点认为,寰椎的位置状态对颈髓以下神经系统的功能状态起着决定性的作用,因而有其 hole-in-one 技术。

我们在临床上治疗颈部疾患,"五路"之纵路技术就是按照从骨盆、腰椎、胸椎到颈椎的程序进行操作的,依据的原理即是"脊柱蛇理论"。

通常在骨盆、腰椎、胸椎的调理完成后,还没有进行颈椎调整,颈椎的序列及曲度就已经在很大程度上得到有效改善。

欲达成延髓、脑桥及脑神经等颅内结构的调整,即"手法入脑",亦必须通过从骨盆开始的逐级向上的全脊柱调整来完成。

我们在临床上观察到,对腰骶部的掌压弹性振动,不仅对全脊柱的复曲、复位有着很好的辅助作用,更对枕寰枢位置与序列状态的改善有着明确的效应。而反过来,如果仅对枕寰枢进行调理而不去理会骨盆及脊柱其他部位的力学紊乱,那么,枕寰枢的调整将是困难的,或者调整后的稳定性极差。

脊柱的三维整体重建

从对人体结构的修修补补转换到以"上帝"的眼光看人类是如何被设计制造的,视野、风光绝对不一样,当然思路更会截然不同。

骨科学与影像学中的"CT 脊柱三维重建",是指运用螺旋 CT 对脊柱进行扫描,再经过相关软件进行处理,以建立脊柱的三维立体影像,运用于临床脊柱结构及相关疾病分析的技术。

"东方柔性正骨疗法"强调的"脊柱三维整体重建",是指对处于异常力学状态的脊柱结构从其排列序列、生理曲度、物质结构、脊柱功能四个方面进行考察、分析,以脊柱局部与整体功能恢复为核心及主导,对脊柱局部与整体力学状态进行手法干预的过程。

"东方柔性正骨疗法"歌诀:

"七层宝塔尖尖,理明先后天渊;曲序应手随取,重建岂待明天。"

序列重建

1. **纠正局部与整体序列紊乱** 脊柱是一个整体,任何一个功能节段出现力学结构紊乱,均有可能影响其他相关结构,导致脊柱系统功能的稳定性受到破坏。

反过来看,由于软硬结构间复杂的相互关系,使得单一椎体失衡状态的改善或纠正,并不一定能使失衡的脊柱全面、自动地恢复到平衡状态。只有对脊柱系统结构详加审查、整体性干预,才有可能帮助脊柱及相关结构全面恢复健康状态。这是脊柱三维整体重建的基础。

2. **对待代偿结构的观点** 脊柱局部或整体力学结构紊乱后,为减少紊乱后的继发损害,并维持系统功能的稳定性,人体会从物质结构方面进行主动性代偿,或增加骨密度,或增大骨体,或增厚软组织,或形成骨赘等等,以将紊乱对系统的不良影响降到最低。代偿结构在慢性损伤性肌肉骨骼疾病中普遍存在。

"东方柔性正骨疗法"对待代偿结构的观点是"不破不立"。

将已经不同程度代偿后的脊柱结构进行整体性的干预、调整,虽会破坏旧有的、暂时性的代偿平衡,但将有机会重新建立、回归系统平衡,**恢复脊柱的良好结构与功能状态**。

触见不平,出手相助,这是"东方柔性正骨疗法"行动的原则之一。针对暂时代偿下看似稳定的结构,整体与局部的出手干预也会毫不迟疑。

不破不立,"东方柔性正骨"可以说是完美主义的忠实信徒。

曲度重建

骨伤与手法医学界越来越明确地认识到脊柱生理曲度的异常变化与脊柱功能异常之间的关系。

韦贵康等在《关于120例成人脊柱四个生理曲度调查分析的问题》(《中国骨伤》2000年第4期)一文中认为:"曲度变化者比曲度无变化者更易诱发脊柱失稳""脊柱生理曲度改变出现的症状除了有局部症状外,还有脑神经、内脏症状",并且"本组病例中有部分病人经手法和牵引治疗,随着脊柱曲度的**恢复症状消除**",因而强调"在临床上有必要对此类病人加强重视"。

脊柱生理曲度的调整是脊柱功能重建的重要组成部分。没有脊柱曲度的调整,任何整脊疗法都是不完整的。脊柱曲度的病理生理变化是有规律可循的,"东方柔性正骨疗法"口诀明示"三弯互移有规矩"。

　　讨论脊柱曲度问题是有条件的。如果没有脊柱及其曲度的整体观念,没有相应的诊断与治疗技术,临床医生就会缺乏探讨这类问题的"工具",只能选择回避。

　　脊柱的曲度状态,直接关系到脊柱的整体力学结构与功能状态。通过脊柱各区段间曲度正常标准与其转化规律的认知,进行脊柱曲度的整体调整与重建,成为"东方柔性正骨疗法"得心应手的一项实用临床技能。

　　除了脊柱系统内曲度的转化规律以外,还必须认识到脊柱系统内外力学结构的相关性。

　　脊柱系统内外韧带、椎旁小肌群、腹背拮抗肌等软组织,尤其是贯穿脊柱系统的前纵韧带、后纵韧带和棘上韧带这三条韧带,对脊柱局部区段及整体曲度的影响是巨大的,甚至是决定性的,这是我们在调整脊柱曲度时必须要认知并直面对待的主体内容,也是脊柱不同区段间曲度转化之内在机制的重要方面。

结构重建

　　脊柱系统结构的重建,基于脊柱生物力学结构的正常状态。脊柱序列及曲度的正常状态,为脊柱系统脊髓、神经、血管等相关结构提供了良好的空间环境,保障了神经、循环及运动等各项系统功能的正常发挥。随着人体自我调整与自愈机制的正常运行,肌肉骨骼系统物质结构异常状态的改善便成为可能。

　　20 世纪后期,西医骨科学的骨结构重建,基本上都是围绕结构置换方向进行。置换手术技术、置换材料与置换装置科技,几乎成为结构重建的主体内容与唯一途径。

　　"东方柔性正骨疗法"所讨论的结构修复与重建,是指处于异常力学状态下骨与软组织代偿性结构的可逆性变化过程及结果。

　　骨骼的骨量和正常生理状态的维持有赖于对骨骼施加适当的应力刺激,这种机械应力(mechanical stress)与骨骼形成的关系最初由德国医学博 Jnlius Wolff 于 1892 年提出,并被命名为"Wolff 骨骼改适定律"(Wolff's law of bone transformation),简称"Wolff 定律"(Wolff's law)。

　　Wolff 认为,骨功能的每一改变,都有与数学法则一致的、确定的内部结构和外部形态的变化,即骨的外部形态和内部结构反映了其功能。骨组织是一种自优化组织,其结构会随着外载的变化而逐渐变化,从而达到最优的状态。

由此,我们可以发现,Wolff定律是骨结构的适应性原理。

骨组织中有骨细胞、成骨细胞和破骨细胞等三种细胞,且这三种细胞能互相转换、互相配合而可吸收旧骨质,产生新骨质。

孟和、顾志华主编的《骨伤科生物力学》对骨重建有着精辟的论述:"活体骨不断进行着生长、加强和再吸收过程,我们把这个过程总称为骨的'重建'。骨重建的目标总是使其内部结构与外表形态适应其荷载环境的变化。重建可分为表面重建和内部重建。表面重建指的是在骨外表面上骨材料的再吸收或沉积,内部重建则是指通过改变骨组织的体积密度对骨组织内部的再吸收或加强。"

因此,骨重建的过程,即是骨结构随其力学环境的变化而从结构上进行适应性调整的动态过程。骨材料的沉积与再吸收是生命活动的重要内容之一,这个过程将会随着生命的延续而不断进行。当局部力学环境发生变化以后,骨材料的沉积与再吸收平衡将随之发生变化,骨结构的外部形态也将随之出现相应改变。

骨质增生、骨赘形成或钙化,乃至骨化的韧带,这些结构的所谓退变性变化反映的是其局部力学环境的异常改变,这是Wolff定律的具体体现。反过来,如果空间力学环境再次发生变化,其局部结构能否再次出现相应变化呢?

我们在临床上常常可以通过触诊了解到,许多已经钙化、硬化的软组织,在经过手法干预、改变其力学环境等物理性条件后,其继续退变的进程被阻止,甚至部分已经退变的软组织结构逐渐出现可逆过程而恢复正常。

Wolff定律在骨伤手法医疗上有着非常重要的指导意义。

功能重建

"结构决定功能",并非只是单一器官结构与其个体功能之间的关系表达。具有复杂生命活动的人体脊柱结构,更多的表达是脊柱系统内外软硬结构之间,即人体多结构、多器官、多系统之间密切联系、相得互补、共同完成某一特定功能活动的有机特性。

也就是说,系统内的某单一结构即便出现物质结构性异常(如单一椎体发生压缩性骨折),而只要其功能单元(关节突关节、椎间盘、韧带与椎旁软组织等)的系统功能正常,则其单一结构缺陷所引致的功能不足,可以被集体贡献的系统能力代偿而掩盖。

脊柱本身在其序列与曲度方面表现出来的整体性力学结构,是其良好功能状态的基础。

脊柱系统的功能重建,将聚焦于以其序列与曲度状态为基础所表达的运动单元内多结构之间协调、互补的整体性关系修复方面,而非单一物质结构的修复。

近20年来,西医骨科学脊柱系统重建的主体,明确地从结构重建转向了功能重建方向,证明功能重建才是脊柱系统重建的主体与根本目标。

脊柱力学状态判断与调整的7个层次

"东方柔性正骨疗法"把对脊柱力学状态的判断与手法干预分为7个层次。

基础层次:是局部椎体移位的触诊及定点定位的手法调整。如患者诉腰痛,触诊发现腰椎某一节段错位了,然后采用扳法或其他局部冲压等手法纠正。纠正结束,操作完毕。认为一招即可解决全部问题,这是脊柱力学状态判断与手法干预的最基础层次。

第二个层次:在触诊时,发现不仅一节椎体移位了,还有更多节段的椎体同时存在着程度不同的移位表现。于是,采用多种手法对多节移位的椎体进行调整、纠正。在这个层次,虽然看到多个脊柱节段有问题,但视野仍然在脊柱的局部区段,还没有建立起多个脊柱节段之间相互联系的概念。

第三个层次:视野拓宽了,不仅看到局部多节段椎体移位,更发现全脊柱多个不同区段的椎体同时存在移位,开始怀疑与探索多个区段椎体移位之间的联系,开始初步建立全脊柱不同区段之间序列关系的整体概念。

上述这三个层次,对脊柱力学状态的关注,主要集中在椎体的位置及其与相邻椎体之间的排列关系上,即脊椎的相对位移方面,基本上没有涉及脊椎的绝对位移、脊柱的局部与整体曲度概念。

第四个层次:视野进一步拓展,除了关注全脊柱各区段脊椎的位置与排列状态外,同时也重视对脊柱曲度状态的检查与手法干预,开始从脊柱序列及曲度两个方面建立全脊柱整体性的力学观念。到这个层次,手法整脊技术才开始出现质的飞跃,才可以说专门针对脊柱进行手法干预的"整脊疗法"开始走向相对完善。

第五个层次:视野开阔了,观察更全面、仔细了。"放眼整体,更得秋毫",这时就会发现在对脊柱进行序列及曲度干预的过程中,遇到了更多的问题,发现许多阻碍脊柱力学状态改善的限制因素。这些因素与上、下肢骨及其带骨的力学状态有着密切联系。于是,解除这些相关限制因素的工作,成为了脊柱调整的重要前提与组成部分。至此,"东方柔性正骨疗法"之"整脊疗法",开始广泛涉及头颅、骨盆及四肢骨等全身骨结构。

到了第五层次,才能说刚刚踏入手法正骨医学的正殿门槛,才刚开始初识正骨医学的正位君威。

即便是踏入了正骨医学的门槛,也还只是在单纯的强调骨间关系的"骨链"上做功夫,还没有从根本上涉及与骨结构力学状态息息相关的软组织结构,还没有涉及筋骨关系。

第六个层次:在这个层面上,才具备全面重视筋骨关系、并旁涉全身筋膜体系的观念与能力。此时对脊柱与人体其他生命系统关系的认识也进入全面深入的阶段。在疾病诊疗、治疗手法设计与实施的过程中,能够充分、灵活地运用筋骨关系及相关系统资源,"皮肉筋骨并血气,路路分明看仔细",进入"东方柔性正骨疗法"四大"程序法诀"的"整"字诀程序,达成快捷、稳定的临床疗效。

第七个层次:"东方柔性正骨疗法"谓之"手法的入髓通脑",是单纯运用手法正骨技术深入颅脑之内、在一定程度上对中枢神经系统的空间力学状态进行手法干预的过程。这是"东方柔性正骨疗法"在脊柱手法的理法方面上升到新高度的具体表现。

我们可以把手法技术的前三个层次称为"捏积木",而把其后的层次戏称为"抓蛇"。其间的不同,在于前者所认知的脊柱状态基本上是以静态为主,而后者所应对的是活的脊柱、是会"挣扎"的脊柱状态。

脊柱三维整体重建手法经验及典型病例举隅

从"东方柔性正骨疗法"对脊柱力学状态判断和干预的7个层次,我们知道,序列重建只是脊柱力学结构重建的基本内容之一,不是,也不可能是脊柱重建的全部。序列和曲度两者从力学结构上共同决定了脊柱功能表现的能力与水平。脊柱序列和曲度的状态在一定程度上体现着脊柱系统筋骨结构之间紧密相依、互根互用的关系。脊柱空间力学环境的改善需要脊柱系统内外软硬结构共同参与共建,这是脊柱功能改善的决定性因素。

因此,脊柱三维整体重建,必定是以其功能重建为主要目标、涉及其序列、曲度与结构的全方位、整体性的系统性重建过程。"东方柔性正骨疗法"依据其学术理念及技术能力可以全面参与并力图实现这一辉煌的重建过程。

在老年胸腰椎压缩性骨折的诊疗中,我们注重在第一时间以手法改善和维持胸腰椎尽可能处于良好的序列和曲度状态。结果,在恢复的过程中,不仅胸腰部疼痛症状改善时间明显缩短、改善程度显著提高,胸腰部整体功能状态的恢复,也有着令人意想不到的惊喜。

"东方柔性正骨疗法"在临床上,已经实现脊柱曲度整复的常规化。不仅对脊柱特定功能区段的局部曲度可以根据需要随时加以调整,更实现了在全脊柱整体层面上对不同功能区段之间的曲度关系进行调衡。

在腰椎管狭窄综合征的诊疗上,腰椎局部曲度的状态是我们重点关注的焦点之一。在腰椎曲度调整的技术上,如果没有与脊柱其他功能节段的曲度结合起来进行调衡,如果没有与足弓及骨盆前倾角度的调整协调起来,则腰椎曲度的改善将是困难的,即使有改变,也将是难以稳定的。

"东方柔性正骨疗法"对脊柱曲度进行调整的视野,已经扩展到脊柱以外的躯干骨与四肢骨。尤其是脊柱曲度与下肢骨之间关系规律的探索认知,也已经以常规状态运用于临床每一位颈胸腰臀腿痛患者的诊疗实践之中。

【病案】

林先生,78岁,诉颈项酸痛反复20余年、加重1个月,颈部僵硬、活动不利,头部不自主摇动,C_2、C_3右侧放电样痛,右手指麻如针刺,时有头晕。行走还算平稳,脚无踏棉花感觉。

检查:颈椎向右侧弯伴逆时针旋转,颈曲过大,枕寰枢序列紊乱。骨盆向左侧倾斜并逆时针旋转、骨盆仰角过大,腰椎向右侧弯,腰曲反张。稍有驼背,第1~5肋背侧向上翻转。双股骨外旋。臂丛神经牵拉试验(+),霍夫曼征(-)。

印象:颈椎病。

手法治疗:端盆法及指推法纠正骨盆旋移,指推法及掌压法增大腰曲,指推法纠正股骨外旋,指推法调锁骨松胸锁乳突肌,推摇法纠正颈椎序列紊乱并减小颈曲。指推法及整体结构形变手法纠正肋笼整体前俯(即驼背),以及伴发的第1~5肋骨向上翻转移位。

结果:在推摇颈部的时候,C_2、C_3右侧不时有放电样痛,偶有头部摇动。治疗完毕,颈曲减小,包括枕寰枢在内的颈椎序列改善,头部活动自如,放电样痛消失,头部不自主摇动消失,右手指麻减轻。

嘱:继续手法治疗8次(1个疗程)。

分析:本病例的手法治疗重点,在于纠正颈椎序列紊乱,尤其是枕寰枢紊乱,并利用全脊柱曲度转化规律来减小颈曲。

在纠正骨盆旋移时,特别有针对性地增大了骨盆前倾角,调整双侧股骨稍内旋,以利于增大腰曲。在肋笼及锁骨调整完毕后,再检查颈椎时就发现颈曲已经明显减小了。再行推摇法针对性调整枕寰枢序列,则头部摇动及C_2、C_3放电样痛等上颈段神经根刺激症状显著改善。枕寰枢紊乱导致的椎动脉受压也同时得到改善。

第十三章　上肢正骨　诀撤不换

上肢骨移位及相关疾病特点

上肢骨移位相关疾病特点

上肢以灵活的活动功能为主。

上肢急(慢)性软组织损伤临床多见,退变性骨关节疾患相对较少,这与人体自然状态下上肢关节无承重责任、关节间异常应力相对较小、异常应力持续时间相对较短有关。

临床观察发现,门诊常见上肢软组织损伤,除了直接暴力和间接暴力病因以外,慢性软组织损伤(或称劳损),包括慢性损伤的急性发作,大多与相应骨结构的位置异常、软组织张力过大有直接关系。

剧烈运动、长期体力劳作等情况下,上肢相关肌群强力收缩或异常挛缩将牵拉骨结构移位并导致关节间隙狭窄。此种情况临床常见。因此,上肢关节间隙狭窄、关节应力增大的常见病因之一,与构成关节的骨结构向心移动有关。

肌肉强力收缩而导致骨移位的内源性病因隐蔽性强,而且常常是长期累积作用的结果,临床极易漏诊、误诊。这是诊疗上肢骨移位相关疾病必须重视的问题之一。

上肢结构也常因跌倒、撞击而遭受损伤。跌仆时,手肘撑地,或肩部着地,地面的反作用力会冲击上肢结构而引起上肢系列骨结构移位、关节间隙狭窄及软组织损伤。也就是说,外力在作用于肢体导致软组织急性损伤的同时,也会作用于相关骨结构而导致骨结构发生位置变化。这个过程,在人体每一肢体结构遭受暴力作用的过程中都会存在,极易漏诊,上肢更不例外。

上肢骨移位常见规律

前臂屈肌群的起点集中在肱骨内上髁,因而前臂肌肉拉力线的主体方向是从手掌通过腕管,斜向肘部内侧的肱骨内上髁。前臂内侧肌肉拉力线的方向与前臂屈肌群的起止点方向一致,而与前臂骨轴线方向不一致,两者间有一个角度。加上旋前肌的作用,以致前臂肌群收缩时尺骨、桡骨、腕骨及肱骨常有向内旋方向移位的倾向。

向心收缩的肌肉拉力常导致上肢骨结构向近端移位,关节间隙因此而狭窄。

上肢骨结构间的异常力,不仅因诸多病因而存在,同时也会沿着力的方向传递,有一定的规律可循。

上肢正骨口诀

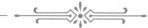

上肢正骨何难,牵撇法诀不换,肩臂肘指掌腕,骨正间开为盼。

肩　关　节

肩关节结构特点

肩关节是上肢的根性关节。

肩关节在功能上是一个多关节复合体。完成肩关节的功能活动,将涉及盂肱关节、肩胛胸壁关节、肩锁关节、胸锁关节等多个关节之间的相互协同配合。

肩胛盂窝浅,关节活动度大,使得肱骨头容易向关节盂窝以外的各个方向移位。也就是说,肩关节是以其稳定性的减小来换取较大的活动度。

上肢骨结构的根在肩胛骨,而肩关节与躯干的骨性连接只有长长的锁骨通过肩锁关节和胸锁关节来完成,故肩关节的稳定性较差。肩锁关节也常发生位置改变,或因暴力损伤而脱位、半脱位。

肩胛骨的位置状态与肋骨、锁骨及胸骨的位置状态有着直接的关系,同时也显著受肩关节周围软组织状态的影响。相关软组织对肩胛骨的影响甚至大于相关骨结构对肩胛骨的影响。

由于肩关节活动度大,骨性连接结构薄弱,所以,肩部肌群的作用就尤其显得突出。肩部骨结构移位常引起肩部软组织慢性损伤,而肩部软组织的损伤也会导致肩部骨结构发生移位及功能障碍。

常态下,肩关节没有支撑重力的承重需求,其关节面所受之压力除了外力以外,主要是来自肩袖、肱二头肌、肱三头肌、三角肌等跨肩关节肌肉的收缩力。

肩关节的活动能力是肩关节和肩胛胸壁关节两者活动能力的叠加,故在诊疗肩部疾患时,除了注意检查肩关节的活动功能外,还要密切注意肩胛骨的位置与活动状态。

肱骨移位的常见病因、触诊方法、移位类型与整复手法

1. **常见病因**　除了暴力作用以外,肱二头肌、肱三头肌、肩胛下肌、胸大肌、肩袖、肩关节囊等上臂及肩部主要软组织中部分肌肉的挛缩与强力收缩,都有可能牵拉尺、桡骨顶推肱骨向近端移位,或直接牵拉肱骨发生移位。在肩峰的阻挡及手臂用力的方向变化下,肱骨移位的方向又会出现新的变化。这些都是引发肱骨移位的常见原因。

2. **触诊方法**　患者取坐位,医者站立于患者身后,用双手食中指触摸患者肱骨头及其与肩峰的相对位置状态、肩关节间隙大小,摸肱骨结节间沟及肱二头肌长头肌腱的位置。

患者坐位,患肢外旋,医者坐于患者后外侧,摸患者肱骨内、外上髁的位置状态。

3. **移位类型**

(1)肱骨向上移位:表现为肱骨头与肩峰之间距离过于狭窄。

在肱骨头被手法作用力前后推移时,三角肌下关节僵硬,关节间隙狭窄,活动不利。这是诸多肱骨移位类型的基础形态。

(2)肱骨内旋移位:表现为在解剖位下肱骨处于向内旋转的状态。

在体征上,上肢自然下垂时,手臂常呈内旋位,手掌心偏向内后方或后方。这是最常见的肱骨移位类型之一,常与肱骨头或向前、或向后、或向内、或向外移位相伴发生。

(3)肱骨外旋移位:表现为在解剖位下肱骨处于向外旋转的状态。

在体征上,上肢自然下垂时,手臂常呈外旋位,手掌心自然偏向前方。

（4）肱骨头前移位：在手臂自然下垂体位下，触诊可以发现，肱骨头显著超出肩峰前缘而向前突出。

肱骨头前移位时，肱三头肌紧绷，肱二头肌肌腱也因肱骨头向前的顶推而僵硬紧绷。这也是最常见的肱骨移位类型之一。

（5）肱骨头向内移位：表现为肱骨头与肩胛盂之间间隙狭窄，肩峰外侧缘下方空虚。

肱骨头向内移位常见于外伤性盂肱关节炎、肩骨关节炎、类风湿肩关节炎等。

（6）肱骨头外上移位：表现为肱骨头向外侧并向上移位。肱骨头向外侧突出显著超过肩峰外侧缘。

此型移位常与肩部运动性损伤有关。

（7）肱骨头后移位：表现为肱骨头向肩关节后侧突出（图 13-1）。

此型移位常与暴力外伤有关。检查可见肱三头肌僵硬紧绷、肩峰前缘下方凹陷而肩峰后缘下方饱满。

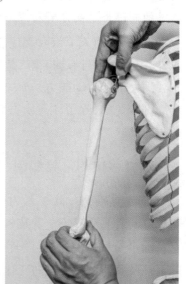

图 13-1　肱骨头后移位

（8）肱骨头综合性移位：通常以肱骨上移并伴有或向内、或向外旋转，同时兼有或向前、或向后、或向内、或向外移位，是肱骨移位的临床常见类型。

4. 整复手法　肱骨移位常用柔性正骨"指推法"及押筋手法进行整复调理。

"东方柔性正骨疗法"上肢口诀中"牵撒法诀不换""骨正间开为盼"两句，明确指出了上肢骨移位整复中"撒"法的重要性和"骨正间开"的整复目标。

（1）指推法：指推法之"皮外骨拿提手法"（即牵撒法）通过移骨以撒力。

运用"皮外骨拿提手法"，逐节下撒掌指骨、腕骨、尺桡骨和肱骨，使上肢各骨向远端移动归位，增大并恢复正常的肩关节间隙。

由于肱骨头上移是肱骨移位的最常见、最基本形态，所以"撒"法在上肢手法中运用最多。

以患者右侧肱骨移位为例。操作时，患者取坐位，医者坐于患者右后侧，左手扶持患者右侧肩峰，右手拿住欲撒之肱骨远端的内、外上髁，向下做拿提手法，牵动肱骨向下移动。

指推法推肱骨头复位。在上述"皮外骨拿提手法"(牵撤法)移骨撤力的同时,医者扶持患者右侧肩峰的左手,其拇指和食指分别置于患者肱骨头前后部,根据患者肱骨头前、后、内、外移位的具体类型,反向推动肱骨头归位。

若肱骨存在旋转移位,则医者左手扶持肩峰不变,右手从肘窝侧握持患者肘部,食中指和拇指分别置于患者的肱骨内上髁和外上髁前面和后面,在稍向远端拿提(牵引)的情况下将肱骨向内或外旋转,使肱骨相对于上肢皮肉结构发生旋转移动而归位。

(2)推摇法(动态指推法):肩关节推摇法可以有两种具体方法,一种的动作特点是"近推远摇",另一种的特点是"把着上臂摇肩膀"。

近推远摇:患者取坐位,医者坐于患者左后侧,右手扶持患者左侧肩胛骨肩峰处,拇指和食指置于肱骨头前后部,左手握持患者肘部,在稍向远端牵引的情况下前后摆动肘部以摇动肩关节。在摇动过程中,右手拇食二指协助推动肱骨头以增大肱骨头的活动范围,逐渐松解肩关节部粘连挛缩的软组织,达到肱骨复位、增大肩关节间隙的目的。

把着上臂摇肩膀:患者取俯卧位或仰卧位,医者坐于患肢旁,双手从两侧握持患者上臂近肱骨头端,双手配合活动肱骨,做左右横向或上下方向或环转摇动,以松解肩关节周围粘连或挛缩的软组织,调整肱骨位置以归位(图 13-2)。

(3)抻法:抻法理筋,谓之松筋撤力,我们形象地称为"松缆绳"。

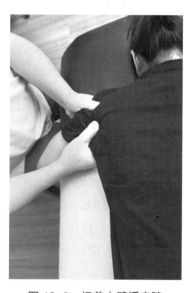

图 13-2　把着上臂摇肩膀

即有针对性地松解牵拉肱骨移位的主要软组织。

如抻开肱三头肌盂下结节处的筋结和肱三头肌僵硬挛缩的远端肌腹或肌腱,可有效缓解牵提肱骨头向上移位和向前移位的力,为肱骨头的归位创造现实条件。

如抻解肱二头肌肌腹及其止点处筋结,并松解冈上肌、三角肌,可以有效帮助肱骨归位。

肩胛骨移位的影响因素、触诊方法、移位类型与纠正手法

对肩关节力学紊乱状态的分析,普遍受到关注的是肱骨移位对肩关节结构及功能的影响,而肩胛骨移位远未受到足够的重视。

"东方柔性正骨疗法"认为,肩关节是上肢的根性关节,而这个根性关节本身的根,是在肩胛骨。也就是说,肩胛骨的位置及其力学状态,对上肢其他组织结构的位置与功能状态有着重要且直接的影响。肩胛骨是联系上肢与躯干的枢纽。

肩胛骨的位置状态及其功能,可以与髂骨相类比。只是由于躯体横行与直立的不同,使得肩胛骨与髂骨的功能出现重大分别。但是,肩胛骨之于上肢结构与髂骨之于下肢结构的关系及意义,却是相似而等同的。

1. 影响因素

(1)外力作用:外力作用导致肩胛骨移位,是肩胛骨移位的最常见原因。

除了肩部受到直接与间接暴力作用而导致肩胛骨移位以外,侧卧时床面应对人体重力而对肩胛骨及肱骨近端产生的顶推力,是导致肩胛骨移位的主要非暴力因素。

如同前面讨论的其他部位暴力损伤一样,肩胛骨在受到暴力作用后,人们通常关注的是在肩部软组织损伤或骨折或关节脱位等方面,对于肩胛骨受力后的病理性移位,常见漏诊。

特定的睡卧姿势引发的肩胛骨移位,其病因有着极强的隐匿性。病因的追溯难以穷究,则其治疗也难以彻底。

(2)相邻骨结构移位的影响:肋骨的顶推是肩胛骨位置异常的主要原因之一。2~4肋的翻转会顶推肩胛骨向仰头方向移动,5~7肋翻转可能把肩胛骨顶推向前上的位置。

- 胸椎曲度的异常对肩胛骨的位置状态有着直接影响。胸椎曲度减小使肩胛骨前倾角度减小,胸曲过大会使肩胛骨前倾角度增大。
- 锁骨移位及其肩峰端变形,与肩胛骨位置异常关系密切。胸骨柄位置状态异常,也可能通过锁骨影响肩胛骨。
- 肱骨头与肩胛盂构成肩关节,肱骨头顶部与肩峰下面构成三角肌下功能性关节面,肱骨向上伴或前或后或内或外的移动将顶推肩胛盂及肩峰使肩胛骨随之发生移动。

(3)软组织因素:肩胛骨除了与锁骨形成单一的、非常薄弱的骨性关节连接

外,其位置状态完全由其四周软组织的牵拉状态决定。

- 肩胛提肌:上提肩胛骨。
- 斜方肌:内收肩胛骨。
- 菱形肌:上提、内收肩胛骨。
- 前锯肌:从肩胛骨腹侧面拉肩胛骨向前、外、下方。
- 胸小肌:从喙突处向前下拉肩胛骨。
- 肩胛下肌:从肩胛骨腹侧面拉肩胛骨向前、外、上方。
- 大圆肌:从肩胛骨背面拉肩胛骨向前、外、上方。
- 冈下肌、小圆肌:从肩胛骨背面向外拉肩胛骨。
- 冈上肌:向外、下方拉肩胛骨。
- 肱三头肌:从盂下结节处向下拉肩胛骨。

人体习惯性的姿势及工作、运动时特定的用力方式,将会选择性地增强某部分肌肉的收缩过程,导致肩胛骨四周肌力失衡而出现肩胛骨移位。

2. **触诊方法**　患者取坐位,医者站立于患者身后,触摸双侧肩胛冈、肩胛骨内上角、肩胛骨内侧缘、肩胛下角及肩峰端的位置状况,并触诊肩锁关节的对合状态。

3. **移位类型**　肩胛骨在各种因素作用下,可发生沿胸壁上下、内外方向的移位。

肩胛骨在发生这些类型的移位时,由于肩锁关节的限制作用,肩峰端移动幅度相对肩胛骨其他部位而言较小,因此在某种程度上有些移动原点的意味。但是,肩胛骨的移动又很难纯粹以肩锁关节为原点进行旋转移动,而胸锁关节的存在可以让锁骨在一定程度上随肩胛骨的位置改变而发生移动。

肩锁关节对位异常为临床常见,因而肩胛骨与锁骨之间也会存在相对位置变化。

(1)肩胛骨向上移位:表现为肩胛骨位置较高,其前倾角度较大。

这是最常见的肩胛骨移位形态,大多与胸椎序列紊乱、胸曲增大、肋骨翻转、肩胛提肌及胸小肌挛缩紧绷等有关。

(2)肩胛骨向下移位:肩胛骨位置较低。此型通常为肩胛随胸壁肋笼状态而动,与胸曲平直甚至反张、肋笼仰角过大或扭曲有关。

(3)肩胛骨外旋移位:表现为单侧或双侧肩胛骨位置偏向外侧。由于胸廓形状的缘故,肩胛骨在向外移位时,通常伴有向前方旋转,故其外移时呈外旋状态。

若单侧肩胛骨外移,则双肩胛骨内侧缘与脊柱距离不等宽,而此时胸椎若位置状态正常,则与脊柱距离较宽侧肩胛骨存在向外移位。

双肩胛骨随胸廓旋转而移动,也可能出现双肩胛骨内侧缘与脊柱距离不等宽状况,但此时多节段胸椎常存在单向旋转。此时双侧肩胛骨均有移位,肩胛骨内侧缘与脊柱距离较宽侧肩胛骨外移,对侧肩胛骨内移。

若双侧肩胛骨对称性外移,如羽翼一般生于两侧,则通常为先天性翼状肩胛骨。

"剃刀背"畸形,为肩胛骨被胸椎侧弯突起侧肋骨顶推而向外、上方向移位,以致同侧肩胛骨内侧缘由于被顶推而耸立,形似剃刀之背部形态。

(4)肩胛骨向内移位:表现为单侧或双侧肩胛骨向脊柱方向移位。

双侧肩胛骨对称向内侧移位而没有明显症状者,常属先天因素。此状态下,双肩胛骨如两块门板般平贴于背后。

单侧肩胛骨向内移位者临床常见,常与肩部外伤史有关。睡觉时的侧卧姿势压迫、推挤肩胛骨向内移位,为最常见的隐匿性病因。肩胛骨向内移位时,也常伴肩锁关节锁骨端隆起变形,此乃肩胛骨受外力作用后向内移位,进而长期持续顶推锁骨远端所致。

(5)综合性移位:肩胛骨综合性移位为临床常见。

当脊柱存在较大侧弯时,胸椎弯曲侧肩胛骨通常存在随肋骨位置变化而相应发生向内、下方移位;胸椎侧突一侧肩胛骨的内侧缘会向后凸起而成"剃刀背"畸形。

4. 肩胛骨活动性降低　肩胛骨活动性降低主要表现为肩胛骨与胸壁粘连,同时也可能存在盂肱关节活动度异常。

肩胛骨与胸壁粘连的机制是肩胛下软组织粘连、僵硬,肩胛骨的独立活动能力显著降低。肩胛骨与胸壁粘连通常伴有肩袖等盂肱关节周围肌群及肩关节囊粘连。

肩胛骨活动能力降低常见于肩关节周围炎冻结期等。

5. 整复手法　肩胛骨移位的整复过程包括推移肩胛骨归位、整复相关骨移位及抻解相关软组织。

(1)指推法整复相关骨移位:根据"东方柔性正骨疗法"四大"程序法诀"之整复原理,发现肩胛骨移位后,依"撤、领、整、纠"的顺序,依次展开整复程序。

所以,对与肩胛骨移位直接相关的胸椎序列及曲度、肋骨与肋笼状态、锁骨、上肢骨等骨结构的整复,成为"撤、领、整"程序的主要内容。而胸椎曲序的整复,必然涉及骨盆、腰、颈的检查与调整。

(2)指推法推移肩胛骨归位:在相关骨结构整复以后,再来进行"纠"法程序。

运用指推法,根据肩胛骨移位方向,有针对性地直接反向推移,使之精确归位。

(3)抻解相关软组织:采用"抻"法松解肩胛骨周围挛缩、粘连的软组织。胸大肌、胸小肌不能放过,尤其是肩袖肌群,应认真对待,分层次予以抻解。

(4)推肩胛骨法合缝归槽:"东方柔性正骨疗法"动态指推法之"推肩胛骨法",通过从上下两个方向发力,推动肩胛骨上下活动,"骨动筋伸",可以活动、滑利肩胛胸壁关节,使软组织更好、更快地恢复结构与功能状态,筋骨协调,合缝归槽。

(5)肩部掌压法移骨松筋:运用"东方柔性正骨疗法"掌压法之"坐位弹性压肩峰法"和"俯卧位掌压肩胛骨法",移骨松筋,对肩背部肩胛骨周围深层软组织可以有很好的松解作用。

"坐位弹性压肩峰法"是在坐位体位下的肩部掌压法。

以左肩为患肩为例。患者取坐位,医师站立于患者左肩后侧,以左手(辅助手)扶握患者左侧上臂,右手(操作手)手掌小鱼际部以一定频率掌压患肩肩峰部位,使患肩肩峰出现向下的弹性往复移动。

"俯卧位掌压肩胛骨法",是患者取俯卧位,医者站立于患肩旁侧,用右手(操作手)手掌小鱼际部以一定频率掌压患肩肩胛冈,使肩胛骨出现向上或向内侧或向外侧的往复滑动。

锁骨移位的触诊方法、移位类型与手法调整

锁骨是上肢带骨的重要组成部分,是肩胛骨与躯干之间的唯一骨性连接结构。

1. **触诊方法**　患者取坐位,医者站立于患者身后,双手食中指分别从颈部两侧开始触诊锁骨体,沿锁骨向内至锁骨胸骨端,触诊锁骨胸骨头突起的棱角,比较双侧锁骨头的相对位置状态。再沿锁骨体向外,触诊锁骨肩峰端的位置状态及肩锁关节状态。

2. **移位类型**

(1)锁骨前旋:锁骨前旋时,锁骨沿自身长轴向前旋转,锁骨肩峰端扁平的骨面向前倾斜,锁骨后缘翘起,锁骨肩峰端平面与肩峰平面不在同一平面上而

呈交角。

(2)锁骨后旋:锁骨后旋时,锁骨沿自身长轴向后旋转,锁骨肩峰端扁平的骨面向后倾斜,锁骨前缘翘起,锁骨肩峰端平面与肩峰平面不在同一平面上而呈交角。

(3)锁骨内移:锁骨向内移动,即锁骨整体向人体中轴线方向平移,通常是随胸骨柄向对侧移动或由同侧肩峰向内顶推所致。

(4)锁骨外移:锁骨向外移动,即锁骨整体向远离人体中轴线方向平移,通常是随胸骨柄向同侧移动。

(5)锁骨后移:锁骨之外侧端向后移位,即向贴近冈上窝方向移位。

(6)肩锁关节半脱位或脱位:伴随着肩锁韧带的撕裂或断裂,可见肩锁关节半脱位,甚至完全脱位。

3. **手法调整**

(1)指推法纠正锁骨前后旋转:患者取坐位,医者站立或正坐于患者后面,以双手分别扶住患者双肩,用拇指从后向前或从外向内按住锁骨肩峰端向上翘起的侧缘,向下徐徐按压至与肩峰面平(图13-3)。

(2)指推法纠正锁骨左右移位:患者取坐位,医者站立或正坐于患者后面,以双手食指或食中指分别从两侧吸定双侧锁骨近胸段或锁骨头端,然后根据两侧锁骨内外移位的方向,徐徐发力,推动双侧锁骨归位至双侧锁骨头位置对称居中(图13-4)。

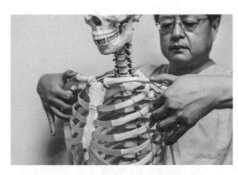 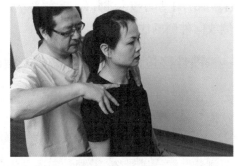

图13-3　指推法纠正锁骨前后旋转　　　图13-4　指推法纠正锁骨左右移位

(3)指推法纠正锁骨肩峰端向后移位:患者取坐位,医者站立或正坐于患者后面,以双手分别扶住患者双肩,用拇指从后向前推按住患侧锁骨肩峰端后缘,徐徐推其向前;或用食指从锁骨后缘向前推锁骨,至与健侧锁骨位置对称。

肘　关　节

肘关节结构特点及其触诊

肘关节是由肱桡关节、肱尺关节及桡尺近端关节构成的复合关节,因而有着关节结构的复杂性。

肘关节的屈伸运动涉及肱桡关节和肱尺关节。肘关节的旋前及旋后运动涉及桡尺近端关节。

构成肘关节的肱骨、尺骨和桡骨共以8个关节面相连接。

因此,肘关节的结构与功能状态,受到来自肱骨、桡骨、尺骨三方面的影响。

当然,跨肘关节软组织对肘关节的影响不可轻视,如肱二头肌、肱三头肌、前臂屈肌群、前臂伸肌群等强大的动力肌群对肘关节有着重要影响。

1. **触诊尺骨**　患者站立位或坐位,医者从患肢肘关节的过伸、屈曲及内外翻状态判断尺骨鹰嘴与肱骨鹰嘴窝的偏上、偏下及斜向的相互对合关系。触摸肘管的宽窄状态,触摸尺骨鹰嘴的位置状态,了解其与肱骨的左右横向对合关系。

从触诊患肢尺、桡骨间相对走行位置及两骨间僵硬或松软的软组织状态判断尺、桡骨相对的位置状态。

2. **触诊桡骨**　患者站立或坐位,患肢呈外旋解剖位,医者从前臂外旋的程度判断桡骨的内外旋状态;触摸桡骨茎突的内外旋状态及其与腕骨的相对位置状态;医者以拇食指相对捏住桡骨头,触诊其位置的后突、内缩、前突状态及肱桡关节间隙的大小。

肘关节紊乱的骨移位类型

1. **肱尺关节紊乱**　具体表现为尺骨鹰嘴与鹰嘴窝、肱骨内侧滑车与鹰嘴切迹对位不良、肘管狭窄。肱尺关节紊乱时,存在肱尺关节面的对位异常。

尺骨鹰嘴上移:尺骨向上肢近端移位,体征可以表现为肘关节伸不直。

尺骨鹰嘴下移:尺骨向上肢远端移位,体征可以表现为肘关节过伸。

尺骨鹰嘴外移:尺骨鹰嘴横向外侧移位,可能推移桡骨头向外侧移位。

尺骨鹰嘴内移:尺骨鹰嘴横向内侧移位,可能导致肘管狭窄。

尺骨鹰嘴内旋:肱尺关节内外侧间隙不等,内侧间隙稍大于外侧。

尺骨鹰嘴外旋:肱尺关节内外侧间隙不等,外侧间隙稍大于内侧。

2. **肱桡关节紊乱**　具体表现为肱骨远端外侧的肱骨小头与桡骨头对位不良。肱桡关节紊乱时,存在肱桡关节面的对位异常。

桡骨上移:桡骨头向近端移位,肱桡关节间隙狭窄。

桡骨下移:最典型的是桡骨头向远端移位并旋转脱位。

桡骨头后移:桡骨头向肘后移位,桡骨头向后侧突出。常伴桡骨上移。

桡骨头前移:桡骨头向前移位,在肘窝桡侧可以摸到前突的桡骨头。

桡骨头内移:桡骨头向尺骨靠拢,间隙狭窄。

桡骨头外移:桡骨头向外侧移位而突出。

桡骨内旋移位:桡骨内旋移位时,前臂呈内旋状态,前臂内侧不能平摊向上,前臂外旋受限。

桡骨外旋移位:桡骨外旋移位时,前臂可以呈过度外旋状态。

3. **桡尺近端关节紊乱**　桡尺近端关节因桡骨和 / 或尺骨旋转、移位而对合不良,前臂内外旋转受限。

肘部骨移位整复手法

1. **肘部指推法**

(1)指推法纠正肱尺关节紊乱:医者一手拿捏住尺骨远端,另一手用拇指或食指拿住尺骨鹰嘴两侧,两手协同以柔性劲力,根据尺骨移位的方向,将尺骨鹰嘴向上、或向下、或向内、或向外、或内旋、或外旋推移复位。

(2)指推法纠正肱桡关节紊乱:医者一手拿住桡骨茎突部,另一手以拇食指拿住桡骨头,双手协同以柔性劲力,根据桡骨头移位的方向,将桡骨头或向下、或向前、或向后、或内旋、或外旋推移归位。

指推法纠正桡骨头半脱位:医者在一手轻轻拿住患侧前臂远端向外旋转前臂(桡骨内旋半脱位常见)的同时,拿捏住桡骨头的另一手拇食指轻轻向内推动桡骨头归位,常可听到弹跳音并在指下感受到桡骨头归位的跳动过程。最后屈伸活动一下患肘,令患者抬举活动患臂,无碍,则手法结束。

(3)指推法纠正桡尺关节紊乱:若尺桡骨旋转移位,医者双手分别以拇指和食指拿捏住患者前臂内、外 1/3 处,双手拇指与食指协同以柔性劲力,分别拿捏内旋隆起或外旋过度的尺桡骨,调平尺桡骨而各自归位,使前臂内外旋转无碍(图 13-5)。

2. **肘部推摇法**　医者以辅助手把握住前臂远端,同时以操作手直接握住肘部,两手配合、长短杠杆配合进行摇、推,使肘关节发生前后、横向及环转摇动,使肘关节错位骨结构在肘部各关节面的相互推挤中被动移动而归位(图5-6)。

生理性肘关节形态异常

先天性肘关节内外翻、肘关节过伸等状况,外观形态似乎有明显变形,但是,肘关节各关节面的对合状态是正常的,关节间隙正常,关节功能正常,也没有任何症状表现。

由于关节部没有可供调整的空间,关节间隙及对位正常,故不需要进行手法干预。

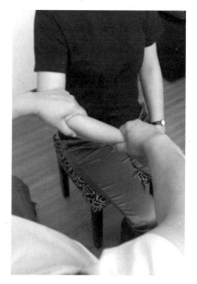

图13-5　指推法纠正桡尺关节紊乱

掌指腕部关节

掌指腕部关节包括腕关节、掌指关节、掌骨间关节和指间关节。腕关节包括桡腕关节、腕骨间关节、腕掌关节。

掌指腕部关节结构特点

1. 腕关节结构特点

(1)三层横向排列结构:我们把腕部的骨结构按照手腕部近端、中间及远端横向组合成三层排列结构。

近排结构为尺桡骨远端。下尺桡关节的对合排列状态取决于尺骨和桡骨的位置状态。

中排结构为8块腕骨。8块腕骨分近侧列(手舟骨、月骨、三角骨、豌豆骨)和远侧列(大多角骨、小多角骨、头状骨、钩骨)两层排列。腕骨背侧排列平整,掌侧中间呈凹形,构成腕管。腕管外侧缘由手舟骨结节和大多角骨骨嵴组成,内侧缘由豌豆骨和钩骨组成。

远排结构为4个掌骨底部序列。除了第1掌骨以外,第2~5掌骨底部之间以掌骨间关节连接。

把腕部分成三层横向排列结构,便于我们分层精细化诊查和针对性手法调理。

(2)五部分关节:腕部关节广泛涉及桡腕关节、腕骨间关节、腕掌关节、掌骨间关节和下尺桡关节等五部分关节。

腕关节复合体主要包括桡腕关节和腕骨间关节。狭义腕关节通常仅指桡腕关节。

(3)骨与骨之间复杂的依存关系:从手腕部结构我们可以了解,构成手腕部的骨结构数量众多,形态大小各异;一骨与周围多骨存在关节关系;关节面凸凹相嵌;关节纵横交错,对合关系复杂。

骨与骨之间相互嵌合依存,或构成平面关节,一骨动则必定顶推、影响相邻之骨。

处于病理状态时,腕部各骨之间会相互影响;在进行手法整复时,也可以充分利用这种复杂的相互作用关系。

(4)腕部各骨之间的韧带:尺、桡骨远端与各腕骨间有着复杂的韧带联系。韧带将腕部各骨连接起来,维系着腕部力学环境的稳定。腕部屈伸肌腱与肌群的收缩力强化了腕部各骨间的相互联系。

2. **掌指、指间关节结构特点**　掌指关节由掌骨头和指骨底构成,为椭圆关节,可以进行屈伸及一定幅度的横向与环转活动。指间关节只能进行屈伸活动。

掌指腕部关节紊乱特点

1. 桡腕关节及下尺桡关节对合不良

(1)桡腕关节对合不良:桡骨或近排腕骨移位导致桡腕关节对位不良。桡骨移位以向内或向外旋转为主;腕骨移位以旋转或向前后突出为主。腕骨移位可以单个发生,也可能多个腕骨同时移位。可有桡腕关节活动度减小、活动不利。

(2)下尺桡关节对合不良:尺骨和/或桡骨移位,导致下尺桡关节对位不良。尺、桡骨移位常见以内外旋转为主。可有前臂内外旋转活动障碍。

2. 腕骨间关节紊乱　腕骨间关节紊乱多表现为单个或多个腕骨位置状态改变而发生相对移位,或呈腕骨整体旋转而绝对位移。腕骨移位时常向近端移动,可同时向掌侧或背侧突出,腕骨间隙狭窄,手腕部活动不利。

3. 掌腕关节及掌骨间关节紊乱　远排腕骨和/或掌骨底移位,可导致掌腕关节对合不良。

若第2~5掌骨底中单节或多节掌骨底移位,则其所构成之掌骨间关节便可能发生对位不良。掌骨基底常向近端、背侧突出，或伴旋转，构成掌骨间关节紊乱。掌腕关节间隙狭窄为临床常见。

4. 掌指关节及指间关节紊乱　掌指关节紊乱主要表现为相关节的掌骨或指骨移位而导致掌指关节对位不良。掌、指骨移位均以向近端移位，或伴有旋转为主。

指间关节紊乱主要表现为相邻指骨之间对位不良。

掌指关节和指间关节紊乱均常见关节间隙狭窄，均以关节活动不利为主要症状表现。

整复手法

1. 静态指推法

（1）"骨拿提手法"（牵撤法）增大关节间隙：向远端牵移指骨和掌骨，撤除关节间壅聚之力。

医师操作手的手指拿住指骨或掌骨远端向指尖方向牵移。从远端指骨到掌骨，一节一节操作，至病灶处关节间隙增大为止。病灶在腕部，则手法操作至掌骨基底部向背侧突出的部分平伏下去、腕骨间隙增大为止（图13-6）。

（2）指推法纠正尺、桡骨的旋转移位：见本章前节尺、桡骨旋转纠正手法。

（3）指推法纠正掌骨旋转移位：以整复患者左手第2掌骨内旋移位为例。

医患相对而坐，患者患手伸出、手掌心向下，医者左手食指指腹置于患者左手掌侧第2掌骨小头部，医者右手食指置于患手掌侧面第2掌骨基底部，拇指置于掌骨基底背侧，然后双手手指同时以柔性劲力向纠正掌骨旋移方向旋推掌骨，至掌骨恢复正常位置（图13-7）。

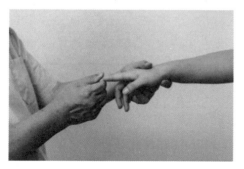

图13-6　"骨拿提手法"增大关节间隙

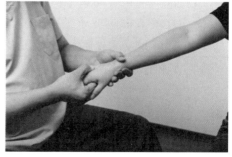

图13-7　指推法纠正掌骨旋转移位

（4）指推法纠正腕骨旋转移位：以整复患者右腕骨内旋移位为例。

医患相对而坐，患者右手伸出，手掌心向上。医者右手拇指指腹置于患者右手腕内侧面尺侧突出的豌豆骨和钩骨上，医者左手拇指置于手腕内侧面桡侧突出的大多角骨和手舟骨上，双手食中指交叉重叠平置于患者右手腕背侧的腕骨上，然后双手拇指配合食中指同时以柔性劲力向顺时针方向（从医者向对面患者方向看去）整体性推移腕骨，至腕骨恢复正常位置（图13-8）。

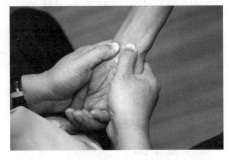

图13-8　指推法纠正腕骨旋转移位

2. 动态指推法之推摇法

（1）腕部推摇法：以整复患者左腕腕骨移位为例。

医患相对而坐，患者左手心向下。医者双手同时握持患者手腕，双手拇指相对置于患者腕背侧腕骨上，双手食指相对置于患者手腕内侧腕骨上，双手拇食指以柔性劲力握住患者手腕，并向上下方向屈伸推摇患腕3~5次。在患腕被动上下运动时，医者拇指和食指可从患腕背侧及内侧顺势稍施加推动力推移腕骨。然后再向左右方向侧向摇动手腕3~5次。在患腕上下左右被动活动时，可明显感知腕骨的移动动静，而错位的腕骨也会随之被挤推归位。

（2）指间关节推摇法：在行指间关节推摇法之前，通常先向远端牵移病灶关节部远端的指骨。

在推摇指间关节时，医者以操作手拇食中三指拿捏住患手病灶处指间关节部，然后推远端指骨向关节两侧横向摇动，使病灶关节横向被动运动。在摇动过程中，常可闻及关节弹跳音，或医者感觉到关节弹跳，病灶关节间隙增大、关节活动度增大（图13-9）。

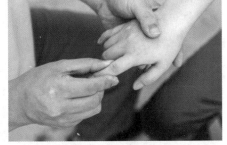

图13-9　指间关节推摇法

上肢手法诊疗经验与典型病例举隅

"东方柔性正骨疗法"的上肢正骨口诀，已经把上肢力结构紊乱的主要表现和上肢柔性正骨的特点高度集中地进行了概括。

"骨正间开"包括"间开"和"骨正"两个方面。

"间"不"开",即关节间隙不打开,关节韧带及关节囊仍旧粘连挛缩,关节骨的主动活动和被动移动便会受到阻碍,关节活动不利、关节疼痛等症状也就难以彻底解决。

而"间开"对于"骨正"却有着特别的贡献。

"撤"法是解决上肢骨移位的特效法诀,原因就在于该程序解决的是关节间隙问题。关节间隙增大了,关节间压力才能实质性减轻,关节骨复位的最大阻碍因素才能被彻底消除。这个法诀适用于肩、肘、腕、掌指等上肢所有的关节,故曰"牵撤法诀不换",一诺千金。

即便是对待像类风湿关节炎这类免疫系统疾患,我们也可以运用"东方柔性正骨疗法"之上肢正骨法,在"骨正间开"的状态下,有效改善其在肩关节、掌指关节、指间关节等部位的症状表现,减缓其病理进程。

"骨正"与"间开"相互为用。"骨正"了,跨关节软组织的起止点及张力恢复正常,才能从根本上保证"间开"。

在上肢正骨时,必须要注意肩胛骨的位置状态。肩胛骨的位置不正,则肩部肌群的状态无法恢复正常。反过来说,若肩部软组织出现急(慢)性损伤而僵硬挛缩,就有必要检查和调整肩胛骨的位置状态。

锁骨移位在颈肩部相关病理过程中的意义,及其移位形态的观察与调整手法,一直以来都是传统正骨技术的盲区,更谈不上重视。临证时若能知其在颈曲及颈部软组织张力调整、肩胛骨位置改善、胸锁乳突肌张力调整等方面的作用,并善加利用,其效应可谓奇妙。正骨学人当细细琢磨之。

市面上流行之正骨技术,多着眼于脊柱与大关节。"东方柔性正骨疗法"不仅着眼于整体,对于手腕部众多的细小骨结构与小关节,也是精心对待、绝不轻轻放过。况且,很多手腕或手部的疾患,如指屈肌腱狭窄性腱鞘炎、指骨间关节损伤等,也多与骨移位病因直接相关。

周围神经系统对肌肉骨骼系统的生理作用与病理影响,是脊柱病因与整脊疗法关注的重点,"东方柔性正骨疗法"在临证实践中同样注意到这一重要方面。因此,在上肢局部与整体筋骨结构整复的同时,也会积极关注臂丛神经的功能状态及其与上肢疾病之间的关系,并对颈脊神经根所在的颈椎系统的力学状态进行必要的检查与评估。

肱骨内上髁炎的俗称,有高尔夫肘和矿工肘的不同表达。在骨伤教材中,这两者被视为同一疾病的不同民间称谓,没有分别。而我们在正骨诊疗过程中有趣地发现,虽然这两者都是前臂屈肌群在肱骨内上髁附着处因张力过大而发生的慢性无菌性炎性损伤表现,却有着肱骨向内旋移位和向外旋移位的不同体征分别。这一分别,正好对应于上述两种不同俗称下的肱骨内上髁炎。即俗称高尔夫肘的肱骨内上髁炎,其肱骨移位以外旋为主;而俗称矿工肘的肱骨内上髁炎,其肱骨移位则以内旋为主。这说明了在不同劳作状态下的肱骨病理性移位特点。

需要指出的是,网球肘(即肱骨外上髁炎)的病因病机,不是如一般认知的仅在前臂伸肌群于肱骨外上髁附着处的肌腱损伤那样简单,而是需要从颈部力学结构异常、臂丛神经功能紊乱、肱桡关节紊乱、尺桡骨旋转移位、肩与上臂及前臂肌筋膜张力异常等诸多方面进行病因病机考察。

肩峰下撞击综合征、腕管综合征、桡骨茎突腱鞘炎等多种上肢骨移位相关疾病的详细分析与临证柔性正骨治疗,亦同样遵循上述理法原则,从骨链、筋链及筋骨链三个层面出发,认真"辨构",精细"论治"。

【病案一】

黎先生,52岁,右肩剧烈疼痛伴活动受限1个月、加重1周。夜卧时肩部痛甚。1个月前提拿重物后发作。

检查:黎先生的手臂上举障碍,主要发生在右手臂外展60°~90°再上举超过90°时,疼痛部位在肩峰外侧下缘,即疼痛弧试验(+)。屈肘收缩肱二头肌时肱骨结间沟处疼痛,肱二头肌抗阻力试验(+)。右手后伸摸背时手只能摸到腰骶部,且右肩前疼痛。

触诊发现,右肩关节间隙狭窄,右肱骨上移并内旋。颈椎曲度减小,颈椎整体逆时针旋转,颈椎中段序列紊乱,C_5横突右侧前外侧压痛。臂丛神经牵拉试验(+)。

印象:肩峰下撞击综合征,肱二头肌长头肌肌腱炎,神经根型颈椎病。

手法治疗:推摇法行颈椎曲度及序列的一揽子调整;皮外骨拿提手法向远端逐节下撤掌腕骨、尺桡骨及肱骨;指推法纠正肱骨旋转;掌压法弹性压肩峰;抻解肩袖;运动关节手法环转活动肩关节。

结果:第2次治疗完毕,患者手臂活动功能恢复大半,可以轻松上举,疼痛也显著减轻。至第5次治疗后,所有症状消失,肩部活动无碍。

【病案二】

黄先生,56岁,右肘内侧痛伴右手握不拢拳半年。

检查:右肘内上髁处筋结,压痛(+),右手用力握不拢拳,用力时右肘内上髁处痛。肱骨外旋,右手掌骨向近端移位以致掌骨基底部隆起,右腕骨序列紊乱。

印象:肱骨内上髁炎。

手法治疗:指推法内旋肱骨;皮外骨拿提手法向远端拿提掌骨使其基底部平伏;腕部推摇法纠正腕骨序列紊乱。

结果:治疗完毕,右肘内侧痛消失,握拳立即到位。

【病案三】

张女士,40岁,右手拇指至前臂桡侧痛不能持物半个月,手腕活动受限。平常喜欢打台球。

查:右侧桡骨茎突部稍有肿胀,压痛(+)。尺桡骨、腕骨及第1掌骨均有内旋,以第1掌骨及腕骨内旋为甚。颈椎序列紊乱、曲度增大并向右侧弯,颈椎中段椎体逆时针旋转,C_5、C_6右侧横突前面有僵硬的软组织团块,压痛(+)。臂丛神经牵拉实验(+)、右手握拳实验(+)

印象:神经根型颈椎病,右侧桡骨茎突狭窄性腱鞘炎。

治疗:指推法外旋尺桡骨、腕骨及第1掌骨旋转,尽量使各骨结构对位良好;推摇法纠正颈部序列及曲度紊乱;抻法松解颈椎右侧横突前面僵硬、粘连的软组织。

疗效:右侧拇指及前臂桡侧疼痛基本消失,臂丛神经牵拉实验(—)、右手握拳实验(—)。

病因及辨构分析:打台球时,右手握杆,上臂内旋后抬,前臂保持内旋姿势发力,活动既久,右侧肱骨内旋、尺桡骨内旋,腕骨及第1掌骨基底部也被固定在内旋位。桡骨与第1掌骨之间虽均为内旋,但程度不同,以致通过其间的拇长展肌肌腱和拇短伸肌肌腱被拉长并与桡骨茎突摩擦、局部水肿引发桡骨茎突狭窄性腱鞘炎,故局部肿胀、疼痛。

颈椎中段序列及曲度紊乱导致 C_5、C_6右侧神经根受压牵拉,引发右侧 C_5、C_6神经分布的前臂桡侧及拇指区域牵涉痛。本病为上述两项疾病共同作用的结果。

第十四章　下肢正骨　筋骨相应

下肢骨移位及相关疾病特点

下肢筋骨结构的功能特点是承重与活动功能并重。

对于直立的人体而言,下肢在行动的同时,无时无刻不承担着躯体的重量,其活动功能基本上是在负重的状态下完成的。

承重功能需要人体自下而上的承重力线尽可能与从上向下的重力线对合。关节对位和力线对合不良,将导致关节面应力分布异常、局部压强过大以致关节软骨磨损。因此,相对于上肢关节而言,下肢关节骨性关节炎常见、多发。

活动功能的发挥,需要下肢关节较强的活动能力与较大的活动度。下肢髋、膝、踝多关节的垂直链接,为其实现灵活的活动能力提供了充分条件。

然而,下肢的多关节垂直链接结构虽有利于其活动性,于其稳定性则显然不利。下肢良好的平衡、协调与稳定,有赖于关节内外软组织的强力维系。

关节内外软组织的劳损、退变与其完成关节运动及维护关节稳定所承担的额外应力呈正相关。

关节部软硬结构的加速退变,是相关结构应力长期异常的必然结果。

下肢每一块骨结构在多种因素作用下都有可能发生病理性移位,骨结构的相对与绝对移位将直接导致相关关节力学结构紊乱。

下肢软硬结构的平衡被破坏后,当代偿尚未形成时,局部关节结构不稳定,相关软组织应力异常,容易出现损伤,故局部症状比较明显;而如果已经形成代偿结构,则局部症状轻微或暂时无症状表现。

下 肢 总 诀

腿有疾，必察腰无疑。髋足踝膝，筋缩骨移。

髋 关 节

髋关节是下肢的根性关节。

在直立体位下，垂直向下的人体重力有助于髋关节的稳定。

髋关节是股骨和位于髋骨上的髋臼所形成的球窝关节，是人体躯干与下肢的连接枢纽，是人体进行活动的重要关节部位之一。由于人体重力线垂直向下，而下肢承重力线于髋关节处发生转折后才迎合人体重力线，所以，髋关节易于发生对位状态的异常而引发相关疾病。

髋部筋骨结构与功能特点

可以触及的与髋关节相关的体表骨性标志，包括髋骨的髂前上棘、髂嵴、坐骨结节，以及股骨大转子、股骨干、股骨内外侧髁等。

1. **髋臼**　球窝状的髋臼是骨盆的一部分，位于髋骨外侧面的中央，面向外、前（向前倾斜 30°~40°）、下方（向下倾斜约 30°）。髋臼底由髂骨体、耻骨体和坐骨体三部分在发育过程中融合而成。髋臼唇由致密的纤维软骨环构成，环绕髋臼边缘，因而加深了髋臼，可以增加髋关节的稳定性。

髋臼位置深在，难以通过手法直接触摸出来，但是我们要有清晰的立体结构概念，手摸心会，通过髋骨及股骨的位置状态，以及髋关节的功能状态来感知、判断。

2. **股骨**　在进行股骨触诊时，首要的是了解股骨大转子的位置状态。要透过大转子前、后、外侧的软组织，尽可能精确地摸出大转子立体的形态及具体的位置朝向。

我们也可以通过对股骨远端的股骨内外侧髁位置状态的触诊，帮助对股骨近端大转子位置状态进行判断、确认。股骨大转子的位置状态反映了股骨整体的位置状态。

值得注意的是,股骨颈和股骨干之间有约 125° 的颈干角,股骨颈还有约 10°~30° 的前倾角,使得股骨颈与股骨干所构成的冠状平面,与股骨远端内外侧髁及股骨干所构成的冠状平面呈 10°~30° 的夹角而不在同一冠状平面上。另外,股骨长轴还与下肢承重轴(力学轴)有着 5°~7° 的夹角。

所以,股骨头颈的轴线是向上、内、前方倾斜的。

3. 肌肉与韧带　髋与大腿周围的肌肉组织是人体最强大的肌群所在,可以发动人体最强大的行动动力,同时也是髋膝关节在运动过程中保持极强稳定性的可靠保证。

髋与大腿周围肌群,依其所在部位和功能可以分为以髋与大腿前面的屈髋肌群(髂腰肌、股直肌、缝匠肌、耻骨肌、阔筋膜张肌等)、髋与大腿后侧的伸髋屈膝肌群(臀大肌、股二头肌、半腱肌、半膜肌、股二头肌长头、大收肌、臀中肌、臀小肌后部等)、髋与大腿内侧的内收肌群(大收肌、耻骨肌、短收肌、长收肌、股薄肌等),以及髋与大腿外侧的外展肌群(臀中肌、臀小肌、臀大肌上部、阔筋膜张肌、梨状肌等)。

除此以外,从功能上划分,还有髋关节的旋转肌。内旋肌群有臀小肌和臀中肌前部肌束等;外旋肌群有臀大肌、臀中肌、臀小肌、梨状肌、髂腰肌、缝匠肌等。值得注意的是,髋关节内、外旋转肌的角色会随着同一块肌肉在髋关节运动过程中其前后位置状态的不同而发生转变。

在神经系统支配下,强大的髋与大腿周围肌群的伸缩,构成了人体行动的首要动力。肌群伸缩,拉动相关骨结构进行以关节为原点的杠杆运动,达成了人体的行动过程。功能相反或相似的肌群之间的拮抗与协同,是人体力学结构达成平衡的基础。

如同人体其他部位的软硬结构间关系一样,髋关节周围软组织两端所附着的骨结构的位置状态,与髋关节周围肌纤维、肌筋膜张力大小及肌肉拉力线方向有着直接且密切的关系,髋关节运动的效率即与此密切相关。

髋关节韧带主要由髂股韧带、耻股韧带、股骨头圆韧带及坐股韧带等构成。髂股韧带和耻股韧带都是沿顺时针方向围绕股骨颈卷曲。所以,在髋关节进行伸展运动时,韧带会绷紧在股骨颈上,限制股骨的后伸运动,尤其是髂股韧带的前束会极度伸展。而在屈髋时,所有韧带都将松弛,髋关节处于不稳定状态。

股骨内旋时,髋关节后面的坐股韧带紧绷,前面的髂股韧带和耻股韧带松弛;股骨外旋时,髋关节前面的髂股韧带和耻股韧带紧绷,而后面的坐股韧带松弛。

股骨头韧带在髋关节力学作用上影响很小,主要起股骨头血供的作用。在髋关节内收时,股骨头凹向髋臼窝的顶部方向移动,这是使股骨头韧带完全绷紧的唯一位置。

在位于大腿前内侧面上 1/3 的部位有股三角,由腹股沟韧带、长收肌和缝匠肌围成,其内有下肢重要的股动脉、股神经和股静脉形成的血管神经束通过。

4. 髋关节神经支配 支配髋关节的神经主要来源于腰丛和骶丛,主要有 4 条:闭孔神经(来自腰 2~4 前支神经纤维)、股神经(来自腰 2~腰 4,是腰丛各支中最粗者)、臀上神经(腰 4~骶 1 神经前支组成)及坐骨神经(腰 4~骶 2 神经组成)。

5. 股骨头血供 为股骨头提供血液供应的动脉以旋股内侧动脉为主。

由股动脉的重要分支旋股内、外侧动脉吻合所形成的囊外动脉环所发出的前、后、内、外四组颈升动脉,为股骨头提供了 70% 的血供。尤其是外颈升动脉,管径粗,走行恒定,是营养股骨头的最重要动脉。除此以外,闭孔动脉所发出的股骨头韧带动脉,为股骨头提供少量血供;股深动脉所发出的股骨滋养动脉,也为股骨头提供血供。

髋关节活动度检查

当髋关节发生病变时,其承重与活动功能会受到直接影响,故其行走时的步态会有明显异常。因疼痛而导致的跛行常见。

髋关节的主动与被动活动度检查,是判断髋关节结构与功能正常与否的直接指标。

在髋关节生理活动方面,有几个特性我们需要了解:

- 整体而言,被动活动的范围总是会大于主动活动的范围。
- 髋关节的屈曲与伸展范围大小,与骨盆和膝关节中心的位置状态直接相关。
- 髋关节的外展活动通常是双侧关节对称性地外展,而非单纯的单侧髋关节外展运动。

髋关节的活动度异常主要表现在屈曲受限、内外旋转受限以及内收外展受限等方面。

由于髋关节感觉和运动功能异常与相关周围神经功能状态密切相关,感觉与支配髋关节运动的脊神经由腰椎和骶椎发出,所以,对全腰椎及骶椎序列、曲度及其结构与功能状态的检查,也是髋关节检查的重要配套部分,应加以重视。

髋关节力学结构紊乱的特点及类型

基于徒手正骨疗法的作用特点与适用范围,我们在这里不讨论发育不良性、感染性、代谢性及恶性侵蚀性等徒手正骨非适应性髋部疾病。因此,下面所涉及的髋关节生物力学紊乱,以股骨近端的股骨头与髋臼物理性对合不良,以及髋关节及相关软硬结构应力异常为主要讨论对象。

临床常见的髋关节错位有髋臼位置异常、股骨头位置异常、髋臼和股骨头两者的位置同时发生异常等三大类型。

1. 髋臼位置异常　本节内容在第七章已经有所涉及。髋臼位置异常对髋关节功能的影响,目前仍未引起学界足够关注。

从人体骨架模型我们可以看到,髋臼的位置变化与髋骨旋移直接相关,因为髋臼本身就是位居髋骨之上的。

也就是说,髋骨旋移会引起髋臼位置异常。反过来,如果调整髋臼位置,则髋骨就必将随之发生位置改变。

临床上,髋臼位置的变化可能表现为:

- 髋臼向后移位
- 髋臼向前移位
- 髋臼向内移位
- 髋臼向外移位
- 髋臼的综合性移位

2. 股骨头移位　主要有:

股骨头向髋臼外侧移位、半脱位。

股骨头向髋臼方向(内上)移位,髋关节腔隙狭窄、甚至粘连。

股骨头向髋臼前侧腹股沟方向(向前)平行移位。

股骨头向髋臼后侧臀部方向(向后)平行移位。

股骨内旋:股骨大转子旋前,股骨头作用于髋臼的后外上部分。股骨头的这种体位,从股骨头与髋臼的对合角度而言,是最有利于髋关节稳定的状态之一。

股骨外旋:股骨大转子旋后,股骨头前移,作用于髋臼的前内上侧。这是股骨头最不稳定的状态之一。

股骨头综合性移位:股骨同时发生多个方向的综合性移位。

3. **髋股综合性移位** 髋股综合性移位是股骨头、髋臼同时发生方向、程度不一的综合性移位。

既可能有髋臼后移、股骨内旋的状态，也可能出现髋臼后移，而股骨外旋的情况。

同样也可能在髋臼前移时，股骨外旋；或者髋臼前移时，股骨内旋。

有时还可能同时伴有髋臼向内或向外的位置变化。

这种综合性髋股移位形态在临床上常见，需要临证时准确判断，并精细化地针对性处理。

股骨空间状态的判定

1. **通过股骨大转子的位置状态判断股骨空间状态** 高高向外突起的股骨大转子是股骨显著的骨性定位标志。股骨大转子在体表的位置状态能够真实反映股骨的空间状态。

站立位下股骨正常的位置状态：自然站立时，双侧脚尖自然向前外侧方30°左右，股骨大转子通常斜向外后方（股骨颈前倾），约有 30°~45° 的夹角。

俯卧位下股骨正常的位置状态：俯卧位时，双脚呈内八字，脚心向上，脚尖向内，脚背平贴于床面，双侧大转子应该朝向正外方，与床面平行。股骨内侧髁较外侧髁更为突出体表，股骨内、外侧髁构成的平面不与人体躯干构成的冠状面平行。

2. **通过股骨内、外侧髁的位置状态判断股骨空间状态** 患者取仰卧位。

股骨正常的位置状态：仰卧位时，股骨内、外侧髁两边会自然平贴于床面，大腿内外肌群松紧度自然，这是正常的形态。

股骨内旋移位的判断：仰卧位，股骨内侧髁旋向床面，以手托之，有显著旋内之力。股骨外侧髁后侧则远离床面。

股骨外旋移位的判断：仰卧位，股骨外侧髁贴向床面，以手托之，有显著旋外之力。股骨内侧髁后侧则远离床面。

3. **通过双脚尖朝向的阴阳状态判断股骨空间状态** 本条判断方法的前提是在胫股关节对位正常情况下。患者取仰卧位。

股骨正常的位置状态：仰卧位时，双脚脚尖自然偏向外侧约 25°~30°，双脚对称，此为正常状态。

股骨内旋移位的判断：仰卧位，脚尖偏向内侧，为阴脚表现，股骨通常处于内旋状态。

股骨外旋移位的判断：仰卧位，脚尖向外显著大于30°，为阳脚体征，股骨

和 / 或胫骨处于外旋状态。

4. 通过膝关节屈曲状态判断股骨前倾后仰状态

股骨前倾:骨盆前倾角较大,髋关节中心后移,膝关节中心后移,股骨干前倾,膝关节处于过伸状态。

股骨后仰:骨盆仰角过大,髋关节中心前移,膝关节中心前移,股骨干后仰,膝关节处于屈曲、伸不直状态。

5. 股骨内外旋转的 X 线片判读要点

(1)股骨内旋:股骨内旋见图 14-1。常见情况下,从前后位片观察,股骨颈在片上显示越长,股骨内旋就越甚。股骨从外旋位开始做内旋移动,股骨颈在 X 线片上的显示会逐渐变长。股骨大转子向大腿外侧突出的最高点(股骨头颈干平面与躯体冠状面平行)时,股骨颈将显示最长,股骨小转子很小或看不到,此时股骨已经处于内旋状态。如果股骨继续内旋,则股骨颈会变短,小转子依旧是看不到的。

股骨小转子看到得越少,则股骨内旋越甚,直到 X 线前后位片上完全显示不出股骨小转子。

顺应生理的结构相应情况下,股骨内旋与骨盆前倾角呈正相关。故在股骨内旋时,常在骨盆正位片上显示骨盆上口前后径较大。

(2)股骨外旋:股骨外旋见图 14-2。

股骨外旋时,股骨颈在正位片上显示很短。股骨颈越短,说明股骨越外旋。

股骨小转子通常在 X 线正位片上有明显显示。股骨小转子显示越多,则股骨外旋越甚。

在顺应生理的结构相应状况下,股骨外旋与骨盆仰角呈正相关。

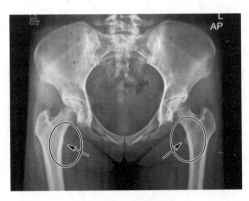

图 14-1 股骨内旋

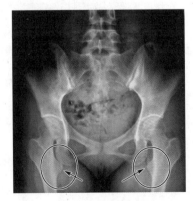

图 14-2 股骨外旋

髋关节正骨手法

1. **指推法** 指推髋骨以纠正髋骨旋移所致的髋臼移位,相关内容见骨盆章节中骨盆旋移纠正手法。这里主要介绍不同体位下指推股骨头复位手法。

1)站立位整复:患者自然放松站立于诊疗桌前,双脚尖外旋25°~30°左右,双手下垂自然扶持于桌边。

医师坐于患者身后,双手分别置于患者两侧股骨大转子部,根据健侧与患侧双侧股骨大转子位置状态的对比,以及与股骨正常的位置判断对比,即可判断患侧股骨旋转的方向,然后以单手拇指和/或食中无名指共同在股骨大转子前侧和/或后侧徐徐发力,根据移位情况向前或向后推动股骨旋转至正常位置。

2)俯卧位整复:患者俯卧,双脚脚心向上、脚尖向内相对,脚背平贴于床面。

医者站立于患者左或右侧,双手分别置于患者两侧股骨大转子部,触诊比较健侧与患侧股骨大转子位置状态,并与正常状态下的股骨大转子位置进行比对,判断患侧股骨大转子移位方向,然后以拇指和食中指拿住股骨大转子前后两侧,徐徐发力,推移股骨大转子至正常位置。

3)坐位整复:患者自然放松正坐,双脚同肩宽,双手下垂自然置于大腿上。

医师坐于患者身后,双手分别置于患者两侧股骨大转子下部,根据健侧与患侧股骨大转子位置状态的对比,以及与股骨正常位置的判断对比,即可判断患侧股骨旋转的方向,然后以置于患侧之单手拇指和/或食中指在股骨大转子上和/或下侧徐徐发力(拇指置于股骨大转子上面,食中指相并置于股骨大转子下面,相对捏持),根据移位情况向上或向下推动股骨旋转至正常位置。

需要指出的是,在指推股骨后,由于胫股关节的联系,胫腓骨将随着股骨一起转动,故需要再将胫腓骨向相反方向推移以归正位。

2. **髋关节推摇法** 患者仰卧位。在患肢屈髋下进行手法操作。

患者健侧下肢自然伸直,患侧屈膝屈髋,医者一手扶持膝部做环转或横向运动,另一手置于腹股沟前股骨头部或外侧股骨大转子处,随大腿的摇动,助力推动股骨头活动归位。

或者医者用腋下夹持患者膝部,双手握持大腿近端横向摇动髋关节使股骨头归位。

或者患者俯卧位,医者站立于床侧边,双手分别握持患者双侧股骨大转子,双手同时协同发力,左右推摇股骨大转子,使移位的股骨归位。

髋部疾患手法诊疗的经验要点与典型病例举隅

1. 重视检查神经病因 支配髋关节的神经基本上是从腰丛和骶丛发出，腰椎、骶椎序列与曲度及骨盆的位置状态对腰骶丛神经将产生直接的物理性影响。通过对腰骶椎及骨盆的全面触诊检查，发现异常并以手法纠正之，是消除相关物理性神经功能障碍的重要途径及方法之一。

2. 重视检查骨移位病因

骨盆旋移病因：骨盆旋移导致髋臼位置发生改变，进而对髋关节力学结构和功能状态发生影响。

股骨头移位病因：下肢由下向上的承重力通过股骨作用于髋臼，躯干从上向下的重力也通过股骨传递作用于下肢，故股骨的位置状态对下肢与躯干之间力的传递有着重要影响，股骨移位对髋关节力学分布及功能状态在一定程度上起着决定性作用。

3. 重视跨髋关节肌群的松解调理 跨髋关节各部肌群的状态对髋内压力大小及应力分布、关节间隙大小及下肢各骨的位置与运动状态等发生直接影响。

我们应该了解，对肢体与关节运动过程而言，神经功能检查也好，骨结构的位置调整也好，都必须通过肌肉功能的正常发挥而产生作用。因此，跨髋关节肌群的结构与功能状态的检查与调理便成为髋部手法诊疗的重要内容之一。

跨髋关节肌群的调理，可以通过以骨调筋，即通过对骨盆、股骨、胫骨乃至足部骨结构的调整来达成；也可以直接理筋，直接运用柔性软组织抻解的手法，抻筋、送筋、展筋来达成跨髋肌群的松解。

跨髋肌群的松解，尤其应注意股骨大转子周围软组织、股四头肌中的股外侧肌以及臀部肌群的检查和抻解调理。

在临证时，无论是通过调骨还是抻筋的方法来解决跨髋软组织的问题，一定不能漏掉与相关神经功能密切联系的神经通道的检查和维护。

【病案一】

江某，女，69 岁，左臀部外下侧剧烈疼痛伴活动严重受限半天。就诊当天晨起时无故突然发作，患肢动则剧痛，难以站立，更无法行走，坐轮椅前来就诊。

查：疼痛区域位于左侧下臀部、股骨大转子后侧，局部肿胀、压痛（+++）。左髋活动严重受限，强迫体位。

腰椎向左侧弯、腰椎椎体呈顺时针旋转，左侧髂骨后下伴内侧移位，左侧股骨外旋,左下肢因剧烈疼痛而不能活动。

印象:股骨大转子疼痛综合征。

手法治疗:患者俯卧位,以极轻指推法、端盆法恢复骨盆、股骨、腰椎等骨结构的正常位置及序列,继之以极轻柔抻法及抚摩法理顺臀部及股骨大转子后侧病灶处肌肉、筋膜等软组织。最后慢慢活动患髋,使软硬组织合缝归槽。

结果:治疗完毕,患肢可稍微活动,能下地站立,尚不能行走。疼痛大减。

3天后复诊,患者扶着女儿慢慢走进治疗室。治疗过程基本同上。患部疼痛及肢体活动显著改善。

再3天后复诊,患者自行走进治疗室,行动自如。

【病案二】

何某,女,40岁,左髋及左大腿前外侧疼痛伴左髋活动严重受限5个月。行走时呈跛行步态。患者在酒吧工作,有酗酒史。

查:腰部僵硬,中上腰椎序列紊乱、腰曲减小,椎周部分软组织呈条索状改变;双侧股骨内旋,左髋屈曲、内收、外展均明显受限;左腿股四头肌及髂胫束僵硬,压痛。

X线片显示:左侧股骨头形态改变,股骨头部塌陷,骨密度不均匀,股骨头内有大小不等的透明带和硬化斑块,囊变区周围的环区密度不均(图14-3)。

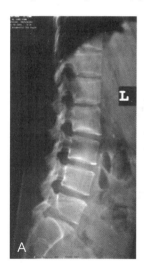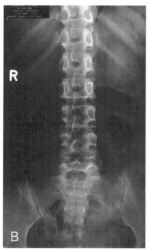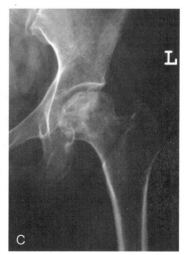

图14-3　腰椎及髋关节X线片(何某)

印象:左股骨头缺血性坏死。

手法治疗:

- 腰椎序列及曲度调整,尤其是中上段腰椎。抻法松解腰部软组织,指推法及掌压法纠正腰椎序列。
- 端盆法纠正骨盆内外旋移。
- 指推法进行股骨及下肢各骨异常旋转、移位的纠正。
- 抻法对髋后肌群、髋外肌群、髋内肌群及髋前肌群异常状态的松解。
- 顿牵法牵开髋关节囊,运动关节手法活动髋关节。

结果:经过每周2次、持续8个月的治疗,患者左髋及左大腿疼痛症状完全消失,左髋活动范围显著增大,跛行基本消失。复查X线片显示,左侧股骨头部有新骨生成(图14-4)。

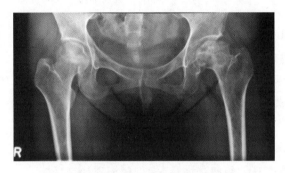

图14-4　髋关节X线片(何某复查)

膝　关　节

膝关节是下肢中间部位的复合关节,由胫股关节和髌股关节两类三个关节共同组成。膝关节以稳定的承重和强有力的活动能力为主要功能表现。

膝关节强大的功能发挥需要强有力的软硬结构为保障,同时需要相应强大的神经功能支持,也需要保持与承重、运动功能配套的良好关节线位对合状态。

膝关节主要的运动自由度是在屈伸方向,其次是在膝关节屈曲的时候可以围绕小腿长轴进行旋转。在膝关节完全伸直时,其稳定性最大。在屈曲的状态下,膝关节具有最大的活动度,但其稳定性却是最低的。

临床上有关膝关节软骨磨损、关节间隙狭窄的病理分析中,膝关节内外软组织结构与功能异常的状态虽然直观地呈现在外,但由于与其密切联系的骨移位相关生物力学因素没有被足够重视,所以,膝关节退行性疾病的诊疗在学界尚未得到有效突破,因而依然是骨伤科疑难病类。

膝部筋骨结构与功能特点

1. **骨与半月板** 膝关节由股骨、胫骨和髌骨构成,分别以股骨内、外侧髁和胫骨内、外侧髁以及半月板、髌骨形成胫股关节、髌股关节。膝关节是人体最大且构造最复杂的关节,因而膝骨移位临床常见。

胫骨和腓骨头在近端形成胫腓关节,能够轻度旋转,也容易出现移位。胫腓关节不参与膝关节构成。

股骨内、外侧髁的关节面呈球面隆凸,胫骨髁的关节窝很浅,在胫股之间有由纤维软骨构成的半月板。半月板的形态特点能使球形的股骨髁与较平坦的胫骨平台构成一个对合良好的关节。

半月板的外缘较厚,内缘薄而游离。上面略凹陷,对向股骨髁;下面平坦,朝向胫骨髁。内侧半月板大而较薄,呈"C"形,边缘与关节囊纤维层及内侧副韧带紧密愈着。外侧半月板较小,呈环形,外缘附着于关节囊,但不与腓侧副韧带相连。半月板具有一定的弹性,能缓冲、吸收、传布膝关节负荷力,起着保护关节面、稳定关节的作用。

半月板将膝关节腔分为不完全分隔的上、下两腔,屈伸运动主要在上关节腔即股盘关节腔进行,屈膝时轻度的回旋运动则主要在下腔即胫盘关节腔完成。

膝关节屈伸运动时,半月板随胫骨移动。屈膝时半月板随胫骨平台向后移,伸膝时半月板随胫骨平台向前移。膝关节在屈曲后进行旋转时,胫骨不动而股骨左右旋转,此时半月板随股骨髁移动,故在胫骨平台上表现为半月板左右旋转的滑动,一侧向前,另一侧则向后。如果半月板活动不利,则容易卡在胫股之间而引发膝关节疼痛,甚至绞锁。

髌骨是包裹在股四头肌肌腱内的籽骨,起着股四头肌肌腱在胫股关节前方的支撑原点的作用。髌骨所在的位置状态,受股骨、胫股及骨盆三方面力学结构的综合影响。

2. **肌肉、韧带与筋膜** 膝关节的唯一伸肌是股四头肌。股四头肌包括股中间肌、股外侧肌、股内侧肌和股直肌。前三者跨膝关节,是单关节肌。股直肌跨髋、膝关节,是双关节肌。它们通过共同的肌腱止于胫骨粗隆。

屈膝主要由腘绳肌完成,包括股二头肌、半腱肌和半膜肌,均由坐骨神经支配。腓肠肌、腘肌和鹅足肌腱均经过或分布于膝关节的后方,也都有屈膝的作用。

膝关节的稳定性主要取决于两套韧带,即膝关节交叉韧带和膝关节内外侧副韧带。

膝关节交叉韧带(又称十字韧带)位于髁间窝内,有效地保证了膝关节的前后稳定性。前交叉韧带斜向后外上方,有制止胫骨前移、防止前脱位的作用。后交叉韧带较前交叉韧带短,斜向前上内方,具有限制胫骨后移的作用。两条韧带方向相互垂直。

膝关节有内侧副韧带和外侧副韧带,或称胫侧副韧带与腓侧副韧带。内侧副韧带起于股骨内侧髁皮下,终止于胫骨平台前内侧鹅足肌腱附着部的后方,向前下方斜行。外侧副韧带起于股骨外侧髁外表面,止于腓骨头,向后下方斜行。内外侧副韧带加强了关节囊的作用,可防止膝关节过度内外翻,保持了伸膝过程中膝关节的横向稳定性。膝关节外侧副韧带由阔筋膜张肌移行的髂胫束保护加强,内侧副韧带由鹅足肌腱保护加强。鹅足肌腱由缝匠肌、半腱肌和股薄肌的肌腱组成。

当膝关节完全伸直时,胫骨髁间隆起与股骨髁间窝交锁,内、外侧副韧带紧张,除屈伸运动外,胫股关节不能完成其他运动。

当膝关节屈曲时,股骨内外侧髁后部进入关节窝,交锁解除,内、外侧副韧带松弛,胫股关节可以绕胫骨长轴做轻度旋转运动。充分考虑不同位置状态下的膝部结构关系,对手法操作效率的改善有着直接的指导意义。

另外,股四头肌的垂直延伸部和交叉延伸部形成了膝关节前面的主要纤维盖,可以有效地防止膝关节内外侧关节间隙增大,加强膝关节的内外侧稳定性。而反过来,如果股四头肌挛缩以致其张力过大,也可能导致膝关节间隙狭窄、髌股关节压力增大,而影响膝关节的活动能力。

股后部及腘窝的深筋膜均为阔筋膜的一部分,向上与臀部深筋膜延续,向下与小腿部的深筋膜延续,向两侧与股前、内侧深筋膜相延续。腘窝部的深筋膜又称腘筋膜。这是臀腿筋膜链关系,有着现实的临床意义。

膝部骨结构移位形态

1. 股骨移位 在前文,我们重点探讨了股骨头移位的情况。从骨结构的立体观念出发,我们可以了解,在股骨头发生移动时,必定伴随着股骨远端的移位。股骨内、外侧髁的左右旋转及股骨的倾仰状态,对膝关节的关节状态有着直接的影响。

(1)股骨内旋:股骨内旋时,股骨内、外侧髁不在与前进方向垂直的冠状水平面上,股骨内侧髁旋内,股骨外侧髁前突。

(2)股骨外旋:股骨外旋时,股骨内外侧髁不在与前进方向垂直的冠状水平面上,股骨内侧髁前突,股骨外侧髁旋外。

(3)股骨前倾:股骨前倾时,股骨长轴不是平行于人体重力线(即垂直于地面),而是股骨远端位于人体重力线的后方,股骨呈现整体前倾的状态。

(4)股骨后仰:股骨后仰时,股骨长轴不是平行于人体重力线(即垂直于地面),而是股骨远端位于人体重力线的前方,股骨呈现整体后仰的状态。

(5)股骨综合性移位:股骨呈现内外旋转与前倾后仰综合的移位状态。

2. 髌骨移位

(1)髌骨上、下移位

髌骨上移位:即髌骨向上移位,又称高位髌骨,指髌骨位置过高。髌骨前缘至胫骨粗隆之间髌韧带的长度大于髌骨纵轴长度的1.2倍,以致在膝部屈曲时,髌骨不能随之滑动至合理位置而使得股四头肌张力异常、髌股关节压力增大。高位髌骨还可使髌股关节活动障碍、髌股关节不稳(图14-5A)。

髌骨下移位:即髌骨向下移位,又称低位髌骨,指髌骨位置过低。低位髌骨不仅由于髌韧带挛缩而相对较短(髌骨前缘至胫骨粗隆之间髌韧带的长度小于髌骨纵轴长度的0.8倍),而且也由于股四头肌长度增加而增加了伸膝装置的张力(图14-5B)。

图14-5C所显示的髌骨位置基本正常(髌骨前缘至胫骨粗隆之间髌韧带的长度等于髌骨纵轴长度的0.8~1.2倍)。

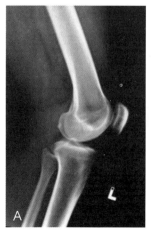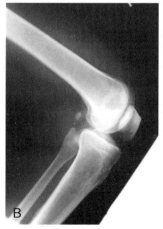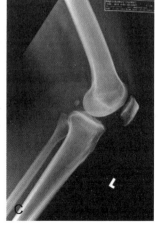

图14-5　髌骨位置

（2）髌骨内、外移位：临床上，常用 Q 角表示髌骨外移分力。

从髂前下棘到髌骨中点连线代表股四头肌牵拉力线，从髌骨中点到胫骨结节连线与股四头肌牵拉力线相交之角即为 Q 角。正常 Q 角，男性为 10°~15°，女性为 12°~18°。

髌骨外移位：又称髌骨外翻，是髌骨相对于股骨髁向外侧移动并倾斜的状态。

髌骨内移位：又称髌骨内翻，是髌骨相对于股骨髁向内侧移动并倾斜的状态。

髌骨内外移位从概念上只是涉及髌骨与股骨髁之间的相对位置状态。髌骨内外翻的判断，是以髌骨与股骨相对位置的改变为标准的，不是以髌骨在人体膝部的绝对位置进行判断的。由于股骨内外旋转的不同状态都是临床所常见，所以就有 3 种股骨的基态——股骨内旋、股骨外旋、股骨处于正常位。

三种基态下，髌骨与之发生关系，就会有三种不同情况下的结论。

髌骨的位置除了取决于股四头肌的近端以外，主要取决于髌腱止点的位置，即胫骨粗隆的位置，这个便与胫骨的位置状态发生关系。胫骨又有内外旋转及标准位的不同位置状态。

所以，我们在治疗时，就应该针对股骨和胫骨的各三种基态分别进行判断，诊疗程序中需要针对股骨、胫骨及髌骨的位置状态及其相互关系进行检查与纠正。

3. 胫骨移位　胫骨移位是指胫骨平台相对于股骨关节面发生向前、后、左、右的平移移位以及向内、外旋转移位的状态。

（1）胫骨内、外旋转移位：当膝关节伸直时，由于膝关节结构特点所决定的胫骨自旋活动（膝关节的自动轴向），胫骨在股骨下可生理性向外旋转约 5°~10°。

我们在这里所讨论的胫骨内外旋转移位，是指胫骨在自然状态下，超出 5°~10° 的自旋角度而发生位置异常的状况。

胫骨内旋：在膝关节伸直、股骨处于中立位情况下，胫骨前嵴的位置明显旋向内侧，超越小腿中轴线（图 14-6A）。

胫骨外旋：在膝关节伸直、股骨处于中立位情况下，胫骨前嵴的位置明显外旋超过 10° 以上（图 14-6B）。

我们也可以从膝部症状表现来初步判断胫骨旋转移位方向。

　　胫骨外旋时,膝关节内侧副韧带及鹅足肌腱常受异常牵拉而紧绷,进而发生慢性损伤,出现胫骨平台内侧软组织疼痛的症状。

　　胫骨内旋时,股二头肌肌腱及髂胫束远端常受异常牵拉而发生慢性损伤,出现胫骨平台外侧疼痛的症状。

　　我们还可以从膝关节前后位 X 线片表现,直接判断胫骨旋转移位方向。

　　胫骨内旋时(图 14-7A),胫腓骨间空间距离越大,说明胫骨内旋越甚;腓骨头与胫骨平台外侧重叠影越少者,说明胫骨越内旋。髌骨位置通常受胫骨内旋影响而偏向内侧。

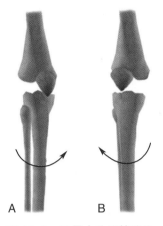

图 14-6　胫骨内外旋转移位

　　胫骨外旋时(图 14-7B),胫腓骨空间距离越小,甚至重叠在一起,说明胫骨外旋越甚;腓骨头与胫骨平台外侧重叠影越多者,说明胫骨越外旋。髌骨位置通常受胫骨外旋影响而偏向外侧。

　　图 14-7C 的胫骨位置基本正常。

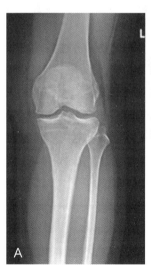
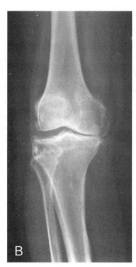
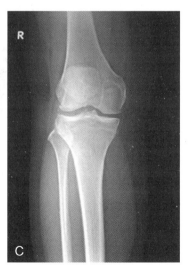

图 14-7　胫骨位置

　　胫骨旋转时,胫骨与腓骨之间可以发生相对移动。

　　当胫骨相对于股骨外旋时,由于小腿前群肌等的作用,腓骨头的位置可保持不变,但胫骨前嵴与腓骨头间的相对位置会靠拢,距离减小,主观感觉腓骨头向前移位。

当胫骨相对于股骨内旋时,由于股二头肌肌腱的作用,腓骨头的位置可基本保持不变,但胫骨前嵴与腓骨头间的相对距离会增大,主观感觉腓骨头向后移位。

(2)胫骨前、后移位

胫骨平台前移位:胫骨平台相对于股骨向前移位(图 14-8A)。

胫骨平台后移位:胫骨平台相对于股骨向后侧移位(图 14-8B)。

(3)胫骨内、外翻

胫骨内翻:胫骨平台相对于股骨向外侧移位并向外侧倾斜(图 14-9A),膝关节生理性外翻角大于 180°。

胫骨外翻:胫骨平台相对于股骨向内侧移位并向内侧倾斜(图 14-9B),膝关节生理性外翻角小于 170°。

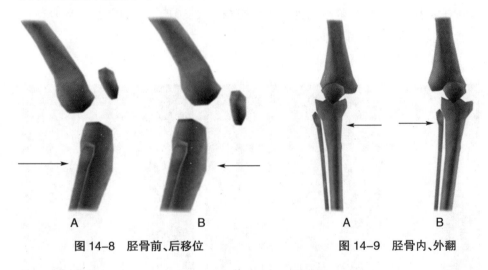

A　　　　　　　　　　B　　　　　　　　　　A　　　　　　B

图 14-8　胫骨前、后移位　　　　　　图 14-9　胫骨内、外翻

(4)胫骨前倾、后仰:指胫骨干整体的前倾、后仰,具体表现同胫骨平台前、后移位。

胫骨前倾:胫骨平台前移,胫骨干整体前倾的状态。

胫骨后仰:胫骨平台后移,胫骨干整体后仰的状态。

膝关节偏移

当膝关节的位置不在人体正常位置时,我们称之为膝关节偏移。膝关节常出现内外侧偏移和前后偏移现象。

1. **膝关节内外侧偏移** 膝关节的内外侧偏移,是膝关节中心的位置出现不同程度地向内或外侧偏离下肢承重力线的现象,可表现为膝关节的内外翻。

(1)膝外翻:膝关节中心位置内移,膝关节呈现外翻的表现,以胫骨外翻为主,俗称 X 型腿(图 14-10A)。

患者站直,双膝并拢,双脚跟无法并拢而有一定距离。膝关节外翻角小于 175°。

膝外翻常见以下 3 组骨移位类型:

- 股骨内旋、胫骨外旋外翻、跟骨内翻。
- 股骨外旋、胫骨外旋外翻、跟骨外翻、扁平足。
- 股骨内旋、胫骨内旋外翻、跟骨内翻。

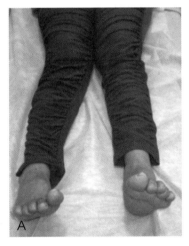
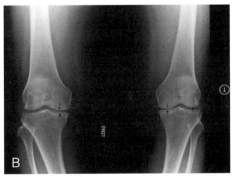

图 14-10 膝关节内外翻

(2)膝内翻:如果膝关节中心的位置向外侧移动,则膝关节就会呈现内翻的表现,俗称 O 型腿(图 14-10B)。

患者双脚跟并拢、站直,两膝关节之间距离达 3cm 及以上。膝关节外翻角大于 180°。

膝内翻常见以下骨移位表现:

- 早期常见骨盆前倾角过大。
- 股骨外旋。
- 膝关节过伸或屈曲,晚期以膝关节屈曲为主。

- 胫骨外旋、内翻。

- 跟骨外翻。

膝关节内、外的偏移将使人体重力不能均衡地分布于膝关节内外关节面上，导致膝关节骨关节面及半月板出现应力异常。

膝关节内、外翻不仅直接反映胫骨外翻角度异常，通常还伴随着胫骨和／或股骨的旋转移位。

2. 膝关节前后偏移　从下肢的侧位角度看，正常状态下，当膝关节完全伸展到极限位时，下肢应该是垂直于地面并且膝关节是伸直的。人体重力线正好通过髋、膝、踝三个关节的中心。

但是现实生活中，膝关节的前、后完全伸展的位置状态往往不是标准地居于下肢中轴线上，常常呈现出膝关节向前或向后偏移的现象。

（1）膝关节过伸：人体直立时，膝关节中心的位置可向后偏移，为膝关节过伸，又称膝反屈。

膝关节过伸时，股骨轴向后下方倾斜，股骨呈现前倾的状态。膝关节过伸主要受关节囊及膝关节后方相关韧带（膝关节弓形韧带和腘斜韧带）阻止，其次是鹅足肌腱、腓肠肌等的作用。

膝关节在过伸状态下的骨结构序列特征，可以表现为骨盆前倾角过大，髋臼向后方移动，股骨干向后下方延伸（股骨前倾）；胫骨后仰，胫骨平台向后方移动，膝关节中心后移。

膝关节处于过伸位时，垂直方向的压力主要集中于胫股关节前部，而横向限制膝关节中心后移的张力主要发生在腘窝部韧带及肌肉上，所以，随着时间的推移、异常应力的持续存在，股骨髁关节软骨面的前下方和内、外侧半月板前部将容易出现急性或慢性损伤而磨损、退变，膝关节后面的韧带及肌肉可能会出现增厚的代偿反应。

从肌肉拉力线解释膝关节过伸的力学原理：骨盆前倾角增大，坐骨结节上移，牵拉腘绳肌向上，将胫骨平台向后、上拉移，导致膝关节处于过伸位。

胫骨平台后移，股骨远端的股骨髁也会随之后移，以致附着于股骨髁后面的腓肠肌受牵拉，导致跟腱应力增加，跟骨点头，足弓趋向扁平。

（2）膝关节屈曲：当膝关节不能完全伸直时，膝关节中心将向前偏移而处于屈曲位。此时，股骨轴向前下方倾斜，股骨呈现后仰的状态。

膝关节难以伸直而屈曲时，股四头肌的等长收缩阻止了由于重力作用而导致的膝关节继续屈曲的趋势。

膝关节前后偏移与胫骨平台前后移位是不同的概念。膝关节前后偏移不涉及胫股关节的前后相对错位,只是胫股关节的对位角度发生了变化。

膝关节屈曲位时的骨结构序列特征,可以表现为骨盆的前倾角明显减小,髋臼向前方移动,股骨干呈现后仰趋势;足高弓,胫骨前倾;股骨后仰与胫骨前倾的结合导致股骨与胫骨连接(膝关节)向前成角而不能伸展为180°,故膝部难以伸直。

膝关节处于屈曲位时,垂直方向的压力主要集中于胫股关节后部,而横向的张力主要发生在膝关节前面的股四头肌和髌韧带上,髌股关节压力随之显著增大。所以,随着时间的推移,异常应力的持续存在,股骨髁关节软骨面的前面及下面、内外侧半月板后部、髌骨软骨面将容易出现急性或慢性损伤而磨损、退变,加之股四头肌及髌韧带长期持续承担额外的应力,使结构必然出现代偿性变化,如肌纤维增厚、增生、僵直、粘连、钙化等。

因股四头肌长期处于张力增大状态,髌骨长期承受异常压力,髌股关节间隙变窄,摩擦力增大;胫股关节因股四头肌拉力增大而导致关节间压力增大、关节间隙狭窄、关节面应力分布发生改变,膝部内外软组织因关节软骨退变而引发一系列退行性变化。

从肌肉拉力线解释膝关节屈曲的力学原理:骨盆前倾角减小,股四头肌之股直肌起点(髂前下棘)上移,坐骨结节下移,腘绳肌松弛,股四头肌张力增加,髌韧带牵拉胫骨平台前端向前移动,以致膝关节处于屈曲状态而难以伸直。

如果恰逢患者足弓高,趾长伸肌、胫骨前肌等肌肉紧绷,也会牵拉胫骨前倾,与股骨干的后仰相合,使膝关节难以伸直。

膝部应力异常的5种结构形态组合

"东方柔性正骨疗法"认为,膝关节力学结构正常与否,与其上下骨结构的力学结构状态有着直接的关系。

我们在临床上观察到,导致膝部疼痛的力学结构性病因,常见以下5种类型的骨盆与足弓病理性配对形态。

1. **骨盆前倾角过大配高弓足** 骨盆前倾角过大的主要动力因素,在于髂腰肌的主动收缩或被动牵拉。髂腰肌牵拉腰椎及骨盆,导致腰曲及骨盆前倾角增大、髋臼位置后移。

高弓足通常为先天所致。足高弓使趾长伸肌、胫骨前肌等足背屈肌群有着较大的张力而牵拉胫骨处于前倾状态。

在临床上,此型常与鹅足肌腱损伤、髌下脂肪垫损伤及膝关节屈曲受限等疾病关系密切。

2. 骨盆前倾角过大配扁平足 本型形成骨盆前倾角过大的主要动力因素,在于髂腰肌的主动收缩或被动牵拉。髂腰肌张力增大,牵拉腰椎及髂骨引起腰曲过大、骨盆前倾角增大。坐骨结节同时向上移动,牵拉腘绳肌引起胫骨平台向后移动,股骨远端亦随之向后移动,胫股关节承重力点前移,半月板前方压力增大,膝关节中心后移。

膝关节中心后移,腓肠肌及跟腱张力增大,拉动跟骨向点头方向移动,则易形成扁平足。若患者足弓状态原本就比较扁平,则胫骨后仰,将配合形成膝关节中心后移。

此型常与膝关节退变性骨关节炎的发生、发展有关。

3. 骨盆前倾角过小配扁平足 本型骨盆前倾角过小的主要动力因素以外力作用为主,坐姿不良所致最为常见。骨盆前倾角过小会使髋臼位置前移、股骨后仰,股骨髁前移,而股四头肌之股直肌张力增大,髌韧带止点处应力增大。

如果此时患者足弓扁平,胫骨后仰,胫骨平台后移,则髌韧带止点处张力增大将尤其显著,牵拉疼痛症状容易发生,极易导致胫骨粗隆部位的骨骺炎。

4. 骨盆前倾角过小配高弓足 本型骨盆前倾角过小的主要动力因素,以外力作用为主。

骨盆前倾角过小致髋臼位置前移,股骨后仰,股骨髁位置前移。高弓足状态下,趾长伸肌及胫骨前肌张力过大,胫骨前倾、胫骨平台前移。

两者配合,导致膝关节中心前移。

本型极易因股四头肌张力显著增大而引起髌股关节压力过大,是髌骨软化症的主要病因之一。

5. 代偿后表现 前述4种类型均为相关疾病发生初期的典型结构表现。随着病情的发展,尤其是在病情长期迁延不愈的情况下,膝关节退行性变逐渐加重,关节受力部位与对合状态随之变化,膝关节中心移动,膝部筋骨结构出现代偿,膝关节的外部形态亦随之改变。

老年退变性膝关节骨关节病之代偿结构表现最为显著。

病变初期,以骨盆前倾角过大、扁平足、膝部过伸为典型表现,随着关节软骨磨损、破坏的进程加重,关节对合状态将随着关节接触点面之躲避行为而开始出现变化,逐渐呈现出膝关节中心向前、向外转移,膝关节呈O型表现,膝部屈曲而难以伸直。骨盆也随之逐渐表现为仰角增大的位置变化。

膝关节正骨手法

1. **指推法**　用手指以柔性的劲力直接推动膝部移位的骨结构使之复位。

推胫骨纠正内外旋转:着力点在胫骨平台周围、胫骨粗隆内外侧及胫骨内侧面、内踝。体位上,仰卧或俯卧位,以仰卧位为主;直膝或屈膝均可,屈膝调整为佳(图14-11)。

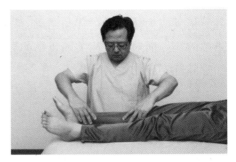

图14-11　推胫骨纠正内外旋转

推髌骨:患者仰卧位,医者直接推髌骨上下缘及双侧使之复位。

推腓骨:直接推腓骨头前后两侧,或同时配合推外踝使之复位。

2. **膝关节推摇法**　患者仰卧位,健肢伸直,患肢屈膝屈髋。

医师单膝跪坐于患者脚侧,或站立于患肢床边,面向患者头侧,腋下轻轻夹住患肢小腿,双手把持患肢胫骨平台两侧,身体稍向后靠以稍牵开膝关节,左右横向或斜向摇动胫骨平台,可重复操作几次,力图横向或斜向错动胫股关节。

本手法可以纠正胫股关节间的错位和松解膝内外软组织,尤其对调整半月板的位置状态、解除半月板绞锁有着良好的作用。

3. **抻法松筋正骨**　以抻筋的方法调整、松解挛缩紧绷的跨膝关节软组织,如股四头肌、腘绳肌、髂胫束、腘窝处软组织等,对膝关节应力的改善、关节间隙的增大及各移位骨结构的整复归位都有着重要作用。

膝关节疾患手法诊疗的经验要点与典型病例举隅

1. **膝部疾患辨构诊疗总诀**

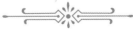

> 一看腰序膝屈伸,二辨盆骨足弓跟。
> 三观髌股胫腓态,四头腓肠腘绳深。

骨结构位置状态的变化,必然导致附着其上的软组织结构与功能状态的变化。因此,随骨盆与下肢骨力学状态变化而发生张力改变的相关软组织,对膝关节状态的影响可谓深远。

因此,在膝关节疾患的诊疗过程中,仔细检查其上下软硬结构的力学状态并分析其应力传导的过程与结果,是骨移位相关之膝关节疾病病因病机分析的重要内容。而对这些相关筋骨结构异常力学状态的纠正与改善,即是柔性正骨治疗膝部疾患的关键所在。

2. 膝关节周围不同部位疼痛的诊断要点 有关膝关节痛的诊断分析,我们可以从神经源性、骨源性及软组织源性等方面着手,思路会比较清晰。

(1)神经源性膝关节痛:神经源性的膝部疼痛,是相关神经受到物理和/或化学性刺激、乃至损伤后出现的膝部放射痛。

由于分布于膝部软组织及关节内的神经来自腰丛和骶丛神经,故腰丛和/或骶丛神经功能障碍是膝关节病变中最常见的基础性病因。导致腰骶丛神经功能障碍的物理性病因,常见腰椎小关节紊乱导致的脊神经根物理性卡压刺激。

- 关节局部无红肿热痛,局部无结构及功能异常。
- 膝部以酸痛为主,为腰神经的牵涉或放射性痛。
- 常不能精确具体地指出疼痛部位。
- 膝痛在卧位常不能缓解,有时甚至可能加重。

(2)骨源性膝关节痛:膝关节X线片等影像资料可显示膝部力学结构紊乱、退行性改变或其他骨病特征性病理表现。

膝骨移位导致关节对位异常,以致跨膝关节软组织张力增大、膝关节压力增大、关节间隙减小、压力分布异常,引起膝关节相关部位疼痛。

关节软骨破坏、骨膜刺激导致膝骨关节炎性变化,进而引发膝关节内疼痛。

半月板位置及活动度异常是引发膝关节疼痛的常见病因之一。

骨破坏可引发膝关节疼痛及功能障碍。

(3)软组织损伤性膝关节痛:膝部软组织长期处于张力异常状态,导致跨膝关节软组织急(慢)性损伤,引发膝关节周围疼痛。

"东方柔性正骨疗法"认为,膝关节内外软组织损伤常与膝部上下骨结构病理性移位而导致的力学紊乱直接相关。

在临床上,我们常常可以看到,当膝关节之胫股关节及髌股关节对合改善后,膝部内外软组织便立即松软下来。这一点,以腘窝软组织之表现最为明显。

3. 神经、骨及软组织结构与功能的整体联系 临床上,我们既要清晰认知不同的骨与软组织的结构或功能异常引发疼痛的原因,同时更要清楚了解不同结构间的相互联系与影响。

人体任何关节的活动都依赖于骨结构的支撑力、软组织的张力、神经系统的指挥调控以及相关系统之间的整体性协调配合。

腰神经功能状态对膝部软组织的结构与功能将产生根本性的影响。如果神经功能出现障碍，则其支配的软组织的功能活动将会出现显著异常，以致关节内外软组织的应力分布失衡而使关节稳定性显著降低，髌骨移位亦可因之发生，一系列的损伤与退变就会成为必然。

【病案一】

林女士,53 岁,右膝内侧痛 9 个月,行走稍快则右膝内侧痛甚,右臀部及右髋外侧酸痛,有时右大腿后侧牵扯痛。

检查:右髂骨后下移位,骨盆整体逆时针旋转移位,腰曲过大,右胫骨平台前移外旋,足弓高。右胫骨平台前内侧压痛(+),膝关节挤压研磨试验(—),侧方挤压试验(—)。

印象:右鹅足肌腱炎。

手法治疗:指推法纠正右侧髂骨移位,端盆法纠正骨盆整体旋移,指推法纠正胫骨内旋前移,指推法纠正足弓过高。抻法松解腘绳肌及鹅足肌腱。

结果:手法治疗完毕,右臀部及右髋外侧酸痛消失,右膝内侧痛显著减轻。

分析:软组织的慢性损伤,皆因其张力持续过大所致。决定其张力大小的因素,常与其起止点位置、起止间的距离及肌肉拉力线方向有关。从这些方面着手进行分析并制订相应治疗方案,则其张力状态恢复可期,改善乃至消除相关症状便成为可能。

【病案二】

李女士,45 岁,诉双膝酸痛不适伴腘窝牵扯痛 1 年半,行走时双膝无力,活动不利,上下楼梯时膝痛。新加坡中央医院骨科诊断为髌骨外翻,建议手术。

检查:双侧髌骨位置明显偏向外侧、被动活动不利,骨盆仰角较大,股骨稍内旋,胫骨外旋,跟骨内翻,高弓足,腰椎序列紊乱。

X 线片显示:双侧胫骨外旋,双侧髌骨外移(图 14-12)。

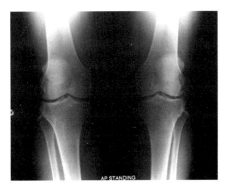

图 14-12 膝关节 X 线片(李女士)

印象：双侧髌骨外翻。

手法治疗：端盆法增大骨盆前倾角，指推法纠正股骨、胫骨、髌骨及跟骨位置异常，指推法减小足弓，指推法及掌压法调整腰椎序列及曲度，往复推移、提拿髌骨以松解髌周软组织粘连，抻法松解股四头肌及髂胫束。

结果：2 天后复诊，双侧髌骨位置良好，膝部症状完全消失。继续巩固治疗3 次，随访 1 年未发。

分析：髌骨的位置状态，决定于骨盆与胫骨的位置状态。髌骨外翻的概念，表达的是髌骨与股骨之间的相对位置关系。故髌骨外翻，与骨盆、股骨、胫骨等骨结构相互间的相对位置状态密切关联。髌骨外翻的诊断从此角度进行，治疗方案便随之应运而生。

【病案三】

陈先生，27 岁，左膝剧烈疼痛伴活动严重受限 1 小时。

陈先生在参加友人婚礼时，蹲着帮忙拍照，时间稍长。拍完照片站立起来时，突发左膝剧烈疼痛而活动严重受限。

检查：左膝外观无异常，疼痛部位在左膝后外侧。左膝只能伸至约 30°，再伸则剧痛。30° 以上可以弯曲活动膝关节。骨盆呈逆时针方向旋转，胫骨平台前移、外旋。

印象：左膝外侧半月板嵌顿。

手法治疗：行膝部推摇法。患者仰卧位屈膝屈髋，治疗者用左侧胁下夹持患者左侧小腿，双手握住患肢胫骨平台下方两侧，在相对稍用力牵开膝关节情况下，横向及斜向摇动胫股关节，"咔"一声响，同时感觉胫骨向内转动。端盆法纠正骨盆旋移。

结果：患者膝关节立即可以自如屈伸，疼痛基本消失，自行走出诊所。

分析：涉及半月板的问题，主流医学大多从半月板结构本身的损伤、破裂角度着手分析。柔性正骨在临床上观察到，在半月板整体结构并未破坏情况下，其在胫股关节间随膝部活动而进行生理性滑移的过程中，可能出现嵌顿的现象，并由此造成膝部活动受限、疼痛等症状表现。因此，解除半月板的嵌顿即成为治疗此种疾病的关键所在。半月板活动性恢复，症状便会立即消失。

【病案四】

潘先生，48 岁，双膝痛反复 4 年、加重 1 个月。站立时，膝部屈曲难以伸直，上楼梯时膝痛甚。早上起床和坐久起身时，膝部疼痛、难以屈伸，需要一段时间慢慢活动开了以后方能缓解。

查：骨盆仰角较大，高弓足。膝部伸不直，髌骨活动度基本丧失。腰椎序列紊乱。胫骨外旋、髌骨外翻。

印象：髌骨软化症。

手法治疗：端盆法增大骨盆前倾角，指推法降低足弓、纠正胫骨外旋及髌骨外翻，拿提法抓提并活动髌骨，指推法及掌压法调整腰椎序列及曲度，抻法松解股四头肌。

结果：7~8 次治疗后，膝痛显著减轻。治疗 15~20 次，膝痛消失，髌骨活动度基本恢复正常。

分析：髌骨软化症的病机与病理特点，主要表现为髌股关节间压力及摩擦力异常增大后，关节软骨的磨损、破坏。因此，治疗髌骨软化症的关键要素，就在于能否及如何降低髌股关节间的压力与摩擦力。

从患者下肢的整体性结构方面，我们可以看到，患者骨盆仰角过大，膝部屈曲难以伸直，足高弓，这一系列结构形态特点，反映出骨盆、膝、足弓在力学结构上的异常相应。膝部屈曲难以伸直，则会显著增大股四头肌张力贡献，以稳定下肢结构。而股四头肌张力过大、膝部屈曲，髌股关节间压力增大便难以避免。加上股骨、胫骨与髌骨三者之间的相对位置关系异常，髌股关节对合不良，关节间摩擦力异常增大，髌股关节软骨的磨损破坏在所难免。

因此，治疗髌骨软化症，需要从骨盆、足弓的调整开始，以改善膝部的屈曲状态，减小股四头肌张力，进而减小髌股关节间压力。并从胫骨外旋的纠正、髌骨外翻的纠正来调整髌股关节对合状态，减小髌股关节间的摩擦力，以减小髌骨关节面软骨的磨损。腰椎曲度与序列调整，从腰神经功能角度，为膝部软组织的功能发挥提供良好保证。

足　　踝

足踝结构与功能特点

足踝部具备承重、灵活运动、平衡稳定及减震等多项功能。由多块足跗骨、跖骨及趾骨构成的众多关节结构与足弓，可以满足足踝部多功能需要。

强力的足踝部肌腱韧带维持足踝各关节的稳定并提供活动动力。

足踝骨结构的序列状态对位居其上的胫腓骨的位置状态有着直接影响，这种良好的或不良的影响会继续向上传递。

足踝结构与功能的正常状态有赖于坐骨神经和隐神经等神经功能支持下的足踝部韧带、筋膜、肌腱等软组织结构与功能正常。

足踝力学结构紊乱类型

1. 跟骨移位

跟骨点头：跟骨沿人体冠状轴旋转，向平伏方向移位。

跟骨仰头：跟骨沿人体冠状轴旋转，向直立方向移位

跟骨内翻：跟骨沿矢状轴旋转，跟骨上部向外侧倾斜。

跟骨外翻：跟骨沿矢状轴旋转，跟骨上部向内侧倾斜。

跟骨内旋：跟骨沿下肢纵轴向内侧旋转。

跟骨外旋：跟骨沿下肢纵轴向外侧旋转。

2. 其他足跗骨移位

除了跟骨以外，其他足跗骨如距骨、足舟骨、骰骨、楔骨等也都可能发生位置改变。其中，距骨常随跟骨移位而移位。其他足跗骨常会随足部外力及骨间异常力的传递而相互推挤发生移位，其移位方向与外力或骨间异常力的传递方向相同。

3. 跖骨移位

跖骨前、后移位：跖骨可随足弓高低变化而向后上方或前下方移动。在外力作用下，跖骨最常见的移位形态是向近端移位。

跖骨内、外旋转移位：跖骨可发生沿跖骨长轴的向内或向外的旋转移位。

4. 趾骨移位

踇趾外翻：踇趾外翻通常与鞋尖部形状狭小，以致踇趾被向外侧顶推有关。与足弓扁平、跖骨对趾骨的顶推力以及跖趾关节退变等也有密切关系。

足趾向近端移位：在足趾骨移位的形态中，趾骨向近端移位最为常见。

5. 足弓

足弓是足部的跗骨、跖骨以及足底的韧带、肌腱共同构成凸向上方的弓，是由内侧弓、外侧弓和横弓3个弓组成的拱顶。它使人体在站立、行走、运动时增加稳定性和减轻震动，同时还有保护足底的血管和神经免受压迫等作用。

从内踝高点到跟骨底部与从内踝高点到第1跖骨小头两条连线之间的夹角约90°，为正常足弓标准；高弓足为小于或等于70°，扁平足为大于或等于120°。

（1）扁平足：扁平足可分为弹性扁平足及僵硬性扁平足2种，而绝大多数的扁平足都属于弹性扁平足，又称为功能性扁平足，也就是当脚站立承重时，足弓会塌陷变扁平或消失，但当足部悬空不承重、站立踮脚尖或将足大趾做伸展动

作时,足弓则会出现;而僵硬性扁平足的定义为不管脚有无承重,足弓都呈现扁平。

后天性扁平足发生的骨移位源性动力观察:骨盆前倾角过大,坐骨结节上翘,腘绳肌牵拉胫骨平台向后,使膝关节处于过伸位,而过伸位的膝关节使得腓肠肌、跟腱受到牵拉,若此时遇上足底跖筋膜等软组织萎弱、弛张、无力,则跟骨向前点头,足弓下降,伴随着人体站立时重力的作用,足弓塌陷、扁平足发生。

(2)高弓足:高弓足多为先天性。

高弓足形成的肌源性动力观察:通常高弓足者的胫骨前后肌、趾长伸肌等肌肉处于挛缩、紧绷的高张力状态,牵拉足趾背屈,以致足底跖筋膜继发性被牵拉而紧张,跟骨被拉向直立的方向。跟骨向直立方向移动,将使距骨随之而向后下旋转移位,跗骨相应高拱。

足踝正骨手法

1. **推摇法**　医者辅助手握持患足远端,操作手从内外两侧或上下两侧拿捏住患部,以长、短杠杆结合推摇活动关节而整复移位的足跗骨、距骨、趾骨等足踝部骨结构。

或者医者双手拇食指分别握持患部关节上下两侧,双手协同,横向推摇患部关节,以整复移位之筋骨结构。

2. **静态指推法**　用手指以柔性劲力,按照"撤领整纠"四大程序法诀,对足部各骨进行上下左右各个方向的直接柔性推动以达成复位的目的。

(1)足跗骨的整复:对于跟骨的移位,无论是内、外旋还是内、外翻,抑或是点头、仰头,均可直接用指推法调移归位(图14-13A)。

整复时,可以先行踝关节顿牵法,以松解足踝韧带、减小踝关节压力。

若是调移跟、距骨以外的足跗骨,如楔骨、骰骨、足舟骨等,可以运用骨拿提手法,牵移距骨和趾骨向远端移动,以撤除距跗骨间的异常压力,然后运用指推法调整跗骨向上、或下、或前、或后移动归位。

(2)距骨的整复

距骨左、右旋转的纠正:摸距骨头足底侧的滑车方向可知距骨旋转的状态。从足背部及足底部拿住距骨基底部进行反向旋转调整。

距骨的前、后移动:临床常见距骨向近端移位。医者可用手指拿捏住移位的距骨,将其向远端拿提或推移复位(图14-13B)。

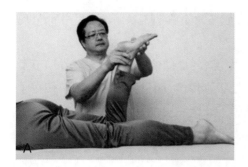
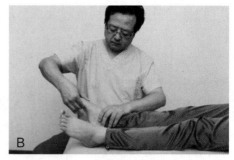

图 14-13　静态指推法调足踝

（3）足弓的调整：足弓的双向调节，可针对性增加或减小足弓。

增加足弓：将跟骨向直立方向进行调整，将足跗骨与跖骨从足底部向上推移使之形成足背弓形。足弓增大后的稳定性，需要足底肌肉筋膜、胫骨前肌、趾长伸肌及足踝部韧带等软组织的支持。支配这些软组织的神经结构需要重点检查和保护。同时，需要足弓垫的支持维系。

减小足弓：将跟骨向平伏方向推移，将足背跗骨、跖骨向下方、远端推移，使足弓减小。同时松解挛缩紧绷的胫骨前肌、趾长伸肌、足底肌肉筋膜等软组织。支配这些软组织的神经可能受到牵拉、卡压等物理性刺激，也必须加以解除。

腰骶曲序的调整纠正：与足弓维系相关的软组织结构与功能异常，将是导致足弓异常的直接原因之一。这些软组织的功能状态，通常与从腰骶部发出的坐骨神经功能有关，故应重点检查腰骶部序列及曲度状态，发现异常即行针对性调整。

足踝疾患手法诊疗的经验要点与典型病例举隅

足踝疾患的手法诊疗，如同其他部位疾患的诊疗一样，首先应从症状发生部位、症状体征、疼痛程度及其现病史，结合局部与整体触诊检查，分清其疾病性质与病变部位。

如足跟痛，我们可以从其神经病因、骨移位病因和软组织损伤病因三方面去深入分析，缺一则其诊疗难以全面、彻底。

对于足跗跖关节、楔间关节或楔舟关节等具体关节部位疼痛症状，结合其现病史及足踝背屈或跖屈检查情况，我们大多可以从足跗骨向近端移位、关节间隙狭窄、关节间压力过大等方面得到分析和判断的结果。因此，撤除骨关节间异常应力的"撤"字法诀，便成为治疗足跗骨部疼痛的首要操作程序。

略显复杂的病情,多与相关神经病因及"结构的多级相应"病因病机有关。足踝部软硬结构状态,足弓的高低,与膝、髋、骨盆、腰骶状态密切相关,不仅生理过程相关,病理表现同样紧密联系。其内在机制,离不开生物力学原理。

诊疗人体任何部位的力学结构紊乱性疾病,均可以从足踝部力学状态开始着手。因此,足踝部的正骨诊疗虽为本书接近尾声的章节,然而,足踝部力结构状态却是全身生物力学结构形成之起点所在。

以足踝部为起点,从下向上顺序进行分析的重要性不能不知。足踝部与人体其他部位力学关系的内在规律不能不去精心探索。即便是在无症状或症状轻微情况下,跟距骨内外旋、内外翻及足弓高低对膝关节的影响也是明显的,需要引起我们足够的关注。

"东方柔性正骨疗法"希冀对人体筋骨结构的慎察精思,如环之无端,层层递进。

【病案一】

黄女士,52岁,诉双侧踝关节周围酸痛半年,有时跟腱部牵扯痛,有时足底痛,行走时间稍长则不适加重,休息后好转。

查:双足踝皮色正常,无红肿发热。骨盆前倾角过大,腰骶角过大,足弓高,双膝稍过伸。

印象:踝周软组织慢性损伤。

手法治疗:端盆法纠正骨盆前倾角,使之减小;指推法及掌压法减小腰骶角,指推法调小足弓。

结果:调整完毕,所有症状全部消失。

分析:此病例为骨盆前倾角过大与高弓足之结构不相应所致。

骨盆前倾角过大与高足弓为结构不相应,通常会导致膝部不适,以膝部不能伸直为体征表现。然而该患者的膝部为稍过伸,故为盆膝相应,而结构的不相应向下转移到踝部。也就是胫骨后仰与高弓足不相应,踝周软组织应力于此便会异常增大,以维系足踝结构稳定与功能发挥。时间既久,踝周软组织疲劳,慢性损伤出现,故出现踝周症状。

腰骶角过大、腰骶部序列紊乱也将影响坐骨神经导致其功能失常,进而影响踝周软组织功能调节。

本病例调整方案是骨盆与下肢关节的多方协调。既要调小骨盆前倾角,改善腰骶状态,同时也要调低足弓,改善足踝部筋骨结构的协调状态,以最终达成盆、膝、踝部力学结构的协调相应。

【病案二】

陈女士,39岁,诉左足跟部疼痛2个月,晨起脚踏地时痛甚,活动后缓解。行走较久左足跟也会疼痛。

查:左足跟骨底部前缘压痛(+),L_5棘突左侧压痛(+)。腰骶椎序列紊乱,骨盆旋移,左足弓较小。

X线片显示:左足跟骨底部前缘骨赘形成,足弓扁平(图14-14)。

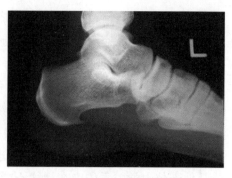

图14-14 左足X线片(陈女士)

印象:左足跟痛。

手法治疗:端盆法纠正骨盆旋移,指推法及掌压法纠正腰骶序列,指推法调左侧跟骨向仰头方向、增大足弓,抻法松解左足底跖筋膜及跟骨底部筋结。

结果:3次治疗,足跟痛完全消失。

分析:足跟痛是骨伤科临床常见疾病。"东方柔性正骨疗法"对足跟痛的病因认知,主要从三方面着手——神经源性、骨移位源性及足部软组织源性,且这三方面是相互关联、相互影响的。从神经源性病因着手,我们可以发现患者腰骶部结构序列的紊乱现象。从骨移位源性方面检查,会常见患者足弓扁平(也有高弓足者)。而软组织的病理表现,可见跖筋膜张力的增大及其在跟骨底部前缘附着处的损伤。依据动力来源不同,可有足弓扁平、足底跖筋膜受牵张而跟骨底部附着处应力过大与足弓高、足底跖筋膜挛缩而导致跟骨底部附着处张力过大等两种不同情况。足部X线侧位像上跟骨底部前缘骨赘的形成,就是该附着处跖筋膜张力异常增大的具体表现和结果。因此,足跟痛的治疗,必须要从腰骶部力学结构、足弓及足底筋膜张力三方面着手进行检查、调整。

第十五章　手法养成　明理躬行

学习柔性正骨技术的难点

明理难

《易经·说卦》曰:"穷理、尽性,以至于命。"

明理,首先是要尽可能地了解疾病背后的真相,尽可能地把握病理变化的本质及其规律。这是设计高效医学疗法的根本依据与出发点,所有医学疗法概莫能外。

无论是传统医学还是现代医学,在探索人体生命奥秘的漫漫征途中都只是刚刚起步,离人体生命真相的了解和把握尚有遥远的距离,对疾病的认知也是非常表浅。因此,我们向人体生命真相靠近的努力,永无止境。

其次,是要明了手法技术的作用原理、过程与目标。

明理,是所有医学疗法学习与进步的第一要务。理明到何处,才可能知道手法医疗的疗效能深入到何处。理明到什么层次,才能知道手法技术的作用效果可能达到什么层次。手法技术的层次及临证所能达成疗效的有效把握,在相当意义上与明理的深入程度有关。

大家都在说明理,但也都在自以为是。中医有中医的理、西医有西医的理,手法疗法有手法疗法的理。大家都在离真相或近或远的地方,自觉或不自觉地处于不同的角度和位置在对待、认识和治疗疾病。然而,真相只有一个,大家各自的认识也许都是对的,也或许都只是真相中的某一个部分而已。

认识疾病的本来面目,在诊疗时善于发现症状与体征背后的真相,基础都在于明理。

骨理圆通,心明眼亮,才可能下手直取。

在"东方柔性正骨疗法"中国第四期高级研修班上,有位山东的康复医师,培训时听课入神,奈何有尿频的隐患,却又不愿错过任何一个讲授的细节,憋急难耐! 在听了尿频这一节内容后,晚上照着老师讲的方法自己给自己调整了一下。嘿! 第二天上课,完全没有尿频尿急的困扰了! 病理机制清楚了、方法找到了,上手就会有心得!

——《毛泰之正骨日记》

达成明理的重要基础,是学习和掌握系统的医学知识及技能。就手法医学而言,解剖学、生理学、诊断学、病理学、影像诊断学、骨病学、手法学、脊柱相关疾病治疗学乃至内、外、妇、儿、五官等等科目,皆当必修。

手下觉明难

对患者相关骨架与软组织结构进行触诊,摸清其状态,是正骨疗法所有手法操作的基础。

"不以目视,而以神会。"触诊的觉知甚至可以通过一些方法深入到椎间盘、椎管内、椎体深面。手下触摸出来的状况越全面、越深入,对结构状况的了解就越具体、清晰,对相应结构调整的准确性及精确度就会越高。

因此,触诊的水平,在很大程度上决定了正骨的水平。能否看清楚并瞄准靶心,是射击水平提高的首要并基础的条件。

明理与手下觉明的结合,可以在我们面前呈现人体局部与整体筋骨结构之间的内在关系,以及筋骨结构的生理与病理状态。

静心难

心静是手下觉明的前提条件。在静心的状态下,筋骨结构之序列及层次才可能纤毫渐现。静心则意力相随有期,透筋挪骨才有可能如探囊取物。

静心,是修行第一课。万千修法,无不以静心为前提,为首要功夫。

老子云:"致虚极,守静笃。万物并作,吾以观其复。夫物芸芸,各复归其根。归根曰静,静曰复命。"

静心既是修行的条件,也是修行进步的表现与结果之一。由静心而引发的灵动能量,正是医患能量信息交流的重要基础。而静心炼己,恰恰也是修行之难关所在,心猿意马难拴故也。

"东方柔性正骨疗法"从道家丹修中来,手法操持时需要收摄身心,凝神定志。静心是"东方柔性正骨疗法"得以有效实施的基本且必要的技术条件。

突破成规难

随着欧美正骨、整脊技术传入中国所带来的观念冲击,以及中国骨伤正骨学术的进步与发展,不少中西医学同仁对脊椎移位的事实已经开始有所关注,且"脊柱病因学"理论把脊椎移位现象与"脊柱相关疾病"联系起来而开始逐渐为主流医学所接受。

然而,我们不难发现,四肢骨结构的病理性移位现象目前仍然为主流医学所忽视,视而不见、熟视无睹。

在主流医学体系中,尚没有"脊柱相关疾病"或"骨移位相关疾病"的临床诊疗指南。

我们的临床观察发现,临床全科常见疾病中,与骨移位相关的疾病占有相当比例。执业的临床医师们很少或几乎没有接受过"骨移位相关疾病"或"脊柱相关疾病"诊疗的训练,相关知识匮乏,技能缺失,漏诊、误诊常见。

这种现象的出现,是整个医学体系的结构性视野问题。然而,若思路开放,循临床的征象而追本溯源,则临证未见的疑难,也会在突破成规的开拓性思维与探索下,露出本来面目的端倪。

手法技术的演练

基础训练

- 练身架
- 练手下感觉
- 练手法发力方式、力量与耐力
- 练手法推移骨结构
- 练手法抻筋
- 练静心

在自己身上演练体会

1. **体会骨移动的主动与被动感觉** 对自体单条(块)骨结构的推移,可以方便地从掌骨基底的调移开始。以下罗列的骨结构,都可以在自己身上自行操作并体会。

- 调掌骨
- 调桡骨
- 调肱骨
- 调腕骨
- 调髂骨
- 调肋骨
- 调胫骨
- 调股骨
- 调腓骨
- 调跟骨
- 调胸骨
- 调锁骨

体会多骨块的推移与限制力的撤除。

- 调撤掌、指骨，达成腕骨的调整准备。
- 撤掌指骨、腕骨、尺桡骨、肱骨达成肱骨复位及肩关节间隙的改善。

2. 体会推移骨结构的力量

- 力的大小及比对
- 力的刚柔
- 辅助势力(杠杆)的利用

3. 体会调移自体骨结构后的肢体感觉

- 好的感觉:温热感、轻松感、滑利灵活感等。
- 不好的感觉:牵扯、酸、无力、活动受限、疼痛等症状的出现与加重等。

体会抻筋的手下感觉

- 抻筋的力量体会。
- 粘连松解过程中的手下感觉。
- 筋松时关节间隙的变化。
- 软组织手法操作前后软组织状态的变化观察。

我们自身每次出现身体病痛,都是一次深入体验、观察、分析、治疗、总结、提高的良好机会。善于把握,积极主动地利用这个过程,对技能提升有着极大裨益。

同道、师友之间相互演练

1. 抻筋

- 抻冈下肌:分层次抻筋。
- 抻梨状肌:肌腹局部筋结的抻解。
- 抻腰背筋膜:面抻,体验筋膜的流动性。
- 抻股四头肌(尤其是股外侧肌):肌束的整体抻解。

2. 骨结构的逐一调移

- 推上肢骨及带骨:掌指骨、腕骨、尺桡骨、肱骨、肩胛骨、锁骨。
- 推下肢骨及其带骨:跖骨、跟骨、胫腓骨、髌骨、股骨、髋骨。
- 推躯干骨:肋骨、胸骨。
- 推脊椎骨:骶椎、腰椎、胸椎、颈椎。
- 推面颅骨。

3. 调骨套路

- 调上肢骨:以撤为主,配合纠旋。从远端至近端逐一撤骨。
- 调下肢骨:以松筋、纠旋为宜。从下至上,逐一体会抻筋及纠正骨旋移的过程。
- 脊柱或全身骨架结构调整:高以下为基。从骨盆开始逐渐向上进行检查和调整。甚或从足部开始,一路上行。
- 以骨为主,筋骨同调,兼察别样。

从保健套路开始,在亲友身上演练

从保健手法开始,这是踏入手法医疗临床的第一步。

保健套路式的操作演练,能够在安全的前提下,提高手法操作的手感及对人体结构的认知。这是手法技术入门的方便法。

对生理状态下人体软硬结构的认知达成后,就要开始对人体病理状态下的软硬结构进行感知、辨识,这是触诊的重要环节。分不清人体结构生理与病理状态的触诊是毫无意义的。

正骨操作后的效应观察,是初习者能否顺利进入柔性正骨技术状态的首要关隘。此关通过的品质,于初习者柔性正骨信心与信念的形成,有着重要意义。

临床见习实习

- 观摩老师或有经验的手法医师的临床诊疗过程。
- 在老师指导下进行手法诊疗操作实习。
- 独立进行诊疗。
- 观察、总结、反思。
- 参访进修。

手法的养成

多方面经验的综合养成

1. **动眼**　观察筋骨结构模型。

建立学习者认知中的人体生理与病理结构的生物力学标准模型。

通过观察人体筋骨架构模型，了解各骨结构的形状、位置、序列特征，以及软组织的起止走向与分布特点，建立筋骨结构的标准参考模型。

2. **动脑**　琢磨筋骨结构。

把握筋骨结构的细节(静态结构)，了解筋骨结构的运动特征(动态结构)，掌握筋骨结构间排列状态的变化及其力学传变规律，建立病理性空间力学结构的分析模型。

3. **动手**　触摸对比。

勤于将手下的感觉与解剖结构(模型)比对，反复触摸、从表到里，层层感觉，与健侧比较，并触摸不同人群。

4. **行动**　实践、体会、观察。

对患者进行诊疗实操，动手对异常结构进行调整，体验其间的过程，观察并总结诊疗结果。

5. **养成**　反馈与经验总结。

临证时勤于记录，善于反思，及时总结，则能步步深入。

多结构、多方法互参

1. **多结构互参**　与横向、纵向相关联的多结构合参、互参，筋与骨结构互参，健侧、患侧反复比对，影像测量与手下的经验标准互相印证，可以有效接近力学结构紊乱的病因真相。

盲人所摸之象,毫无疑问皆是真象。真象之所以会成为假象,只是手下所触有偏向。道理人人皆知,临证时却依然为局部所困,这是习惯势力作祟下的临床常态。

2. **多方法合参**　诊断过程中,望闻问切、视触叩听,结合专科手法触诊及临床特殊试验检查,以影像诊断报告为依据,诸法合参,加上诊断性治疗的反馈,可在最大程度上为正确的诊断保驾护航。

信念与躬行

乔布斯说:"人这一辈子没法做太多的事情,所以每一件都要做得精彩绝伦。"

1. **一门深入**　手法技术的进步靠的是一门深入、一门专精。中、西医治疗疾病的方法可谓多矣,多重疗法齐上,乱拳也能打死师傅。如果遇到难题就转弯,手法技艺的专精就难说了。可贵的是遇山翻山、见水搭桥,单凭一双肉掌过关斩将,成就英雄本色。

毛泰之正骨箴言

"杂合以治"实乃医者无奈之举。专门技艺不精,群殴自是必然。

2. **信念与躬行**　只要慢慢地摸(柔性)、细细地摸(柔性)、一个部位一个部位耐心地摸(柔性)、静心感受(柔性)、悉心体验(柔性),摸多了,手下的感觉自然就出来了,软硬结构的状态自然就呈现在你的手下。心无旁骛,全神贯注于一处。

从练外家拳转而修习内家拳,以前冲锋陷阵的打架功夫将立刻消失得无影无踪,这是大家都能理解的常态,也将是推拿医者学习柔性正骨技术将会立即感受到的冲击。然而,只要自己的精神不倒,华山绝路上的无限风光终将依次为你展现。

功夫型技术

手法有技巧性技术和功夫性技术之别。技巧性手法只要掌握了操作方法,多加练习就可掌握。所谓熟能生巧。

功夫性手法有所不同,需要时间因素的参与。经过相当程度的技术磨炼后方可能在一定程度上掌握、运用。

厚厚的一摞书，你能够把它们读成一本书；厚厚的一本书，你可以把它读成一张纸；写得满满的一张纸，你可以把它读成一句话。这是读书人特殊的锻造与凝练过程。手法技术何尝不是如此。

一万小时定律

作家马尔科姆·格拉德韦尔在《异类》一书中指出："人们眼中的天才之所以卓越非凡，并非天资超人一等，而是付出了持续不断的努力。1万小时的锤炼是任何人从平凡变成世界级大师的必要条件。"他将此称为"一万小时定律"。也就是说，一个人的专业技能要达到一定高度的水平，专业工作时间必须超过1万小时，任何行业都不例外。

莫扎特6岁作曲，到20岁才创作出世界级作品；甲壳虫乐队1964年风靡全球前已演出1 200场；微软创始人比尔盖茨1968年接触计算机，创业前已编程7年。你为你的大师梦付出了多少？

这"一万小时定律"运用到骨伤手法医疗领域，我们可以将"一万小时"具体修正为"一万人次"。也就是说，成为一名优秀的柔性正骨医师，5年左右的专业精进是必需的过程。

"柔性正骨旅途上的点滴进步乃至系统成全，皆是从病友身上得来。病友们带来的每一种疾病、每一个症状，都是你继续进步的源泉与动力。医者的巧手灵心，均赖病友所赐。"

——《毛泰之正骨日记》

曲是唱出来的，拳是打出来的，手法技艺是动手操作出来的。只要下功夫，技艺的进步就将永无止境。

"学习、实践的过程是艰难、辛苦的，而每有突破，乐趣便会毫不犹豫地现身以资鼓舞。翻越一座座看似难以逾越的困阻心灵之山后，当你回眸的时候，会发现点点滴滴的汗水已然化作绚丽的彩虹。"

——《毛泰之正骨日记》

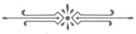

毛泰之正骨箴言

因缘未到，莫急莫躁。一心耕耘，收获到老。

陆游诗曰:"古人学问无遗力,少壮工夫老始成。纸上得来终觉浅,绝知此事要躬行。"

参访

1. **觉醒**　近年来,在以美式整脊为代表的正骨整脊技术的触动下,中医正骨整脊也逐渐开始有了拨云见日的进程与发展态势。

觉醒后的中医正骨,利用其所擅长的司外揣内、见微知著及整体观念的思维特点,不仅关注局部的结构与功能状态,而且更为重视筋骨结构整体性的内在联系与关系规律,无论是在单纯的筋骨架构自身,还是在与其他相关组织及脏器的整体生命活动方面。

2. **开悟**

"刚才吃晚饭的时候,太太跟我说,每天在诊所,她都在听候诊的患者们讲他们的家人或自己患病的故事。我说,你在外面听故事,我在诊室里面也在听故事,只不过给我讲故事的,不是患者的口头陈述,而是其筋骨结构的深沉表达。"

——《毛泰之正骨日记》

对手法初学者的忠告

1. **勿恋栈**　"不达目的誓不罢休",半小时不行,一个小时也要搞定它。如此蛮、勇的心态与做法在社会上的手法爱好者身上常见。

殊不知,任何事物的发生与变化都有其规律性,硬干、蛮干不仅不能解决问题,更有可能制造出新的麻烦。

2. **勿逞能**　逞强好胜是必须克服的心态。稍懂一点技术,便以为自己天下第一,稍有点成绩,就认为世上没有他解决不了的疾患。尤其是当其他正骨医师遇到暂时难以整复的移位结构时,便急于逞能,冲动地以暴力相向,这是最容易出手法医疗事故的心态类型。

这样的状况,不仅在手法爱好者中常见,在推拿或正骨专科医师队伍里,也常常存在。

3. **勿怯弱**　面对患者剧烈疼痛等严重症状,或体征的较大变化,心慌手软,茫然不知所措,还未上阵信心就输了。这种情况,于初习者常见。

4. **勿因病情简单而轻视,勿因病情复杂而过虑**　轻视、藐视将导致漏诊、误诊。过虑则思路不清,诊断不明。

对待病患,无论怎样的病情与症状,战略上藐视,战术上一定要重视。冷静、客观地分析,耐心、细致地处理。

坐 环 静 修

丹修、禅修或瑜伽修持,皆有助于柔性正骨技艺的精进深造。

坐环,即是入"环堵"。"环堵",典出《庄子集释》卷九下"杂篇·让王",意为狭小封闭的陋室。

坐环静修,就是在狭小封闭的陋室中,闭关修炼一段时间。这是重阳祖师对全真门人的修持要求。

"环堵"的意义,非在身体行动上之封闭约束,而全然关乎心意所向。凝神定志于掌指之下、患者之躯,心无旁骛,即如环堵行功,志意与精炁兼修。

由注意力专注于临证操持,到心静神清之坐环静修,医道互彰,术道相合。

至于静修之法,儒、释、道诸家皆无不可。其要在持之以恒。

"东方柔性正骨"所依托之丹道,为全真清修法派,倡由红尘炼己,山林养真。通过精气神之凝摄与转化,以自力感召他力,达至元神与识神同体、人天合一。超越低密度时空,沟通虚空法界,"独与天地精神往来",踏上返还无极本源的终极修炼途径。

坐环静修,强调"凝神入气穴",以"真人"之"踵息",达于呼吸绵绵之"胎息"。橐龠深深,从有为臻无为,以至于元阳生发、炁机氤氲的精化炁、炁化神、神还虚的修持秘境。于丹修内证之各阶次,则特别指出,丹元生发、流转、化生诸炁象,非为搬运有为之法门,实乃丹道风景,观者得之。

丹修为"东方柔性正骨"之母体,为柔性正骨之动力源泉。坐环静修,于"东方柔性正骨"学人的能量支持、内外环境顾护、信息沟通与维系、手下技能提升以及疗愈境界诸方面,皆有全面强化与深入促进之功。

不同导向的思维模式

在中国社会经济转型过程中发生的最根本变化,就是观念导向的变化。

由计划经济下的企业导向、产品导向向市场经济的市场导向、消费者导向转变。这一观念的转变使得中国的社会经济与市场模式发生了翻天覆地的变化。

在医学领域,观念的变化也是影响医疗科技进步与医疗水平提高的重要因素。手法疗法的操作者由于历史的原因,也客观存在着完全不同的观念导向。

医师(诊疗者)导向

这是从医师的角度出发来选择治疗方式的导向。其出发点,是医师自身的能力及其所掌握的专业技术。

1. 专科医疗技术导向　医师们常常从专科或自身的技术专长出发,来选择治疗疾病的方式。

如外科医师面对一些特定的疾病时,常选择手术的治疗方式,而中医师们则常选择保守的中草药内服外用的治疗方式等等。

内服或外敷药物、针灸、针刀、手法等疗法,都是常见医师们从自己独擅的技术出发,来设计和选择治疗疾病的方式。

2. 手法技术本身的自我导向　即手法医师本位型、手法医师自我欣赏型。

传统的软组织推拿、经络推拿、指压点穴等手法流派,由于在操作过程中衡量完成程序的程度和标准,是操作某种手法的次数、时间及是否完成固定操作程序等等,操作程序完成则治疗结束。所以,操作时注意力通常集中在医师预先设定的手法技术要求和程序操作的规范上,而较少以患者病灶处病理状态的改变为主要观察对象。这样的状况,导致手法花招、虚招迭出,华而不实,以致医师可以非常讲究所谓优美、标准的操作姿态或自认完美的造型,如何"㨰"得标准,如何"推"得优美,如何"一指禅"得漂亮。尽管这样的作为,患者有时也会有舒服惬意的感觉,也能对某些疾病或症状起到一定的治疗作用,然而终究与所期望达成的病理结构及状态改变的治疗目标有着较大的距离。

类似的情况在中国武术的发展与衍变上表现得淋漓尽致。武术的本质是技击,是对抗性搏击。但是,由于时代环境与人文条件的变迁,武术的一部分发展方向,已然转变为一门表演艺术。原本实用于技击的招式,因用途转变而专注于身架花招。

因医学专科的局限而带来的视野差异,尚有改善的空间。而手法花招却不仅是无用的陋习,甚至会阻碍手法医疗技术的进步与提高。医疗技术无论在何时何地,都是治病救人的实用技术,沦为华而不实的手法花招则必定会被无情淘汰。

患者导向

患者导向的手法医疗设计,要求一切以患者及其所患疾病的病因病机为核心,以缓解症状及解决病因为目标来选择、规划手法技法的组合与程序。这需要手法医师对患者复杂的病情有着尽可能深入、透彻的了解,以能够安全并显著改善病理状态的手法与患者个性化治疗方案为依归。

手法的每一个招式、每一个动作都应有其明确的、具体的操作目标。操作完毕,目标处的病理状态应有立即的改变或变化的趋势,症状表现也应有相应的改善或病情稳定、乃至向愈的趋势。

手法动作可以不太去讲究优美,但必须强调手法作用的针对性、靶向准确性,以及解决问题的有效与可重复性,同时也特别注重患者的感受及安全性。

患者导向即是解决问题导向,其关心的重点,是局部与整体病理状态在治疗程序完成后的变化趋势与结果。

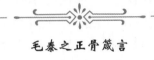

毛泰之正骨箴言
视野开阔广查疗法利弊,责任到位深究病患得失。

1. **视野开阔广查疗法利弊** 视野开阔广查疗法利弊,要求手法医疗工作者全面了解中西医在相关疾病诊疗方面的常规与特殊疗法的理论与方法,深入分析这些疗法的主要技术特点及其局限,客观评价不同情况下疾病的预后转归。不仅如此,还要与相关的手法疗法进行多角度、多层次、多方面的比较分析,这样才能对手法疗法有着客观的评价而能最好地运用于临床。

清楚地认识到特定手法疗法的优势与不足,并为克服不利而进行有目标的探索,可以为患者提供专业、客观、可靠的诊断与治疗意见。

在对疾病进行诊断与选择治疗方法时,有着开放的思维,能够在全科大背景下为患者客观地选择、建议并实施最合适的治疗方式。

2. **责任到位深究病患得失** 一切从患者利益出发,为患者提供合理的治疗方案。

能够为患者得到最大利益而努力,也是同时在为自己创造最大利益!

在价格与价值关系曲线上,价格随价值正向同步是必然的。当到达价格与价值等值的拐点后,价格的提升将转换为服务质量和患者利益继续上升,而价值也将因此而转化为有形价格和无形品牌资产而持续增值。

正如《道德经》所言:"后其身而身先,外其身而身存。"

当医疗服务的技术价值已经与相应的服务价格等价时,全然为患者考虑,充分顾及患者的具体情况,在经济能力、体质状况、病种、病情等方面切身为患者综合考量,将是医师继续提升其服务与品牌价值的重要途径。

医师导向与患者导向的不同思维模式,是企业导向与市场导向的关系在医疗领域中的具体体现。患者导向之观念的转变,将对诊疗水平的快速提升起到巨大的推动作用。

手法医疗技能的再提升与终身学习

如同任何科学体系一样,随着时间的推移和科学技术的进步,新的医学知识、医学技能将不断被发现、被创新、被总结、被推广。这也是知识信息大爆炸时代的一个显著特征。这个特征,不仅不会减弱、消失,相反更在以前所未有的速度快速发展着。

作为医学体系中的重要部分,手法医学同样处在这一显著的变化与进步过程之中。我们欣喜地看到,最近 10 余年,正是手法医学大发展的特定历史时期。手法医学的新成果、新技术不断涌现出来。这样的时代特点,给我们手法医疗工作者带来了迅速进步、快速提升的有利条件。更快、更好地掌握更为安全、更加快捷有效的手法技能成为可能。患者的疾病,也会在我们的手下,得到更好、更快、更稳定的康复痊愈。如果我们不懂得抓住机会,不善于把握社会发展的脉动,不学习,不提高,就一定会落后,就一定会丧失自己在医疗健康领域的竞争能力。

孙思邈《大医精诚》曰:"世有愚者,读方三年,便谓天下无病可治。及治病三年,乃知天下无方可用。故学者必须博极医源,精勤不倦,不得道听途说,而言医道已了,深自误哉。"

《灵枢·九针十二原》曰:"今夫五脏之有疾也,譬犹刺也,犹污也,犹结也,犹闭也。刺虽久,犹可拔也。污虽久,犹可雪也。结虽久,犹可解也。闭虽久,犹可决也……言不可治者,未得其术也。"

与时俱进,善于学习,勇于进步,是新形势下骨伤与手法医学工作者生存与发展的主旋律。

- 一门专精兼顾别样,别样促进专精。
- 理论与实践相得、共进。

- 出手不停,精进不止。
- 善于反思与探究、验证并突破威权的规章,这是探索者的思维与行为特征。
- 把思想的窗户打开,勇敢地接受预料之外的事物。
- 终身学习,不断提升,把握资讯,永远进步。

当代管理学"木桶理论"指出,组成木桶的木板如果长短不齐,那么木桶的盛水量不是取决于最长的那一块木板,而是取决于最短的木板。找到并修补自己的短板,是技艺提升、个人成长的不二法门。

"学正骨,如果只是练就几个扳动动作,只要勤加练习,每个人都可以学会。但是技艺欲臻上乘,必须要能在把握相关医学体系理论与技法的框架基础上,将人体每一软硬结构把玩于掌指之中,调移进退,多少自如。如此,就不是那么容易了,除了勤奋之外,心性与悟性,甚至灵性,可谓决定性。"

——《毛泰之正骨日记》

让我们以矫形分子医学教授、费城宾夕法尼亚大学医学院 Frederick S.Kaplan 医学博士给骨科医学生们奉献的 10 条学医心得作为本书的结束语吧!

1. 临床实践是最高法则。

2. 物理诊断技术永远不会过时,要好好地学习、实践并传授他人。

3. 最伟大的发现往往不是在领域的内部,而是在该领域的边缘或是领域交界的地方。要有全局的眼光并放眼未来。

4. 没有人能够知道新的问题将何时出现。对源于课本之外的争议予以重视。

5. 不要试图学会所有的东西,而要专注于一些领域,并不懂即问。

6. 如果你想成为一名杰出的骨科临床医生,首先要有丰富的知识,包括内科学、药理学、儿科学、影像学、神经学、流行病学、遗传学、分子生物学,还包括精神病学等等。如果发现自己某学科知识不足,可订阅该学科的综合杂志。

7. 光有医学知识还不够,还要有仁爱之心。

8. 学会并用心与患者沟通。因为当患者看完病回家时,家人总是问:"医生跟你说了什么?"

9. 要牢记在任何情况下,外科手术有可能使病情恶化。

10. 由此看来,旧的教科书遭废弃也是医学进步的一种标志。

后　记

　　全面、深入地了解了"东方柔性正骨疗法"的理法体系,便知道中国传统正骨疗法是不可能仅以一扳动技法等同而视之的。

　　"东方柔性正骨疗法"在重返神州之初,其实只是一个"反哺计划",一个期待中的发现之旅,一个希冀从隐藏至深的中国骨伤医学神秘领地有所斩获的"钓鱼"计划。

　　"计划"所期盼的,是中国民间柔性正骨绝学能如井喷般奔涌而出。

　　而自 2012 年于上海首开"东方柔性正骨疗法高级研修班"以来,5 年的"引玉"历程,却让泰之渐渐觉悟到"自身即是神秘所在"! 也终于了解"知天命"的不虚内涵。

　　我们身处在一个崛起的年代。

　　随着"东方柔性正骨疗法"近年来的传播普及,在世界骨伤手法界掀起了一股正骨技术的柔性风潮。"柔性正骨""轻柔正骨""圆柔正骨""轻手法正骨"等全新的、与刚猛相对的正骨概念,纷纷登上正骨技艺交流的前台。正骨技术的"柔性"半壁江山,赫然展现在骨伤手法学界面前。强调高度安全性、强调策略性整复规划、强调精细化正骨、强调系统性整复、强调"手随心动、骨由意行"的"东方柔性正骨疗法",已然成为骨伤与手法医学领域新时期的弄潮儿。

　　奉天承运,中国传统柔性正骨医术毫不迟疑地踏上了复兴的旅程。

　　修习"东方柔性正骨疗法",我们可以了解,"东方柔性正骨疗法"的技术精髓虽然已经指明为"轻推慢移",然而,于众学人而言,临证时"悦动相邀"的得心操持并非易事。包括易理在内的诸多说理工具,也常常是在已经明了掌指之下的动静之后,方才了悟其所言之不虚。

　　"雄关漫道",只有在"不依不饶"的信念支持下,才能悠然而越。

　　由此可知,"雄关"并非"傲骨"所筑,实乃吾人之凡心念就。筑之,越之,不过一心念耳。

毕竟，"游走在力量与灵性之间的艺术"才是"东方柔性正骨"的实料真传。

天之独厚处，因德所在。

天地氤氲而泰之。

毛泰之

2017 年 4 月于新加坡

参 考 文 献

1. (清) 黄元吉 . 道德经讲义 乐育堂语录 [M]. 蒋门马,校注 . 北京:宗教文化出版社, 2003.

2. (清) 王夫之 . 船山易学 [M]. 北京:中央编译出版社,2011.

3. (清) 悟元子 . 道解周易 [M]. 北京:九州出版社,2011.

4. 胡孚琛 . 道学通论 [M]. 北京:社会科学文献出版社,2009.

5. 孟和,顾志华 . 骨伤科生物力学 [M]. 北京:人民卫生出版社,1991.

6. 田纪钧 . 错骨缝与筋出槽治疗术 [M]. 北京:人民军医出版社,2007.

7. Margareta Nordin, Victor H.Frankel. 肌肉骨骼系统基础生物力学 [M] 邝适存,郭霞,主译 .3 版 . 北京:人民卫生出版社,2008.

8. 龙层花,钟士元,王廷臣 . 骨盆旋移综合征 [J]. 颈腰痛杂志,2004,25 (3):198–202.

9. 北京中医药大学东直门医院 . 刘寿山正骨经验 [M]. 北京:人民卫生出版社,2006.

10. A.I.Kapandji. 骨关节功能解剖学 [M] 顾东云,戴克戎,主译 .6 版 . 北京:人民军医出版社, 2011.

11. Richard S.Snell. 临床神经解剖 [M]. 王涛,主译 .7 版 . 北京:人民卫生出版社,2011.

12. 傅英魁 . 脊柱解剖与手术 [M]. 济南:山东科学技术出版社,1994.

13. 胡有谷 . 腰椎间盘突出症 [M]. 北京:人民卫生出版社,1992.

14. Philipp Richter,Eric Hebgen. 肌肉链与扳机点——手法镇痛的新理念及其应用 [M]. 赵学军,傅志俭,宋文阁,主译 . 济南:山东科学技术出版社,2011.

15. 韦贵康,韦坚,戴七一,等 .120 例成人脊柱四个生理曲度调查分析 [J]. 中国骨伤,2000, 13 (4):211–212.

16. 王和鸣,黄桂成 . 中医骨伤科学 [M].9 版 . 北京:中国中医药出版社,2012.

17. Gregory P.Grieve. 脊柱松动术 [M]. 丁勇,李全义,汪功瑞,主译 .5 版 . 西安:世界图书出版公司,2008.

18. 刘献祥,尉禹,王志彬,等 . 骨伤科生物力学研究 [M]. 北京:北京科学技术出版社, 2006.

19. Stuart L.Weinstein,Joseph A.Buckwalter. 骨科学原理与实践 [M] 郭万首,主译 .6 版 . 北京:人民卫生出版社,2008.

20. 托马斯·F·伯格曼,大卫·H·彼得森 . 美式整脊技术原理与操作 [M]. 王平,主译 .3 版 . 天津:天津出版传媒集团,2013.

21. Jeffrey S.Fischgrund, MD. 美国骨科医师学会骨科学教程——骨科知识更新 [M]. 邱贵兴, 主译 .9 版 . 北京:北京大学医学出版社,2012.
22. Joseph Bernstein. 骨科教程——肌肉骨骼疾病 [M]. 徐皓,陈建梅,主译 . 北京:人民军医出版社,2010.
23. 许本柯,徐达传,王兵,等 . 股骨头血供特点及临床意义 [J]. 解剖学杂志,2007,30(3): 371-373.

57